"十二五"职业教育国

U0501837

国家职业教育医学检验技术专业教学资源库配套教材

高等职业教育医学检验技术专业课－岗－证
一体化新形态系列教材

病理检验
技术

（第 3 版）

主编　刘红　李红岩　雷雨广

质检

高等教育出版社·北京

内容提要

本书为"十二五"职业教育国家规划教材修订版、国家职业教育医学检验技术专业教学资源库配套教材，也是高等职业教育医学检验技术专业课-岗-证一体化新形态系列教材之一。

本书重点介绍常规制片技术、常规染色及常用特殊染色技术、细胞学检验技术等基本病理学检验技术及其应用，对细胞和组织化学技术、免疫细胞和组织化学技术、液基细胞学检验技术、电子显微镜技术等常用病理学检验技术及其应用做了较详细介绍。此外，还介绍了计算机图像分析、远程病理诊断、流式细胞分析、激光扫描共聚焦显微镜、扫描探针显微镜、分子病理学等前沿技术。每章开始有学习目标，配有显示章节重点内容的思维导图，正文中配有二维码，链接国家职业教育医学检验技术专业教学资源库的数字资源，便于开展线上线下混合式教学。章末附有与岗位对接的思考题和职业资格证书考试相关在线测试，便于检测学生的学习效果和达标情况。

本书配套建设有数字课程，学习者可以登录"智慧职教"网站（www.icve.com.cn）浏览课程资源，详见"智慧职教"服务指南。教师可以发送邮件至编辑邮箱 gaojiaoshegaozhi@163.com 获取教学课件。

本书可供高等职业教育医学检验技术、卫生检验与检疫技术及临床、口腔医学、护理等相关医学类专业学生使用，也可作为医疗单位病理检验技术人员培训教材或工作参考书。

图书在版编目（CIP）数据

病理检验技术 / 刘红，李红岩，雷雨广主编.-- 3版.-- 北京：高等教育出版社，2022.7
ISBN 978-7-04-058377-9

Ⅰ.①病… Ⅱ.①刘… ②李… ③雷… Ⅲ.①病理学－实验室诊断－高等职业教育－教材 Ⅳ.①R446.8

中国版本图书馆CIP数据核字（2022）第038414号

BINGLIJIANYANJISHU
病理检验技术（第3版）

策划编辑	陈鹏凯	责任编辑	陈鹏凯	封面设计	王 鹏	版式设计	杨 树
责任绘图	杨伟露	责任校对	马鑫蕊	责任印制	韩 刚		

出版发行	高等教育出版社	网 址	http://www.hep.edu.cn
社 址	北京市西城区德外大街 4 号		http://www.hep.com.cn
邮政编码	100120	网上订购	http://www.hepmall.com.cn
印 刷	北京华联印刷有限公司		http://www.hepmall.com
开 本	787mm×1092mm 1/16		http://www.hepmall.cn
印 张	16		
字 数	350千字	版 次	2005 年 11 月第 1 版
插 页	2		2022 年 7 月第 3 版
购书热线	010-58581118	印 次	2022 年 12 月第 2 次印刷
咨询电话	400-810-0598	定 价	45.00 元

本书如有缺页、倒页、脱页等质量问题，请到所购图书销售部门联系调换
版权所有　侵权必究
物 料 号　58377-A0

"智慧职教" 服务指南

"智慧职教"是由高等教育出版社建设和运营的职业教育数字教学资源共建共享平台和在线课程教学服务平台，包括职业教育数字化学习中心平台（www.icve.com.cn）、职教云平台（zjy2.icve.com.cn）和云课堂智慧职教 App。**用户在以下任一平台注册账号，均可登录并使用各个平台。**

● **职业教育数字化学习中心平台（www.icve.com.cn）：为学习者提供本教材配套课程及资源的浏览服务。**

登录中心平台，在首页搜索框中搜索"病理检验技术"，找到对应作者主持的课程，加入课程参加学习，即可浏览课程资源。

● **职教云（zjy2.icve.com.cn）：帮助任课教师对本教材配套课程进行引用、修改，再发布为个性化课程（SPOC）。**

1. 登录职教云，在首页单击"申请教材配套课程服务"按钮，在弹出的申请页面填写相关真实信息，申请开通教材配套课程的调用权限。

2. 开通权限后，单击"新增课程"按钮，根据提示设置要构建的个性化课程的基本信息。

3. 进入个性化课程编辑页面，在"课程设计"中"导入"教材配套课程，并根据教学需要进行修改，再发布为个性化课程。

● **云课堂智慧职教 App：帮助任课教师和学生基于新构建的个性化课程开展线上线下混合式、智能化教与学。**

1. 在安卓或苹果应用市场，搜索"云课堂智慧职教"App，下载安装。

2. 登录 App，任课教师指导学生加入个性化课程，并利用 App 提供的各类功能，开展课前、课中、课后的教学互动，构建智慧课堂。

"智慧职教"使用帮助及常见问题解答请访问 help.icve.com.cn。

《病理检验技术》(第3版)编写人员

主　编　刘　红　李红岩　雷雨广
副主编　李　敏　徐　倩　贾新涛

编　者（以姓氏笔画排序）
　　　　王　宁　沧州医学高等专科学校
　　　　方安宁　安徽医学高等专科学校
　　　　刘　红　雅安职业技术学院
　　　　杜　斌　雅安职业技术学院
　　　　李　敏　忻州职业技术学院
　　　　李红岩　沧州医学高等专科学校
　　　　贾新涛　襄阳市中心医院
　　　　徐　倩　沧州医学高等专科学校
　　　　崔茂香　沧州医学高等专科学校
　　　　曾　梅　襄阳职业技术学院
　　　　雷雨广　信阳职业技术学院

第 3 版前言

2015 年，《病理检验技术》（第 2 版）出版后，受到了使用学校老师、学生及同行专家的普遍好评。为了更好地适应教育教学改革和发展的需要，使培养的人才能更好地满足现代社会对医学人才职业素养和岗位能力的要求，我们在高等教育出版社的组织下对《病理检验技术》（第 2 版）进行了修订。参加本次修订的编者来自全国多所高等职业教育医学类院校和三级甲等医院，长期从事病理检验技术教学和病理检验工作，具有很深的专业造诣和丰富的工作经验。

此次修订注重将人才培养要求与执业资格考试要求对接，将专业要求与岗位要求对接，将课程标准与职业标准对接，将教学过程与工作过程对接。内容编写以"必需""够用"为原则，适当增加了一些新理论、新技术、新工艺和新方法，努力实现课-岗-证一体化。同时，本教材依托国家职业教育医学检验技术专业教学资源库，引用了大量的微课、视频和动画，学生通过手机扫描二维码即可在线观看。通过对本教材的学习，学生初步具备从事病理检验技术工作的岗位能力和职业技能。

本教材是顺应医学职业教育改革发展的需要，培养高素质技术技能型人才而编写的新形态一体化教材，不仅是一部适用的教科书，也是一本实用的实验、实训指导。此外，还可作为病理检验技术从业人员的工具书。

此次修订得到了各参编院校领导和高等教育出版社的大力支持和帮助，在此一并致谢。由于编者水平所限，不足之处在所难免，恳请广大师生和读者指正。

刘　红　李红岩　雷雨广
2021 年 11 月

第1版前言

为积极推进高职高专课程和教材改革，开发和编写反映新知识、新技术、新工艺、新方法，具有职业教育特色的课程和教材，针对高职高专培养应用型人才的目标，结合教学实际，高等教育出版社组织有关专家、教师及临床一线人员编写了此套高职高专教学改革实验教材。

本书围绕为各级各类医疗卫生单位培养合格的病理检验技术人员为目标，重点介绍传统病理学检验技术和现代新技术及其应用，包括常规制片技术、常规染色及常用特殊染色技术、细胞学检验技术等传统技术；对临床已经开展的细胞和组织化学技术、免疫细胞和组织化学技术、电子显微镜技术等新技术做了较为详细的介绍。对计算机图像分析技术、远程病理诊断、流式细胞分析仪、激光扫描共聚焦显微镜、扫描探针显微镜、分子病理学等前沿技术也做了介绍。

病理检验技术是一门理论与实践紧密结合的学科，为了充分体现教材的"三基"（基础理论、基本知识、基本技能），"三特"（特定对象、特定要求、特定限制）和"五性"（思想性、科学性、启发性、先进性、适用性），在编写过程中我们力图将理论与实践、知识与技能、过程与方法、问题与对策、传统与现实相结合，在编写体例上不追求理论知识的系统和完整，而是以有利于学生掌握技能、有利于学生学会学习、有利于学生终身发展为目标。为便于教师教学和学生的学习，我们将技术流程、操作步骤、注意事项以及技术流程中可能存在的问题和对策等作为编写主线，既有利于教师理论教学，同时也方便学生的实验技能的训练。我们希望这本教材不仅适用于课堂教学，适用于理论知识的传授，同时也适用于学生实验实习，适用于专业技能的培训，还可以作为病理检验技术工作中的一本简便实用的工具书。

通过本门课程的学习，学生可以初步掌握与病理检验技术相关的理论知识，熟悉临床病理检验的常规工作和基本工作程序，掌握临床病理检验的基本技术，具备一定的从事临床病理检验技术工作的能力和学习新知识、新技术的能力。

本书由从事多年病理学教学和病理检验工作的教师编写，各位编委在本书中具体承担的编写章节是：邓步华，第一章 病理检验技术概述；徐云生，第二章 病理检验室的设置与设备，第四章 尸体剖检技术，第五章 病理大体标本制作技术，第十四章 远程病理诊断；罗湘，第三章 显微镜与显微摄影技术；刘红，第六章 组织制片技术，第七章 组织切片染色技术；鲁挥，第八章 组织切片常规染色技术，第十章 细胞学检验技术；余昌建，第九章　组织切片特殊染色技术；王生林，第十一章　细胞和组织化学技术，第十二章　免疫细胞和组织化学技术，第十三章　电子显微镜技术；张俊，第十五章　病理检验技术进展，第十六章　病理档案管理。

　　本书在编写过程中，得到了病理学业内和临床病理检验有关专家和学者的帮助和指导，参考了有关专著和教材，得到了各参编学校领导的重视和支持，在此一并致谢。

　　由于我们的水平和经验有限，加之由于边缘学科理论和技术的不断渗透，新的技术和方法不断出现，病理检验技术方法的不断更新和改进，书中难免存在不少错谬和落伍之处，恳请使用本教材的老师和同行们批评和指正。

邓步华

2005 年 9 月

目　　录

二维码资源目录

续表

第一章　病理检验技术概论

学习目标

1. 掌握病理检验技术的概念。
2. 熟悉病理检验技术的常规工作。
3. 了解病理检验技术的主要任务。

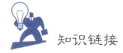

知识链接

病理学及病理检验技术的发展简史

国际著名病理学家 Karl Lennert 曾经说过"技术是病理学之母"。回顾病理学发展的历史,我们可以看到,病理学的发展离不开病理检验技术的进步,病理学的理论和检验技术缺一不可,互为依存,互相促进,共同影响病理学的发展。

1761 年,意大利医学家 Morgagni 通过对 700 多例尸体进行解剖检查,建立了器官病理学。1854 年,德国病理学家 Virchow 借助组织切片和染色技术,利用显微镜观察病变组织和细胞的形态变化,创立了细胞病理学。20 世纪 60 年代,随着电子显微镜的问世和超薄切片技术的发展,产生了超微病理学。近 30 年来,随着分子生物学、免疫学、细胞生物学、细胞遗传学、计算机科学等学科的发展,免疫组织化学、流式细胞术、图像分析技术等新技术的应用,又相继出现了分子病理学、免疫病理学等新兴病理学科。

随着科学的不断进步,病理学技术的不断完善和创新,人类认识疾病、研究疾病的能力和水平将会不断提升。

第一节　病理检验与病理检验技术

病理学是应用科学的方法,通过对疾病的发生原因、发病机制以及患病机体在形态结构、功能和代谢等方面改变的研究,阐明疾病的发生、发展规律,揭示疾病本质的医学基础学科。研究患病机体形态结构的变化及其发生机制是病理学的主要任务。

作为一门医学基础学科,病理学通过研究疾病的病因和发病机制,为人类认识和掌握疾病的发生、发展规律,最终战胜疾病提供重要的理论依据;病理学还从学科创建开始就在诊断疾病、治疗疾病、分析预后等临床医疗实践中发挥重要的作用。病理学在临床医疗实践中的具体应用就是开展病理检验。

一、病理检验的主要任务

病理检验也称为病理学检验，是在临床医疗实践中，通过对患者病变组织或细胞进行检查，以协助临床诊断疾病的方法。病理检验的主要任务有以下几个方面。

1. 确定疾病的诊断　临床上，虽然有不少疾病在经过临床有关检查后就能得出初步的临床诊断结果，某些以功能或代谢紊乱为主要改变的疾病也不需要进行病理检验，但是对于大多数有明显器质性病变的疾病而言，病理检验和诊断仍然是最正确、最可靠和最后的诊断。如临床检查所发现的各种肿块、影像学检查出来的占位性病变、内镜检查见到的溃疡等，都需要进行病理检验才能对病变性质做出正确的判断，并在此基础上确立诊断。

2. 为临床选择治疗方案提供依据　通常情况下，只有当疾病的诊断明确之后，临床治疗方案才具有针对性、合理性和有效性。例如，颈部淋巴结结核和恶性淋巴瘤，临床上都可以表现为淋巴结肿大，如果为淋巴结结核，临床上采取抗结核治疗；如果为恶性淋巴瘤，临床上则采取抗肿瘤治疗。颈部淋巴结肿大性疾病的诊断，通常需要依靠病理检验。

3. 为判断预后提供参考　恶性肿瘤的许多病理学改变可作为判断患者预后的指标。如大肠癌的组织学类型、浸润程度、有无转移等，可为临床判断大肠癌患者的预后提供参考。

4. 了解疾病的发展及分析疗效　通过多次对同一患者进行病理检验，可了解疾病的发展变化情况，分析和了解治疗的效果，使患者得到合理的治疗。如白血病患者进行骨髓移植治疗，在移植前、移植后的不同时间均需要进行骨髓病理检验，以了解原有的白血病细胞是否被杀死，移植的干细胞是否成活，以及接受移植后患者是否存在排斥反应等。

5. 为科学研究积累资料　病理检验为患者服务，也为科学研究积累和提供资料。如科学研究中经常使用的细胞系，大部分是从肿瘤组织中分离培养成功的；许多新的疾病的发现和确定，往往也有赖于病理检验；病理检验所积累的诊断资料也为大系列的回顾性研究提供了可能。此外，临床研究的可靠性和准确性也需要病理检验进行验证。

6. 为提高临床诊疗水平服务　通过病理检验，有利于临床医师总结经验、吸取教训，提高临床诊断和治疗水平。

二、病理检验分类

根据检验材料来源和性质的不同，临床上常将病理检验分为以下几类。

（一）细胞学检验

用涂抹、刮取或刺穿等方式，收集机体病变部位的细胞进行涂片、染色，通过显微镜观察，做出病理诊断的检查方法，称为细胞学检验。细胞学检验又称为细胞学诊断，是病理检验的重要组成部分，主要应用于肿瘤性疾病的诊断，也可用于某些疾病的检查及诊断，如对各种内脏器官炎性疾病的诊断及女性激素水平的判断，具有损伤小、操作简便、经济、快速、安全等优点。细胞学检验对于子宫颈癌、食管癌、肺癌等具有较高的阳性检出率，尤其适合大规模的社区普查，具有初筛检查作用。

（二）组织学检验

对用手术等方式获得的患者病变组织进行取材、切片、染色，通过显微镜进行观察，做出病理诊断的检查方法，称为组织学检验或组织学诊断，是病理检验中最重要的部分。对大多数病例，组织学检验是最后的诊断，也是最具权威的诊断。组织学检验可用于以下几种情况。

1. 活体组织检验 通过切取、钳取、穿刺、搔刮或摘取等方法，采集患者病变组织进行切片、镜检的方法，称为活体组织检验，简称活检。

2. 手术标本检验 将经过各种手术取出的器官或组织进行切片、镜检的方法称为手术标本检验。活检和手术标本检验的主要区别在于取得标本的方式有所不同，但两种检验在标本获得后都必须经过固定、取材、切片、染色、成片、镜检等基本技术流程方能做出诊断。

3. 手术中病理检验 临床治疗某些疾病时，需要病理检验配合以决定或完善手术治疗方案。手术中病理检验主要包括冷冻切片、快速石蜡切片和手术中细胞学诊断等技术，其中冷冻切片技术应用最多。

手术中病理检验主要适用于以下几种情况：① 确定病变性质，尤其在确定病变属于炎症还是肿瘤、属于良性肿瘤还是恶性肿瘤等方面，具有特殊意义。② 了解恶性肿瘤的浸润及扩散情况，边缘是否累及、周围组织有无浸润、肿瘤周围和远处淋巴结是否转移，以确定手术范围。③ 确定所取标本是否能够满足病理检验诊断的需要。

手术中病理检验具有取材较少、临床要求明确诊断的时间短、采取的组织制片技术方法有限等特点，因此，病理检验技术人员必须做到准备充分、技术娴熟、动作快速、仔细准确。同时，由于冷冻切片和快速石蜡切片组织学图像不如常规石蜡切片清晰，因此，手术中病理检验诊断的准确率不及常规病理检验，有的病例只能等待常规病理切片结果，才能做出准确的诊断。

（三）尸体剖检

尸体剖检简称尸检，是通过对尸体的病理解剖，系统观察死者各器官的病理形态变化，找出其病变，分析疾病的发生、发展，判断死亡原因的一种检验方法。尸检具有以下意义：① 明确诊断，查明死因，帮助临床医师总结经验，提高医疗技术水平。② 及时发现和诊断传染病、地方病和新病种，为疾病的预防、诊治、护理提供理论依据。③ 明确医疗纠纷中的责任。④ 为法官办案提供依据。⑤ 收集病理标本，供教学、科研使用。

三、病理检验技术的概念

在病理学临床及科学研究工作中使用的各种技术，统称为病理学技术。病理学技术的核心是使用不同方法，将不同来源的病理材料制成可用于不同观察分析手段（如肉眼观察、组织学或细胞学观察、超微结构观察、组织及细胞化学观察等）的样品，供病理医生观察或科学研究人员分析、研究。其中，为临床病理学检验提供的技术，即为病理检验技术。

病理检验技术属病理学技术的范畴，其任务是应用科学的方法、手段和工具，将患者病变组织或细胞制成切片或涂片，以便于病理医师观察、分析和做出诊断。病理检验技术的质量和水平是临床病理诊断工作中至关重要的因素。

四、病理检验技术分类

1. 基本技术 是指甲醛固定、石蜡切片和苏木精-伊红染色（HE 染色）技术，也称为常规病理检验技术。常规病理检验技术是临床病理检验中最基本，也是使用最多的技术方法。

2. 特殊技术 一般指在 HE 染色的石蜡切片基础上，为确立病理诊断和进行科研而补充使用的技术方法，包括特殊染色、酶组织化学、免疫组织化学、细胞培养、电镜及生物制样等技术。

3. 新技术方法 随着科学技术的不断发展和创新，医学生物学与电子学、光学、数学以及计算机技术等学科的相互渗透和结合，病理检验技术也在不断发展和创新，一些新技术、新方法不断推出，包括分子病理学技术、图像分析技术、流式细胞术、激光扫描共聚焦显微技术等。

第二节 病理检验技术常规工作

一、收发工作

（一）申请单和标本的收验

申请单和标本的收验是病理检验技术流程的第一个环节，也是病理检验过程中非常重要的一个环节。

1. 收验申请单时应注意事项

（1）仔细查阅申请单的各个项目是否填写完整、清楚，① 基本情况：患者姓名、性别、年龄、送检单位（医院、科室）、送检医师、床位、门诊号／住院号、送检日期、取材部位、标本数量等。② 临床情况：患者病史（症状和体征）、化验／影像学检查结果、手术（包括内镜检查）所见、既往病理检验情况（包括原病理检验号和诊断结果）以及临床诊断等。③ 患者或与患者有关人员的联系信息：家庭地址、工作单位、邮编、电话号码以及其他确切的联系方式。

（2）对照申请，逐一认真核对送检标本及其标记（联号条或其他写有患者姓名、送检单位和送检日期等的标记）是否一致。对于微小的送检标本，要仔细核对送检容器内或滤纸上是否确有组织及其数量，发现问题时，应立即向送检方提出并在申请单上注明情况。

（3）病理检验技术人员不得对申请单上由临床医师填写的各项内容进行改动。

2. 收验标本时应注意事项

（1）同时接收同一患者的申请单和标本。

（2）认真检查标本是否按规定固定或按相关要求进行预处理。

（3）申请进行细胞学检查的标本必须是新鲜的，因此要注意检查，以确保标本新鲜。

3. 有以下情况的申请单或标本不予接收

（1）申请单与标本未同时送达。

（2）申请单所填写的内容与送检标本不符。

（3）标本上无患者姓名、送检单位或科室等标记。

（4）申请单内容填写字迹潦草不清，难以辨认。

（5）申请单上重要项目漏填、误填。

（6）标本严重自溶、腐败、干涸等。

（7）标本过小，不能或难以制作切片。

（8）其他可能影响病理检查可行性和准确性的情况。

对于不能接收的申请单和标本，一律当即一并退回，不予存放。

动画：病理组织的接收

（二）申请单和标本的编号、登记

收到申请单和标本后，病理检验技术人员应在已验收的申请单上签名并注明签收日期，及时进行病理检查编号。同时，逐项记录在病理检查登记簿上或录入计算机内。编号必须注意分类进行，严防错编、漏编和错登、漏登。常用分类方法如下。

（1）活体组织检验标本：以"外"或"S"为首字进行编号。

（2）体液检验标本：以"液"或"F"为首字进行编号。

（3）实验动物标本：以"动"或"E"为首字进行编号。

（4）尸体剖检标本：以"尸"或"A"为首字进行编号。

各类送检标本的编号，可按年度分类编号，如"外201900150"，表示活体组织检验标本2019年第150号。如果标本数量较少、种类单一，也可不分类编号，按照连续编序的方式进行编号。总之，送检标本的编号，应以方便查找为原则。

（三）标本的预处理和固定

对已验收合格的标本，要酌情更换适宜的容器，及时补充足量的固定液。固定液一般为标本体积的10倍。对于体积较大的标本，要根据标本的不同，在不影响主要病灶定位的情况下，进行及时、规范地处理，以保证固定充分。

（四）登记和发送病理学诊断报告书

一般情况下，医院病理科在收到送检申请单和标本后3～5个工作日，应签发病理学诊断报告书。由于某些原因（如深切片、补取材制片、特殊染色、免疫组织化学染色、脱钙、疑难病例会诊或传染性标本延长固定时间等）需延迟取材、制片，或进行其他相关技术检验，不能如期签发病理学诊断报告书时，要以口头或书面形式告知临床医师或患者，说明迟发病理学诊断报告书的原因。

病理医师完成病理学诊断报告书后，病理检验技术人员应先将病理诊断结果在登记簿上进行登记或录入计算机中存档备查，然后将病理学诊断报告书发送至有关临床科室。根据具体情况，按各医院规定给门诊、院外患者发送病理学诊断报告书。在发送病理学诊断报告书时，必须严格履行经手人员签字制度。

二、协助取材和尸体剖检工作

取材是病理医师进行病理检验的开始。在取材或进行尸检之前，病理检验技术人员主要是协助和配合病理医师进行相关资料和文件的核实，提前做好各项准备工作，如配齐、配全常用器械、固定液及必需物品等；操作过程中，做好核对、记录等协助工作；参与尸体剖检的开颅、缝合，以及剖检后尸体的处理和标本的处置；取材和尸体剖检结束后，将所有器械进行整理、清洗、消毒，分类存放保管，以备再用。

三、制作病理组织切片及细胞学涂片

制作病理组织切片及细胞学涂片，是病理检验技术人员的主要工作，也是病理检验技术流程中非常重要的环节。良好的病理组织切片及细胞学涂片，可充分显示组织和（或）细胞的结构，为病理诊断提供客观依据。组织切片及细胞学涂片的质量，直接影响病理诊断的准确性。为了防止差错事故的发生，在进行组织切片及细胞学涂片之前和之后，病理检验技术人员一定要按照有关要求，认真做好检材、申请单、记录单、取材工作单和组织切片或细胞学涂片等移交工作。制片过程中，应注意核对蜡块和切片的数量，以及形状是否相符，严禁错号发生。如果临床要求做手术中快速诊断，应提前做好充分准备，以保证及时完成制片。切片需做特殊染色和免疫组织化学染色检查时，应设有对照检查组，并同时进行。进行细胞学检查的标本，经核对无误后，应及时依序进行涂片（印片、压片）、固定和染色等。

四、病理资料管理及检索

妥善管理和保存病理资料，是病理检验技术人员的重要职责。医院病理科（室）应该建立相应的制度，送检单、诊断报告书附页、蜡块、组织学切片和查见肿瘤细胞或可疑肿瘤细胞的细胞学涂片等，应长期妥善保存。未查见恶性肿瘤细胞的玻片，于诊断报告书发出后保存 2 周。

保存时，按编号顺序分别存入档案柜中，以便查询。有条件的医院，应使用计算机档案管理，以便检索。患者查询病理检查资料的期限：门诊患者为送检后 15 年，住院患者为送检后 30 年。

有保留价值的典型病变标本，应妥善保存，以备制成陈列标本。对无保留价值的大体标本，一般在发出病理学诊断报告书 1 个月后方可处理，处理时应按有关规定进行。

尸检标本的保留时间，视尸检的目的而定。普通尸检标本，自签发病理学诊断报告书之日起保存 3 个月；涉及医疗纠纷或刑事案件的尸检标本，按照尸检前有关各方签订的协议办理。

五、药品、物资的管理及仪器维护

病理科（室）所用药品、物资、器材等均应登记造册，做到账目清楚、账物相符。对药品和器材要妥善保管，易吸潮的化学药品，用过后应封存严密，以免潮解失效。怕光的药品，应放在避光处保存。配制的试剂，应贴上标签，注明试剂名称和配制时间。一般仪器的使用应严格按照操作说明书的要求进行，贵重仪器用过后应填写使用登记卡，进行必要的保养维护，以保证器材的性能处于良好状态。器械用过后应擦干、清点，并涂上凡士林防锈。

六、大体标本的收集和制作

对于有保存价值的大体标本，应编号、登记保存。制作瓶装大体标本时，应先冲洗，然后修整出便于观察的切面。瓶装后用甲醛液、饱和盐水或者保色保存液封存。有条件者，可自制有机玻璃标本缸，用于封装陈列标本。

微课：送检标本接收制度

第三节　病理检验技术人员业务素质要求

病理检验技术人员是医疗、教学和科研机构中不可缺少的技术力量，是完成病理学基础研究和临床病理诊断的得力助手。病理检验技术人员的工作质量和技术水平，直接影响着病理诊断的准确性和及时性，影响医院为患者服务的质量。病理科（室）工作质量是医院综合评定的重要内容，病理科（室）也是为患者服务的重要窗口。病理检验技术人员经常接触患者或患者家属，必须树立"以人为本"，全心全意为患者服务的思想，树立良好的医德医风和科学严谨的工作作风。此外，由于病理检验工作在临床医疗实践中的特殊作用，要求病理检验技术人员还应具备以下业务素质。

一、精益求精的工作作风

实践证明，没有高质量的病理切片，就难以做出正确的病理诊断，甚至导致误诊、漏诊。在临床疑难病例的病理会诊中，往往不是因为病变不典型，而是由于病理制片质量达不到要求，难以进行满意的观察和分析，造成诊断困难。因此，树立精益求精的工作作风，熟练掌握病理检验技术，严格遵守每一项操作流程，确保病理切片质量是对病理检验技术人员的基本要求，也是做好病理检验工作的前提和基础。

二、一丝不苟的工作态度

病理诊断不同于检验科（室）发出的数据性报告，也不同于超声波、X 射线、CT 及磁共振成像检查等做出的影像学诊断，病理诊断常常被视为具有"权威性"的"最终"诊断，关系着临床治疗方案的选择和制定，影响着对疾病预后的判断，责任重大。从标本进入病理科（室）到发出诊断报告书，要经历若干的技术流程，若这些过程中的任一环节出现差错，都可能给患者造成严重的后果，导致无法挽回的损失。作为病理诊断工作中技术流程的直接操作者，病理检验技术人员一定要具有高度的责任心、严谨的工作态度和牢固的法律法规意识。

三、勇于探索的创新精神

病理检验技术具有涉及面宽，应用仪器、设备多，理论性、专业性和实践性强的特点。学习和掌握病理检验技术，不仅需要有坚实的数理化和生物学理论基础，以及必需的医学基础理论知识，而且要在实际工作中对每一项技术进行长时间的磨炼，才能真正地掌握其技能和技巧。在学习和工作中要勇于实践，积极探索，善于积累和总结，不断提高技术水平。病理检验技术人员不仅要掌握病理检验技术的基本理论，具备娴熟的基本技能，还应具有不断跟踪、学习、掌握新技术、新方法的能力。作为一名出色的病理检验技术人员，同时还应具有开拓进取、不断创新的精神，有进行创造性劳动的能力，可以改进或改良现有的技术、方法，甚至开发或建立起新的技术、方法，为病理学和病理检验技术的发展做出应有的贡献。

思考题

1. 试比较活检、手术标本检验、手术中病理检验三种检验方式的异同。
2. 病理检验技术人员的常规工作有哪些？
3. 收验申请单应注意哪些事项？

第一章自测题

（刘　红）

第二章　病理检验室的设置与设备

学习目标

1. 掌握病理检验室的设置。
2. 熟悉病理检验室的基本仪器设备及应用。
3. 了解病理检验室特殊设备及应用。

第二章
思维导图

导　言

随着等级医院的规范和发展,许多基层医院都相继建立了病理科(室),需要配置相应的仪器设备和病理检验技术人员。

如何组建一个病理科? 医院病理科需要哪些基本设置才能进行常规的病理检验呢?

第一节　病理检验室的设置

一、病理检验室的布局

不同等级医院的病理检验室由于开展的工作和需要不同,其布局也有不同要求。医院病理检验室的布局应满足以下基本要求:第一,能够满足病理科完成工作任务的需要;第二,切实保护病理检验技术人员,避免有毒有害物质对工作人员造成污染和伤害;第三,保护环境,避免对环境造成污染和破坏。一般基层医院病理科(室)用房面积应不少于 $120\ \mathrm{m}^2$,并设置以下房间。

1. 诊断室　配置有显微镜和工作台,有条件的还应配有计算机病理图文分析系统等。
2. 技术室　采光、通风良好,配置有切片操作台、染色台、药品柜、排毒及排气设备等。
3. 巨检室　设置有巨检台,配置自来水清洗、排气通风及消毒等设施和设备。
4. 资料室　配备有申请单、蜡块、切片存放橱。
5. 标本陈列室　设置有标本陈列橱。
6. 尸体解剖室　设置有尸检台,自来水槽,通风、排水系统等。

二、人员设置

不同等级医院病理科（室）人员数量、职级的配备虽有不同，但开展病理检验的常规工作一般需要配备以下人员。

1. 病理医师　主要负责病理标本的取材、病理诊断和报告等。一般医院病理科（室）至少需有一位主持工作的病理医师，受过系统的病理学培训，具有一定的临床病理检验工作经验，对临床工作有一定的了解。有条件的医院最好配备两三名病理医师，以便共同探讨，提高工作和诊断质量。

2. 病理检验技术人员　主要负责病理标本和病理诊断报告的收发、病理组织切片的制作、实验室的管理及其他病理技术工作等。

第二节　病理检验室的常用仪器设备

一、基本仪器设备

动画：切
片机的仪
器组成

切片机是制作组织切片的主要仪器设备，主要由切片刀、样本推进器、切片厚薄调节器及其他附属构件构成，一般分为石蜡切片机、火棉胶切片机、冷冻切片机及超薄切片机（供制作电子显微镜标本用），其中临床病理科（室）最常使用的是石蜡切片机和冷冻切片机。

1. 石蜡切片机　用于组织的常规石蜡切片制作，可分为轮转式切片机、推拉式切片机、摆动式切片机和雪橇式切片机等，其中最常用的是轮转式切片机（图2-1、图2-2）。轮转式切片机的推进距离靠厚薄调节器调节，厚薄调节器刻有1～40的数字，每一数字代表一个微米（μm），可根据需要随意调节。使用时，一般先将组织块固定于样本夹上，旋紧固定螺栓，锁上操作手轮锁；然后将厚薄调节器调节至需要的厚度；再把切片刀固定于刀架上，调整刀角度为20°～30°，并将切片刀慢慢推向组织块，直至刀刃恰好能触及组织块为止；最后打开操作手轮锁，转动操作手轮。手轮推进器转动时带动螺纹轴或齿轮，将组织块向前推进并上下平面移动而切片。手轮转动一次，组织块向前与刀接触一次，就得到一张切片，连续转动手轮，可切出连续的蜡带。

视频：冷
冻切片机

2. 冷冻切片机　主要用于切片的快速制作。传统的冷冻切片机一般是由轮转式切片机或推拉式切片机加上制冷装置而成，常用二氧化碳制冷和半导体制冷。随着制冷技术的发展和制冷设备的不断更新，目前临床病理科（室）最常用的是恒冷箱冷冻切片机（图2-3）。

恒冷箱冷冻切片机实际上也就是将轮转式切片机置于一个冷冻箱内，其制冷原理与电冰箱相同，即利用压缩机通过制冷剂循环制冷。冷冻箱上部有一滑动玻璃窗，通过此窗放入组织和调整切片机而进行切片。冷冻箱内的温度通过集成电路板的显示装置进行触摸式调节，切片机的操作大部分在冷冻箱外进行。组织切片的最佳温度一般维持在 -20～-19℃。

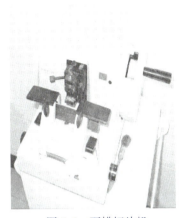

图 2-1 石蜡切片机

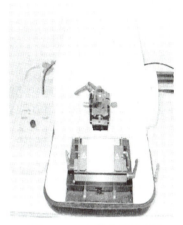

图 2-2 半自动石蜡切片机

切片机是病理科（室）使用最多的精密仪器，使用时应严格按操作规程进行，并加以精心维护，"小心"和"清洁"必须常记住，切勿使之生锈。每次使用时和使用后，应事先检查各个可动部件是否滑动自如。如发现某一部件有不灵活的情况时，应滴加机油润滑。其中，微动装置是整个切片机的生命，如有损坏，会导致切片机的功能发生障碍。螺旋轴上的螺纹如发生磨损、生锈等情况时，就会出现标本运送不准确、组织切片厚薄不一致的后果。对于冷冻切片机，用后应细心擦干，并涂上低温机油。

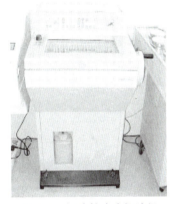

图 2-3 恒冷箱冷冻切片机

3. 各式切片刀及一次性刀片 切片刀是切片机上的重要的部件之一，根据切片刀的形态可分为平凹型、双平型、双凹型，一般多用可重复磨刀和使用的钢刀。目前在临床病理检验中，一次性刀片的应用也越来越广泛。

4. 粗细油磨石 用于手工磨刀。

5. 被刀皮革 用于磨刀后的被刀，以增加刀的锋利度。

6. 电动磨刀机 电动磨刀机的使用可克服手工磨刀费时费力的缺点。通过预置磨刀时间，上刀后可以自动磨刀和翻刀。

7. 自动脱水机 分为直立式自动脱水机（图 2-4）和卧式自动脱水机，装备有多个脱水装置并能恒温，预置时间后可进行组织的自动脱水、透明和浸蜡。

8. 脱水盒 可分为铜质脱水盒（图 2-5）和塑料脱水盒，组织装入后可进行组织的固定、脱水、透明和浸蜡。

9. 组织石蜡包埋机 用于组织标本的浸蜡和包埋（图 2-6），一般由熔蜡系统和制冷系统构成。熔蜡系统可根据工作需要，校准自动操作装置的时间后，自动启动并熔蜡，制冷系统的冷台可促使熔蜡的凝固。

动画：切片刀的类型

动画：组织脱水机

视频：不锈钢包埋底模

10. 包埋框　根据工作需要，制作成"L"形大小不同的铜质或铝质包埋框。也可以制作成活页式包埋框，一次可包埋多个蜡块。

11. 恒温箱　包括电热恒温干燥箱和隔水式电热恒温箱，隔水式电热恒温箱是最安全实用的仪器设备，可用于溶液加温、熔蜡、浸蜡、烤片等。

12. 电冰箱　用于冷藏标本，保存染色液、药品、试剂等。

13. 离心机　用于液体标本的离心沉淀。

14. 天平及药勺　用于药品的称量。

15. 酸度计和 pH 试纸　用于测定试剂的 pH。

16. 摊片烤片机　由恒温水浴装置和烤片装置构成，可预置和自动控制所需的工作温度，用于展片、捞片及烤片。

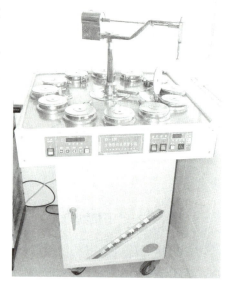

图 2-4　直立式自动脱水机

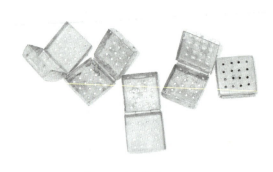

图 2-5　铜质脱水盒

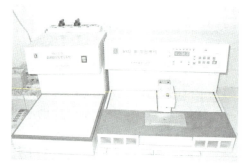

图 2-6　组织石蜡包埋机

17. 自动染色机及染色架　自动染色机由于价格昂贵，尚未普及。目前组织切片的染色过程，大多还是用染色架。

18. 定时钟　用于染色时的时间控制。

19. 记号笔或钻石笔　用于组织切片和涂片的标号。

20. 包埋镊　用于组织块的包埋，切片的镊取和展片。

21. 电炉及石棉网　用于染色液的配制及煮沸加热。

22. 显微镜　用于染色过程中，染色程度的观察，防止分化不当，着色不良。

23. 电热煮沸消毒器　用于器具的消毒。

二、玻璃器具

1. 染色缸　根据需要可选用不同大小的直立式或卧式带盖染色缸，以免染液的挥发，便于观察染液的颜色变化。

2. 标本瓶 为有盖圆柱瓶，瓶口外缘及瓶盖外缘需要磨砂，以防液体挥发。主要用于盛装脱水剂、透明剂及染液，瓶体的大小要以能放置染色架为宜。

3. 载玻片 用于组织切片和涂片的制作。可根据组织大小或需要，选择不同厚度、大小的载玻片。常用规格为长宽 76.2 mm × 25.4 mm，厚度 1.0～1.5 mm。

4. 盖玻片 用于组织切片的封存。应根据组织的大小选择不同的规格，常用规格为 18 mm × 18 mm、20 mm × 20 mm、22 mm × 22 mm 等。

5. 酒精灯 用于染液配制和包埋时的加热。

6. 广口瓶、滴瓶、滴管、试剂瓶 用于盛装药品和试剂。

7. 培养皿 用于盛装蛋清甘油以及组织制片时进行蒸汽固定。

8. 乙醇比重计 用于测定乙醇的浓度。

9. 烧杯、量筒、量杯、漏斗 用于盛装、配制染液和试剂等。

三、免疫组织化学常用设备

1. 微波炉 用于抗原的修复和固定。

2. 微量加样器 用于试剂的稀释和滴加。

3. 微型振荡器 用于试剂滴加后切片的振荡，以加速分子的运动。

4. 恒温水浴箱或湿盒 用于滴加试剂后的孵育，以防止组织干燥，保证染色效果。

视频：振荡器

四、常用器械和工具

1. 标本巨检器械 主要有解剖刀、手术刀、剖验刀、手术剪、镊子、血管钳、尺子、钢锯等，用于组织的取材和标本的制作。

2. 尸体剖检器械 包括尸体解剖器械包或手术器械包，用于病理解剖。

3. 五金工具 包括螺丝刀、活动扳手、铁锤、板锉、电烙铁、电笔、自动号码机等，用于常用仪器设备的日常维修和标本的制作。

五、其他

1. 常用染料 如苏木精、伊红等。

2. 化学试剂 如乙醇、甲醛、二甲苯、石蜡等。

第三节 病理检验室的特殊设备

随着新技术的发展和病理诊断的需要，为了对一些特殊病例进一步明确诊断，提高病理诊断水平，病理检验室还需要配备一些特殊仪器设备。

1. 超薄切片机 用于制作电镜观察用的超薄切片。

2. 计算图文分析系统 可用于录制组织结构的彩色图像，打印病理报告以及对标本图像进行形态测量和量化处理。

3. 显微摄影装置 用于组织标本的显微镜下结构图像的摄影。

4.电子显微镜 用于细胞超微结构的观察。

5.其他 多聚酶链反应（FCR）仪、可调石蜡包埋机、相差显微镜及摄影装置、计算机资料处理系统等。

此外，随着新仪器和新设备的不断开发和推出，各种自动化仪器与设备提高了工作效率和病理诊断水平，实现了病理检验室设置现代化。

思考题

1.请说说病理检验室的基本布局要求都有哪些？
2.请问病理检验室一般需要配备的人员有哪些？
3.切片机有哪些主要构件？
4.病理检验室有哪些常用的仪器设备？
5.说说病理检验室都有哪些特殊设备？

第二章自测题

（雷雨广）

第三章　显微镜与显微摄影技术

学习目标

1. 熟悉普通光学显微镜的结构和功能，掌握使用和保养普通光学显微镜的方法。
2. 了解特殊光学显微镜的功能和特点。
3. 了解显微摄影的装置。
4. 了解数码显微摄影系统的组成部分和数码照相机的特点。

第三章
思维导图

知识链接

显微镜的发明及贡献

　　用作医学研究的显微镜，最初被称为复式显微镜，是 16 世纪末才发明的。1590 年，荷兰人 Z·詹森在一根管子的两端分别装上一块凸透镜和一块凹透镜，制造出第一台复式显微镜。1610 年左右，意大利科学家伽利略首先利用显微镜观察了昆虫的运动器官和感觉器官以及昆虫的复眼。发现血液循环的英国科学家哈维，也曾利用显微镜从事他的研究。1665 年，英国人罗伯特·胡克利用自制的显微镜观察软木片，发现了"细胞"，为 19 世纪细胞学说的创立奠定了基础。

　　显微镜的出现和发展，使人类的认知进入了微观神秘的世界，使生命科学的研究不断取得巨大的、惊人的成绩。

第一节　普通光学显微镜

一、普通光学显微镜的基本构造

　　普通光学显微镜的基本构造包括机械部分和光学系统。机械部分主要有镜座、镜臂、镜筒、物镜转换器、载物台、调焦装置等，其作用是固定与调节光学镜头，固定与移动标本等。光学系统主要包括物镜、目镜、聚光器、光源等（图 3-1）。

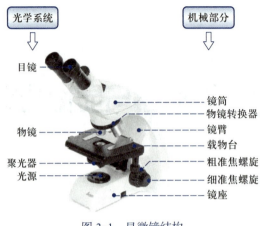

图 3-1　显微镜结构

（一）机械部分

1. 镜座和镜臂　镜座呈方形、圆形或马蹄形，位于显微镜底部，作用是支撑全镜。镜臂分固定、可倾斜两种，作用是支撑镜筒和载物台。

2. 镜筒　上端放置目镜，下端连接物镜转换器。分为固定式和可调节式两种。安装目镜的镜筒，有单筒和双筒两种。单筒又可分为直立式和倾斜式两种，双筒则都是倾斜式的，双筒之间的距离可以调节。

3. 物镜转换器　是镜筒下端的一个转盘，装有 3～4 个物镜，可使每个物镜通过镜筒与目镜构成一个放大系统。

4. 载物台　形状有圆形和方形两种，作用是安放被检物品，中央有一个通光孔。在载物台上，有的装有两个金属压夹，称为标本夹，用以固定标本；有的装有标本推动器，能向前、后、左、右方向推动标本。

5. 调焦螺旋　是调节物镜和标本之间距离的装置，有粗准焦螺旋和细准焦螺旋。它们能使镜筒或镜台上下移动，当物品处在物镜和目镜焦点上时，人的视野中即出现清晰的图像。

（二）光学系统

1. 目镜　在镜筒上端，由两块透镜组成。目镜的作用是把物镜放大的物体实像再次放大。有 5×、10×、16× 等放大倍数，标示在镜筒的表面，可根据需要选用。

2. 物镜　安装在镜筒下端的物镜转换器上，作用是将物体第一次放大，是决定成像质量和分辨能力的重要部件。物镜上标有镜筒长度、放大倍数、数值孔径、焦距等主要参数，如 160/0.17；10×；NA 0.3；16 mm。其中"160/0.17"表示镜筒长度和所需盖玻片厚度（mm），"10×"表示放大倍数，"NA 0.3"表示数值孔径，16 mm 表示焦距。

3. 聚光器　由聚光镜和光圈组成，位于载物台下方，集聚由反光镜反射的光线，调节聚光镜的高度和光圈的大小，可得到适当的光照和清晰的图像。

4. 光源　可以采用显微镜灯、日光灯、天然光等。现在大部分显微镜的光源通常安装在显微镜的镜座内，可以通过按钮来控制光源。还有部分老式显微镜，可采用附着在镜臂上的反光镜，使光源发出的光线或天然光射向聚光器。反光镜是一个可随意转动的双面镜，一面是凹面，另一面是平面，当光线强时用平面镜，当光线弱时用凹面镜。

目前，常用的是双目显微镜，可分为单人和多人共览显微镜。后者的标准配套有 2 人、5 人和 10 人共览，并配有多种颜色的箭头指示器。配有 2×、4×、10×、20×、40× 和 100× 的物镜。

视频：多人共览显微镜

二、普通光学显微镜的成像原理

虽然普通光学显微镜的目镜和物镜的结构很复杂，但它们的作用相当于一个凸透镜，其成像原理和光路见图 3-2。

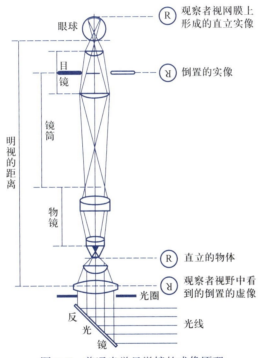

图 3-2 普通光学显微镜的成像原理

三、普通光学显微镜的使用方法

（一）普通光学显微镜的使用

将普通光学显微镜从镜箱取出，取出时一手托底座，另一手握镜臂，将其轻放在工作台偏左的位置。

1. 低倍镜的观察

（1）对光：先安上合适的目镜、物镜。转动物镜转换器，将低倍镜对准载物台中央

虚拟仿真：显微镜操作

的通光孔。在目镜中观察，并调节反射镜或打开光源开关，直至视图明亮。

（2）观察：将标本放置在载物台上，使标本位于通光孔正中，下降镜筒，并从侧面观察，使物镜下端与标本逐渐接近，但不能碰到盖玻片。然后，从目镜观察，用粗准焦螺旋慢慢升起镜筒，直到看到标本为止，再调节细准焦螺旋至物像清晰。

2. 高倍镜的观察　在低倍镜下，找到要观察的目标部位，并将该部位移至视野中心，再上升聚光器，换成高倍镜。从低倍镜转换到高倍镜的距离要刚好合用，一般调节 1～2 转细准焦螺旋便可看到清晰的物像。

3. 油镜的观察　油镜比较精密，在使用上要注意轻拿轻放。使用油镜时，要改用折射率比空气高的香柏油（折射率 n=1.515），这样可以提高普通光学显微镜的分辨力。观察完后，上升镜筒约 1.5 cm，将油镜转离光轴，用干的擦镜纸轻轻地吸掉油镜和盖玻片上的油，再用浸湿二甲苯的擦镜纸擦拭，最后用干净的擦镜纸再轻轻擦拭。

（二）观察后的处理工作

1. 清洁　用绸布或擦镜纸擦干净普通光学显微镜上的污物，若擦不干净可蘸少许二甲苯进行擦拭。

2. 普通光学显微镜各部分的放置　将物镜转离光轴，把反光镜转到与载物台垂直的方向，再套上镜套，放回镜箱内保存备用。

四、使用普通光学显微镜的注意事项

（1）取放时动作要轻，否则会造成光轴倾斜而影响观察。

（2）观察标本一定要按照操作程序进行，先从低倍镜开始，找到标本目标部位后，再根据需要转用高倍镜、油镜。

（3）使用油镜时一定要在盖玻片上滴油后才能使用。油镜用完后，应立即将镜头、盖玻片上的油擦净，不然油干后不易去掉，从而损伤镜头和标本。

（4）使用时不要用手摸光学玻璃部分。

（5）使用的盖玻片和载玻片不能过厚或过薄，标准的盖玻片为（0.17±0.02）mm，载玻片为（1.1±0.04）mm。

五、普通光学显微镜的保养

（一）擦拭

普通光学显微镜要经常清洁，避免脏污及试剂沾污光学系统和机械部分。

1. 光学镜头的擦拭　光学镜头是普通光学显微镜的最重要部分，一般不要随便擦拭。如有灰尘、油渍等附着物时，可用吸耳球吹去镜头表面的附着物，再用清洁、柔软的刷子轻轻扫除，最后用洁净、柔软的擦镜纸或油布轻轻擦拭。仍然擦不掉的污迹，可先用浸润少量二甲苯的湿绸布擦拭后，再用干绸擦拭。

2. 机械部分的擦拭　机械部分如有污垢，可用干净、柔软的细布擦拭。如有擦不掉的污迹，可用擦拭纸或细绸布蘸少量二甲苯擦拭。

（二）保管

普通光学显微镜的保管工作主要包括防尘、防热、防腐蚀、防潮四个方面。

1. 防尘 普通光学显微镜应放置在清洁的室内，避免灰尘落在显微镜上。不经常使用的普通光学显微镜应放在镜箱内，但镜筒上必须有目镜或镜盖，以防灰尘落入镜筒。经常使用的普通光学显微镜不必每次都放入镜箱内，但要罩上防尘罩。

2. 防热 保存普通光学显微镜的房间室温应保持在 8～25℃，昼夜温差不宜超过 6℃。普通光学显微镜不能在直射阳光下晒，也不能放在靠近炉子或暖气的地方。因为普通光学显微镜是由机械部分和光学系统两部分组成的，金属和玻璃的热膨胀系数不同，在剧烈的冷热变化作用下，透镜就有变形与脱落的危险，机械部分也可能受损，而影响普通光学显微镜的性能。

3. 防腐蚀 普通光学显微镜不要与腐蚀性的酸、碱放在一起，也不要与挥发性强的化学药品及其他有害药品放在一起，以免被腐蚀，缩短普通光学显微镜使用寿命。

4. 防潮 普通光学显微镜应放在通风干燥的房间，房间的相对湿度保持在 65% 以下。在湿度高的地方一定要采取防潮措施，特别是在高湿高温季节，镜箱内一定要放干燥剂。

虚拟仿真：显微镜使用后的处理

第二节　特殊光学显微镜

一、暗视野显微镜

普通光学显微镜中装入暗视野聚光器，即为暗视野显微镜。暗视野聚光器使照明光线不能直接进入物镜，标本的像是由标本散射的光线形成的。明亮的像和黑暗的背景形成较大的反差，使分辨力提高，能观察到普通光学显微镜下所看不到的微粒（可以观察到 4 μm 以上的微小质点）。用暗视野显微镜观察物体，主要是观察物体的几何轮廓，分辨不清内部的细微结构。

暗视野显微镜适合于观察活细胞，例如观察样本中的细菌、酵母和其他真菌；观察白细胞及血清中分子的布朗运动和血细胞的状态；观察活细胞的结构和线粒体的运动、胶体颗粒等。暗视野显微镜不适合观察染色标本，因为染色后，减少了质点和周围介质之间折射率的差别，使暗视野像质量变差。

二、相差显微镜

肉眼只能在光波的波长和振幅有变化时才能看到被检物体。光波通过无色透明的活体时，波长和振幅并不发生变化，用普通光学显微镜很难观察到。如果用固定或染色等措施，使被检物体的颜色或亮度发生变化，也可以观察到生物体，但仅能观察到生物体组织或细胞死后的形态和结构。普通显微镜也可以通过缩小光圈、加强明暗对照等方法观察活体，但这种方法不能充分利用镜口率，视野亮度也要降低，因而很难辨别微细结构。

相差显微镜就是在普通显微镜中用环状光阑代替可变光阑，用带相板的物镜代替普通物镜，并带有合轴调节用的望远镜。加入的环状光阑和相板，使光波通过物体时，波长和振幅发生变化，以增大物体的明暗反差，即使是无色透明体，也能分辨它的微细结构。这种方法不仅不需要将标本染色，还能充分利用物镜的分辨率，是观察活体标本的最好方法。

三、微分干涉相差显微镜

与相差显微镜相比，微分干涉相差显微镜形成的图像衬度高、立体感强、边界清楚、细微结构表现丰富，更能反映细胞的内部特征。其原理是当一束光通过起偏器后，再经过一组棱镜分裂出振动方向互相垂直且强度相等的两束光，分别处在距离很近的两个点上，经聚光镜后平行入射过标本，再经物镜和另一组棱镜将两束光重新复合，然后经检偏器，使其振动方向一致，便发生干涉，在像平面上形成三维立体浮雕图像。微分干涉相差显微镜对标本适应性较广，无论标本活体与否、染色与否、折射率相差大小、厚与薄等，均能观察。

四、偏光显微镜

在生物体内，某些组织成分由于光学性质不同，可不经染色，利用偏光来区别。偏光显微镜就是利用其特殊装置——偏光器、检偏器和补偿器等，根据偏光的原理，鉴别组织微细结构的化学性质。

偏光显微镜可以清楚地观察齿、骨、头发、指甲、卵巢、神经纤维、动物肌肉和植物纤维等结构细节或活细胞的结晶内含物；也可用于区别正常细胞与肿瘤细胞，因为正常细胞对偏振光是左旋的，而肿瘤细胞多呈右旋。

五、荧光显微镜

荧光显微镜是利用紫外光激发样品，使标本内的荧光物质转化为各种不同的荧光，可用来观察和分辨样品中产生荧光的成分及其位置。

动画：反射式荧光显微镜

荧光显微镜近二十年来在生物学和医学领域得到了广泛的应用，已成为科研中一种重要的工具。如免疫荧光技术，将标本用荧光标记抗体进行处理时，能精确地对标本中的特异结构、特异组成成分进行定位。荧光显微镜在细胞遗传学的染色体分析、神经组织中的组织化学及蛋白质和核酸的定位等实验中已是不可替代的工具。

六、紫外光显微镜

动画：透射式荧光显微镜

凡是对紫外光有吸引力的生物物质都可以用紫外光显微镜来研究，如染色体的重要成分——核酸。紫外光显微镜是用波长短于可见光的紫外光作光源，由于被检物体的各种成分对紫外光的吸收程度不一，所以用紫外光显微镜镜检时，可使未染色的标本容易鉴别。同时，又因紫外光比可见光波长短50%，使显微镜的分辨力也增加为原来的两倍，能看到用染色方法看不到的结构。

第三节　显微摄影技术

显微摄影技术是一种常用技术，它可以获得将细胞或组织放大数百倍乃至千余倍的照片。

一、显微摄影的装置

（一）显微镜

显微镜必须具备较好的性能，应具备下列条件。
（1）具有直立镜筒或有直立摄影筒。
（2）具有专用的摄影目镜或普通补偿目镜和平视场复消色差物镜。
（3）具有可调式电光源。
（4）具有带可调光圈的、像差纠正完善的聚光器。
（5）载物台、聚光器与物镜之间有遮光罩，避免周围光线射入物镜。用带镜头普通照相机拍摄时，照相机镜头与目镜之间亦应有遮光罩。

（二）照相机

一般应是质量较高的单镜头反光式照相机，单用机身，不用镜头。也可以是双镜头反光式照相机，连镜头一起用，一镜头调好焦后，再换另一镜头拍摄，但应注意校正视差。

（三）连接辅助装置

其主要作用是将照相机与显微镜连接起来。较好的专用辅助装置还具有摄影调焦、测光、自动曝光等功能。

显微摄影装置通过连接辅助装置，利用摄影目镜与照相机身进行拍摄。此时显微镜的物镜和目镜起着照相机镜头的作用，从摄影目镜射出的光线直接投射到照相底片上。最常用的照相接筒比显微镜镜筒略粗，也长一些，一端套在显微镜镜筒上，再装进摄影目镜；另一端有专门接照相设备的接口，与照相机身相连接，一般在照相接筒上都带有摄影调焦目镜和快门。调焦目镜还常有适应不同视力摄影者的屈光度调节器。使用时先将显微镜调好焦，接上照相机，通过测距器，用显微镜细准焦螺旋调至影像最清晰。

二、显微摄影装置的调试

显微摄影采用中心亮视野透射照明法，要求光源光束的主轴与显微镜的光轴严格合一，其关键在于聚光器的调节。为使视野亮度均匀，通常采用科勒照明法进行调节，该照明法是光源的灯丝在聚光器的孔径光阑上成像，即物镜后焦面上成像，不会烤焦被摄材料。现代显微镜的光源，皆按科勒照明法设计安装，一般无须另加调节，在使用上，稍加注意即可。

显微摄影调试主要包括以下几个步骤。

1.聚光器的调中　先将聚光器升至最高位置，开启光源，将被检样品放在载物台上，用低倍物镜聚焦清楚；缩小视野光阑，使视野中出现光阑的轮廓；缓降聚光器直至视野光阑的图像清晰；旋动聚光器调节螺丝，使光阑影像推移到视野正中央；再开大视野光阑直至光阑边缘与视野边缘相接近，再次调整聚光器调节螺丝，使两者能完全重合。

2.光源的调中　调整照明灯箱的灯泡调节螺丝，使灯丝图像移至反光镜的中央；除去目镜向镜筒内看，可见灯丝图像，将其聚焦清楚，调整反光镜角度调节螺丝，使灯丝图像移至视野中央。如在视场光圈滤镜座加乳白色滤镜，可不去除目镜，直接看到灯丝进行调整。

3.调节照明光源的前后位置　有些摄影专用显微镜有光源距离调节环，摄影前灯的位置需要调节。方法为旋转调节环，使投射在反光镜上的灯丝图像比聚光器上的孔径光圈最大口径略大一点。

4.聚光器孔径的调节　聚光器孔径小于物镜孔径时，图像反差和景深较大；聚光器孔径大于物镜的数值孔径时，图像清晰度降低；两种数值孔径相等时，图像分辨率最高。当聚光器光圈孔径开到物镜孔径的 70% 左右时，拍出的照片反差、清晰度和分辨率均较好。

5.显微摄影连接辅助装置的调节　一般先用显微镜目镜对好焦，再对连接辅助装置进行下列调节。

（1）目镜屈光度调整：向连接辅助装置的调焦目镜内看，手旋屈光度调节环，直至视野中央双线十字的两条线分辨最清晰。

（2）被摄标本的位置调整：用显微镜移动器将被摄的目标部位调至视野景框的正中央，一般恰在双线十字的覆盖区区域。

（3）显微摄影辅助装置调焦：虽然显微镜已调准焦，但从辅助装置的目镜看图像仍会有点模糊，需再次调焦，适当旋转显微镜细准焦螺旋，直至连接辅助装置目镜视野中的图像最清晰。

调试完毕后可进行显微摄影。

三、感光胶片的选择

显微摄影用的感光胶片要求较高。胶片的性能是直接决定和影响拍摄质量的因素，如感色性、感光度和反差系数等是选择适宜胶片的重要因素。

（一）感色性

感色性是指胶片对不同色光的敏感程度，是胶片最主要的性能。根据感色性可将黑白胶片分为色盲片、分色片和全色片等不同的片种。

1.色盲片　只能感受可见光谱中的蓝紫两色，为一种低速感光胶片，银粒细，反差大，适于黑白、蓝紫等色彩影像的显微摄影，不能用于拍摄红、绿和黄等色彩的影像。

2.分色片　能感受蓝紫色和黄、绿等色，不感受红橙色光。它反差大、银粒细，并能记录出较多的亮度等级和较宽的感受范围，除红橙色标本外，较广泛地应用于显微摄影。

3.全色片　能全部感受可见光谱的各波段色光，胶片的银粒粗、感光速度快、反差小、黑白等级多。

（二）感光度

感光度是指胶片对光线作用的敏感程度，即感光速度。凡感光速度高的胶片，乳剂的银粒细、反差小、灰雾大、保存性差；感光速度低的胶片，银粒粗、反差大、灰雾小、保存性好。感光度在 ASA50 以下适于显微摄影。

（三）反差和反差系数

反差是指被摄物体影像中明亮部分与阴暗部分亮度差别的程度。胶片的反差，用反差系数表示，它是胶片影像反差与被摄物体影像反差的比值。反差系数越大，底片的影像反差越强，黑白对比越鲜明；反差系数越小，底片反差越弱，色调灰暗，影像黑白对比不鲜明。显微摄影宜使用高反差的胶片，以校正物像反差过小的弊病。

（四）黑白胶片的选择

一般宜选颗粒细、分辨率高、中等反差的胶片。黑白或蓝紫色标本宜选用色盲片；除红橙色以外的各种颜色标本，可选用分色片；全色片适用于各种颜色标本，但银粒粗，感光速度快，反差小，需选用 ASA50（GB18°）以下的低感光度胶片才能获得较好的效果。

染色体、微生物等细小标本的显微摄影往往出现影像反差较弱，故最好选反差较高的感光胶片。此外，眩光的影响会降低影像的反差，故聚光器与物镜之间一定要遮光。

（五）彩色胶片的选择

应根据照明光源选择相应的胶片，低压钨灯宜选灯光型胶片；高压氙灯或荧光显微镜摄影宜选日光型胶片。常常还需用校色温滤镜校正色温误差。

显微摄影宜选择色彩记录准确、感光度较高的胶片。由于反差不能通过滤色镜控制，所以还应选择反差较大的胶片。

四、显微摄影曝光时间的确定

显微摄影由于光源较弱，曝光时间一般较长。具体曝光时间依据光源强度、物镜的数值孔径和目镜的放大倍数、感光胶片的感光度和滤色镜使用情况、被摄物体的染色和光学性质等方面情况综合确定。

现代显微摄影装置多装有自动曝光控制器或显微摄影专用曝光表。使用自动曝光控制器时，先根据所用胶片，调好胶片速度选择盘上的数字，打开总开关，按下曝光开关，摄影系统便自动选择最佳曝光时间自动曝光。显微摄影专用曝光表不仅对光线非常敏感，而且量程广，能测出由高到低各种亮度，使用时先测出量筒内的亮度，再根据计算表转换成曝光时间。

五、显微摄影放大倍数的测定

底片影像放大倍数的计算公式：

$$放大倍数 = 物镜倍数 \times 目镜倍数 \times \frac{目镜至底片的距离}{250}$$

六、滤色镜的选择

滤色镜是显微摄影必备的光学滤光元件。利用滤色镜对色光选择吸收的原理，可以控制色光，突出或抑制影像在胶片上的感应，从而提高图像的反差及清晰度。

显微摄影选用滤色镜的原理：显微标本可以吸收白光中的部分单色光，让另几种单色光通过。如果选用的单色光恰恰是能被染色标本完全吸收的光，则标本染色区域透过的光线极少，故很暗，底片上这些部位便没有曝光或只有极少曝光，而其余部分有较强曝光，从而产生最大反差。表 3-1 是几种标本颜色应选用的滤色镜种类。

表 3-1　不同标本颜色应选的滤色镜种类

标本颜色	紫	紫红	青	红	黄	棕	绿	淡绿	蓝	蓝紫	橙黄	黄绿	蓝绿	橘红	品红
滤色镜种类	绿	绿	黄	绿	蓝	蓝	红	红	红	黄	蓝	紫	红	蓝	绿

七、对被摄样品的要求

1. 选用标准的载玻片和盖玻片　光源入射光束，经载玻片透射标本，再经盖玻片进入物镜。处于光路之中的玻璃应是表面无痕、内无气泡、外无霉斑的，这样可以杜绝光线乱反射，防止阳光过曝，保证拍摄清晰度。载玻片厚度不宜超出聚光镜的焦距，一般在 1.5 mm 以内，可将光源的光束集中于载玻片的标本上。盖玻片的标准厚度为 0.17 mm，若使用厚度较大的盖玻片，一方面物镜前透镜会触及盖玻片，损伤镜头；另一方面不能准焦；再者球差过大，降低影像质量。

2. 染色要鲜明适度　标本染色过度，染料堆集，使样品模糊成一块，难以辨别细节，缺乏质感；样品着色过浅，辨认不清，反差不大。如色彩鲜明，胶片易感受，拍摄效果好。

3. 制片要无尘、无气泡　制片中的灰尘异物和气泡，有损影像的质量，妨碍观察。气泡为制片的常见问题，小的气泡会影响观察效果，而大的气泡会推挤被观察物，致使它们重叠，无法拍摄出理想的标本图像。要随时滴加所用的临时封固液，消除气泡。

第四节　数码显微摄影系统

数码显微摄影系统一般使用数码相机通过各种接口和显微镜组合，然后将数码相机和计算机相连。

一、数码显微摄影的优点

数码显微摄影除了具备传统的显微摄影的优点外，还弥补了传统显微摄影的不足，如：拍摄后的照片可即时观看，减少废片率；拍摄后的照片可以即时传入计算机的分析软件，即刻得出分析结果，大大地缩短了因冲洗照片而耽误的大量时间，从而解决了实验连续性的问题。此外，数码显微摄影拍的图片为数字文档，可即刻用于教学及编辑出版。随着数码相机分辨率的不断提高，所拍摄显微图像的清晰度也在不断提升。

二、数码显微摄影系统的组成部分

一个基本的数码显微摄影系统包括以下几个部分。

（1）适合显微摄影的显微镜，配以相应适配器，与数码照相机连接。
（2）高分辨率的显微数码照相机。
（3）操作简单方便的控制器。
（4）数据存储卡。
（5）与计算机传输数据用设备，如直接连接的电缆或读卡器。
（6）计算机。
（7）相应软件系统。
（8）输出设备，如照片打印机、底片打印机等。

在以上内容中，高性能的显微镜提供显微原像是先决条件，功能完备的软件系统是关键，高分辨率的显微数码照相机是整个系统的核心。

三、数码照相机

数码照相机与普通胶片照相机有很大的区别，拍摄的图像直接生成为数字文档，存储在相应介质上或传输至计算机或互联网，可以通过计算机进行在线分析，为科研或临床提供更加准确和可靠的数据。

（一）数码照相机的特点

数码照相机核心部分是电荷耦合器件（CCD）图像传感器，CCD内含的晶体管数量越多，像素就越多，分辨率就越高。数码照相机不同于传统的相机，传统的相机是以化学方法将影像记录在卤化银胶片上，而数码照相机则是将影像的模拟信号转换成数字信号，以精细模式将影像直接存储在相机中由磁性介质构成的影像记忆卡内或直接传输存储于计算机中。数码照相机可以将数据传输到计算机进行图像处理，可以不冲洗胶卷而立即得到结果，其生成的数字文档可永久保存。

（二）数码显微摄影和数码显微存储要求数码照相机应具备的条件

（1）镜头上要有与显微镜的视频接口相连的接圈。
（2）自动聚焦及测光系统要设在镜头中。

25

（3）具有手动光圈、聚焦控制功能。

（4）具有 USB 接口或其他高速传输接口传输图像。

（5）具有 Twin 接口驱动功能，便于计算机直接控制数码相机拍摄。

（6）快门速度要有慢速挡。

思考题

1. 普通光学显微镜的机械部分和光学系统分别由哪些部分组成？分述这些组成部分的功能。

2. 谈谈你对普通光学显微镜保管、保养重要性的认识。

3. 如标本颜色为品红，显微摄影中选用滤色镜的种类应为什么？为什么？

4. 数码显微摄影不同于传统的显微摄影的优点是什么？

第三章自测题

（李红岩）

第四章 尸体剖检技术

学习目标

1. 掌握尸体剖检的概念及意义。
2. 熟悉尸体剖检的方法和记录。
3. 了解尸体剖检室的布局和基本设施。

第四章
思维导图

导　言

18 世纪中叶,意大利医学家 Morgagni(1682—1771)根据大量尸体解剖的肉眼观察材料编写了《疾病的部位与原因》一书,揭示了器官病变与临床表现的联系,创立了器官病理学,为尸体剖检奠定了基础。

随着病理检验技术的不断发展,病理学的研究手段取得了长足的进步,人类已经可以从分子水平认识和研究疾病,但要实现对疾病全面、系统地认识,尤其是对死亡原因的分析和研究,尸体病理解剖仍然是最重要的研究手段。

第一节　尸体剖检的概念及意义

尸体剖检简称尸检,是通过对尸体的病理解剖,系统观察和发现死者各器官的病理形态变化,找出其病变,分析疾病的发生、发展,判断其直接死亡原因的一种重要方法。通过尸体的病理解剖可以验证临床诊断的正确性和评价治疗措施的效果,总结经验,进而提高医务人员的技术水平和医疗质量,改进治疗方法。通过尸体的病理解剖还可以及时发现或确诊某些传染病、地方病、流行病、职业病或其他新的疾病,为防治这些疾病提供依据。此外,尸检结果常常是查明死亡原因最具说服力的依据,所以尸检也是解决医疗纠纷的重要手段之一。

第二节 尸体剖检室的布局和基本设施

一、尸体剖检室的布局

（1）尸体剖检室最好建在与医院太平间相邻的地方，以利于解剖前后尸体的存放和保管（图4-1）。

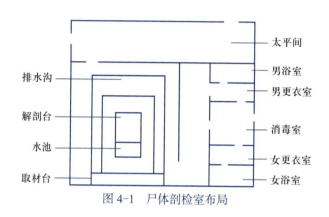

图4-1 尸体剖检室布局

（2）尸体剖检室应有明亮的门窗（窗户宜开于高处），以便于尸体的搬运和自然光线的利用，解剖台上方最好安装无影灯。

（3）室内最好采用白色水磨石地面，墙壁下部铺设瓷砖，解剖台四周应铺设排水沟和清洗设备，以便解剖后的清洗。

（4）室内应保持空气流通，最好安装纱门和纱窗，有条件的应安装通风设备。

（5）承担教学任务的医院或医学院校的尸体剖检室还应设置示教台，最好设计为外科手术观摩式楼顶看台，有条件的还可安装摄像系统。

（6）室内靠墙一侧还应设计取材边台和带有脚控开关的自来水冲洗槽。

（7）在尸体剖检室的入口两侧应设计男女更衣室、浴室和消毒室。

二、尸体剖检室的基本设施

（一）尸体剖检台的设计

尸体剖检台的设计高低和大小要适宜，以便操作。台面的大小除了能容纳尸体外，还应留出放置解剖器械和脏器检查的地方。

尸体剖检台台面要光滑，可采用不锈钢或水磨石台面，台面的四周应有5 cm高的台边，台面四周逐渐向中央倾斜，中间低，在中间的两侧设有出水槽口。台边四周应镶嵌安装多孔水管，在解剖过程中保持冲洗水自四周逐渐流向中央。在尸体剖检台的尾端应安装水管，并连接橡胶管或塑料管，以便冲洗尸体和尸体剖检台。尸体剖检台和清洗池的开关应采用脚踏式（图4-2、图4-3）。

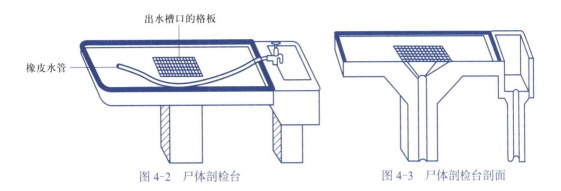

图 4-2 尸体剖检台　　　　　图 4-3 尸体剖检台剖面

出水槽口的格板

橡皮水管

为了避免环境污染还应设计与尸体剖检
台配套的污水消毒池，解剖时排放的污水，
应先排入污水消毒池，加入一定比例的漂白
粉或次氯酸钠进行消毒处理后，才能排入城
市下水道。

（二）尸体剖检的常用器械

目前，尸体剖检常用法医勘察箱，内装
备有一整套常用的尸体剖检器械（图4-4）。
一般常用的尸体剖检器械主要包括以下几类
（图4-5）。

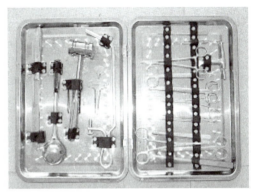

图 4-4 法医勘察箱

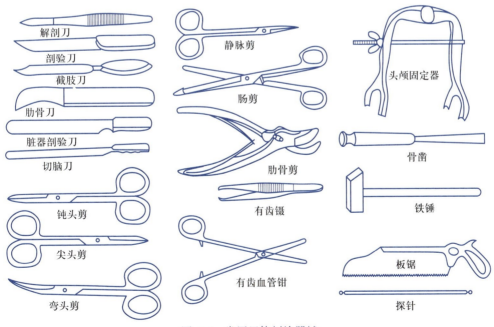

解剖刀
剖验刀
截肢刀
肋骨刀
脏器剖验刀
切脑刀
钝头剪
尖头剪
弯头剪

静脉剪
肠剪
肋骨剪
有齿镊
有齿血管钳

头颅固定器
骨凿
铁锤
板锯
探针

图 4-5 常用尸体剖检器械

1. 刀类　用于切割皮肤、肋骨和脑，解剖脏器。

2. 剪类　用于分离组织和脏器。

3. 镊和钳　用于夹扎和分离。

4. 头颅固定器、锯、铁锤、骨凿　用于开颅和取骨髓。

5. 大小探针　用于检查胆道、输尿管、尿道。

6. 金属药膏刀　用于无菌取材。

7. 刻度量杯　称量体腔积液和胃肠道内容物。

8. 注射器、针头　用于抽吸液体。

9. 量尺　用于尸体解剖中的测量。

10. 缝合针和线　用于尸体解剖后的缝合。

11. 天平

12. 木枕

13. 脏器解剖台

14. 瓷盆和塑料桶

15. 其他　医用乳胶手套、线手套、纱布、海绵等。

三、尸体剖检室的清洁和消毒

每次解剖完后，要对尸体剖检室进行清洗和消毒。可采用紫外灯照射法、臭氧空气消毒仪法、过氧醋酸喷雾法、甲醛-高锰酸钾熏蒸法等方法进行整体密闭消毒。尸体剖检台、地面和墙壁近地面部分应用水冲洗干净，可用含氯消毒液或 0.5% 过氧乙酸消毒液进行擦拭消毒。

1. 解剖器械的清洗和消毒　解剖完后，解剖器械经清水洗净，浸泡于 3% 甲酚或 1：1 000 苯扎溴铵（内含 0.5% 亚硝酸钠以防锈）溶液中消毒 4～6 小时，消毒后水洗擦干。

2. 个人防护　解剖时应戴上医用乳胶手套，外加薄层纱手套，解剖前纱手套应先浸湿，以利于清洗。解剖时应戴口罩、帽子，穿手术衣，其外面带上塑料围裙。所用物品必须经过严格的消毒处理后方可使用。

第三节　尸体剖检过程中的配合

在尸体剖检过程中，要求参加尸检的人员密切配合，分工协作，才能较好地完成尸检工作。

1. 主检医师　要精通业务，有独立操作能力，能完成病理诊断。

2. 助手　协助主检医师完成尸体剖检工作。在主检医师的指导下完成示教、整理标本和资料，做好尸检记录。

3. 技师　配合主检医师做好尸体剖检前的准备工作，如整理清洁尸体剖检室、准备工作衣帽和已消毒的器械、手套等；识别、搬运、清洁尸体。在尸体剖检中，根据需要提供相应的用具和器械。尸体剖检后，缝合切口，整理尸体，固定标本；清洗消毒器械、尸体剖检台、尸体剖检室等。

第四节　尸体剖检的注意事项

（1）尸体剖检是由临床医师根据需要提出申请，经死者家属或其所在单位同意签字后，由医院病理科负责实施的特殊检查。尸检时要严肃认真，尊重尸体，确保安全性和保密性。

（2）解剖者在尸检前应详细了解临床资料及死亡原因。

（3）如有法律和医疗纠纷者，应严格按照法律程序进行。

（4）对尸体的确认，要核对病史记录中死者的姓名、年龄和特征等。必要时可照相存档。

第五节　尸体剖检的方法和记录

一、尸体剖检的方法

（一）体表检查

1. 一般状态　检查并记录死者的年龄、性别、身长、体重，发育及营养状况，全身皮肤颜色，有无出血、水肿、黄疸、外伤等情况。

2. 死后现象　检查并记录尸冷、尸僵、尸斑、尸体腐败，角膜混浊。体表各部位状态，应从头至四肢逐一进行检查并记录。

（二）病理解剖的切开方法

病理解剖常用 T 形切口法，即从两肩的肩峰经胸骨柄下方做一弧形连线，在其中点向下经脐左侧至耻骨联合做连线，此切口既可保持头颈部皮肤的完整，又能充分暴露胸腹部脏器。对于女尸，为了保持颈部及胸部皮肤的完整性，可采用 Y 形切口，即从两腋前缘经乳房下方延伸至剑突处，再从剑突处经脐左侧至耻骨联合。

1. 腹腔检查　剖开腹腔后，首先检查腹腔内有无积液，注意积液的性质及数量，必要时进行细菌学检查。若发现腹膜有炎症时，应检查其来源。检查腹腔内脏器的位置、大小，有无黏连、出血、坏死等。

2. 胸腔检查　进行胸腔检查时，应先检查有无气胸。剖开胸腔后，观察有无积液，并记录其性质和数量；观察胸腔内各脏器的位置、颜色、大小及彼此间的关系。剪开心包，观察有无积液，并记录其性质和数量。

3. 内脏器官的取出和检查　内脏器官的取出，主要有两种方法：一种是各脏器分别取出法，此法是病理解剖时最常用的基本方法；另一种是多脏器联合取出法，此法可保持各器官的完整性和连续性，容易观察病变和各脏器之间的相互关系。一般多采用多脏器联合取出法，其方法是：检查完胸腹腔后，先取出大、小肠；再分离颈部皮瓣，取出口腔及颈部器官；用解剖刀切断两侧锁骨下动静脉，把舌头、气管、肺和心脏往下拉，同时分离其背后的软组织；沿肋骨附着处剥离和切断横膈，连同腹腔脏器一起往下剥离，直至两侧髂内动脉分支处切断，将整个胸腹腔脏器连同舌头和颈部器官一起取出。必要时还可把盆腔脏器一起取出，以保持两侧肾脏、输尿管及膀胱的完整性。然后，逐一进行各脏器的检查，此时助手可以开颅取脑、取骨髓，最后把尸体进行清洗、整理及切口缝合。

二、尸检记录

完整的尸检记录应包括：尸检申请书及家属或单位同意尸检的签字；临床病理摘要；病理解剖记录；病理诊断及死亡原因；总结和讨论。

思考题

1. 什么叫尸体剖检？有何意义？
2. 尸体剖检的注意事项有哪些？

第四章自测题

（李　敏）

第五章 病理大体标本制作技术

学习目标

1. 掌握病理大体标本的制作方法。
2. 熟悉有机玻璃标本缸的制作。
3. 了解病理大体标本制作的意义。

第五章
思维导图

导　言

当我们走进病理陈列室时,可以看到陈列橱内摆放着琳琅满目的病理大体标本,每一个标本向我们展示了不同器官的不同病变,为我们学习病理检验技术和研究疾病提供了重要的素材。

那么这些标本是怎样制成的呢?怎样才能长期保存病理大体标本呢?

第一节　病理大体标本的制作

病理大体标本是教学、医疗、科研工作中的重要档案材料之一。它可以显示病变器官组织的肉眼形态特点,增强教学的直观性,加深对病理变化的理解与记忆,便于加强病理与临床的联系,对临床医师的科研、业务学习和诊断技术的提高有重要的意义。另外,还可记录医学病案,保留那些过去常见、但现在已经少见的病例实物资料。

一、病理大体标本的收集

病理大体标本主要从尸体剖检、外科手术及动物实验中收集,收集的标本越新鲜越好。在病理大体标本的检查过程中,如遇到有适合于教学或陈列的标本材料时,既要保护好标本的病变特点和器官的完整性,还应根据需要及时采取适当的方法加以固定。在日常工作中应注意收集典型的且有存放价值的病理大体标本,不断地补充和更新病理陈列标本的内容,这是一项长期连续的工作。

二、病理大体标本固定前的处理

病理大体标本在收集后应仔细处理，尽可能地将多余的组织修掉，标本的切面要平整，既要尽量保持器官的完整性，又要突出显示病变的特征。切取组织块时，应以不影响病理大体标本的观察为原则。切开时要均匀用力，切勿前后拉锯。选取后的病理大体标本应及时保存于固定液中，避免长时间暴露在空气中，而使组织干燥。如果组织器官干枯、变形和颜色发生改变，就失去了保留作病理大体标本的价值。在实际工作中，由于不同组织、器官的形状和大小不同，固定前应做适当的处理，以便病理大体标本固定良好，现分述如下。

1. 实质性器官　肝、脾等实质性器官，由于组织致密而不易被固定液所渗透。通常在固定前需要用长刀沿器官的长轴切成两半，或再向两侧每间隔 1～2 cm 切成若干平行切面。刀要锋利，切面要平整。标本放于固定液中固定时，标本的下面应垫以薄层脱脂棉或折叠成 3～4 层的纱布，以利于固定液的渗透。如需要保存完整脏器，应先经血管灌注固定液后，再放入固定液中浸泡保存。

2. 空腔脏器　胃、肠等空腔器官，先将浆膜面多余的脂肪修剪掉，再按常规沿器官病变的对侧纵行剪开，黏膜面朝上，按其自然形态用大头针沿周边固定于木板上，然后使黏膜面朝下放入固定液中。用大头针固定时尽量不要伤及黏膜，针尖可以斜着向浆膜刺入。固定 6 小时后即可去掉大头针，以免生锈。另外，对于膀胱、胆囊等空腔器官，为了保持标本原有外形和固定液的渗入，可用适量的脱脂棉填充入腔内后再行固定。组织固定好后，再适当暴露病变部位。

3. 脑　若病变在脑组织表面，需要做整个脑组织的固定时，固定前应先用生理盐水冲洗脑基底动脉血管内的血液，冲洗干净后，再灌入固定液固定。没有灌注条件时，也可以在脑胼胝体后部做一切口，放入固定液中，使固定液渗入侧脑室。为了防止脑组织在固定液中受压变形，可用一根丝线穿过脑基底动脉环后方，然后将丝线固定于容器上，使脑组织悬浮于固定液中。若病变在脑内，可沿脑的冠状面将脑组织切成厚 2～3 cm 的切片，再分别平放于固定液中，标本的下面应垫以薄层脱脂棉或纱布。也可以将脑组织整体固定两周后，根据需要再做切片观察。

4. 心脏　若病变在心脏表面，可经灌注后整体固定。若病变不在心脏表面，通常沿血流方向剪开，根据病变特点，按显示的需要进行适当处理后，再行固定。

5. 肺　一般根据病变的位置和性质，由肺的外侧缘通过病灶朝肺门切开，切面朝下固定。由于肺组织比较疏松，固定液容易渗透，无论整体固定还是切开固定，易悬浮于固定液中，所以标本在固定时上面应覆盖脱脂棉或纱布，以促进固定液渗透和防止肺组织表面干燥。

6. 肾　肾切除标本，应先检查肾表面后，由肾外侧缘朝向肾门切开，不要完全离断。然后，检查肾实质、肾盂、肾盏等，根据病变特点做适当修整，充分显示病变后置于固定液中，下面垫以脱脂棉或纱布。

7. 骨组织　由于骨的形状多样，大小不等，组织坚硬，标本制作较困难。骨组织标本以骨肿瘤多见，尤其以四肢管状骨最常见。做剖面时，应注意显示肿瘤与骨组织之间的关系，一般沿管状骨纵行锯开，暴露骨髓腔，同时将骨组织周围的肿瘤及其他软组织也剖开，使剖面能清楚地显示肿瘤组织与组织骨及其他周围软组织之间的关系。对于一些松软、质脆、鱼肉样及坏死严重的骨肿瘤标本，可用截刀将骨外肿瘤及软组织部分先做一切面，然后用细钢丝锯沿骨切面将骨锯开，在锯骨过程中应注意保护好原软组织切面（尤其是锯骨头时）。有些骨肿瘤，骨组织破坏严重，标本剖面常有坏死和空腔形成，坏死组织易脱落，这样的标本经过仔细修整后，封缸前可在标本剖面上浇灌一层 15% 明胶水溶液（需加热融化），以便保持标本原有形状，又整洁美观。骨组织标本由于组织坚硬而致密，因此固定时间一般需要 2～3 周，较大的标本需要 4～5 周。坏死截肢标本，经固定修整后即可装瓶存放。

三、病理大体标本的固定与保存

病理大体标本的固定应选择适当的容器，固定液要充足，固定液一般为标本体积的 10 倍。另外，标本固定的顺序应该是先配制固定液，再把标本放于固定液中。

组织良好的固定是病理大体标本制作的关键，病理大体标本的固定与保存以甲醛溶液最常用。甲醛溶液是甲醛气体溶于水的饱和溶液，市售浓度一般为 37%～40%，通常作为 100% 使用，即称为福尔马林液。组织的固定液常用 10% 福尔马林液（实际上含 4% 的甲醛），也可以配成中性或中性缓冲 4% 的甲醛，其中以中性缓冲甲醛液较好，既可以作固定液又可以作保存液。4% 的甲醛固定液渗透力强，组织收缩小，有硬化组织和防腐作用，但能破坏血红蛋白，常使标本失去原有的颜色。固定时间一般为 5～10 天，也可以根据标本大小而定。新鲜标本用 10% 福尔马林液固定时，在固定前不要用自来水冲洗，以免发生溶血而失去恢复原有颜色的能力。标本固定后，再用自来水冲洗 12～24 小时，然后放于保存液中保存。保存液用量要充足，容器要密闭。用福尔马林液固定和保存标本，既简便可靠又经济实用，但不能保留标本的原有颜色，要做原色保存时需要经过特殊处理。

常用原色标本的固定与保存方法有凯氏（Kaiserling）法、普尔弗塔夫特（Pulvertaft）法、柯氏（Klotz）法及一氧化碳法等。一般凯氏法多用于含血多的器官或出血性疾病的标本；柯氏法多用于胆色素标本。

（一）凯氏法

[试剂配制]

第一液（固定液） 40% 甲醛溶液 200 mL、硝酸钾 30 g、醋酸钾 30 g，加蒸馏水至 1 000 mL。

第二液（回色液） 95% 乙醇，用量以浸泡过标本为宜。

第三液（保存液） 甘油 200 mL、醋酸钾 100 g、麝香草酚 2.5 g，加蒸馏水至 1 000 mL。

[操作步骤]

大体标本→取材修整→生理盐水冲洗→第一液（固定液）中 3～7 天→流水冲洗 12～24 小时→再修整→第二液（回色液）中 1～3 小时→颜色恢复→纱布吸干标本表面

液体→第三液（保存液）浸泡保存。

（二）普尔弗塔夫特法

［试剂配制］

第一液（固定液） 40% 甲醛溶液 100 mL、醋酸钾 50 g，加蒸馏水至 1 000 mL。

第二液（混合液） 甘油 300 mL、醋酸钾 100 g、40% 甲醛溶液 5 mL，加蒸馏水至 1 000 mL。

［操作步骤］

大体标本→取材修整→10% 福尔马林生理盐水固定 12～24 小时→第一液（固定液）中固定 3～7 天→流水冲洗 12～24 小时→再修整→95% 乙醇回色 1～3 小时→颜色恢复→纱布吸干标本表面液体→第二液（混合液）浸泡保存。

（三）柯氏法

［试剂配制］

人工卡巴盐 硫酸钠 22 g、碳酸氢钠 20 g、氯化钠 18 g、硝酸钾 38 g、硫酸钾 2 g。

柯氏第一液 人工卡巴盐 1 750 g、水合氯醛 1 750 g、浓甲酸 1 750 mL，加水 35 000 mL。

柯氏第二液 人工卡巴盐 850 g、水合氯醛 350 g、浓甲酸 175 mL，加水 35 000 mL。

［操作步骤］

大体标本→取材修整→柯氏第一液（固定液）中固定 3～7 天→流水冲洗 12～24 小时→再修整→柯氏第二液中保存→4～6 周后→更换柯氏第二液浸泡保存。

四、病理大体标本的装缸和封存

要长期保存病理大体标本，必须将标本装缸封存。标本缸通常分为玻璃标本缸和有机玻璃标本缸。玻璃标本缸透明度好，不会变形，是保存标本的最好材料，但容易碰碎，大小不易与标本相适宜。有机玻璃标本缸不易碰碎，可根据标本大小和形状制作成相适宜的标本缸，但长期保存透明度稍差，并可发生变形。玻璃标本缸的装缸和封存如下。

（一）标本的修整

标本在进行装缸之前，需要修掉多余的组织，以充分暴露病变组织。可先浸泡于水中，修去漂浮于标本表面的细小组织，然后将印有标本编号和病理诊断的白布条浸蜡后，固定在标本或支架上；也可将标签贴在标本缸外面的左前上方。

标本缸的选择：不论是选择玻璃标本缸或是有机玻璃标本缸，均应根据标本的大小和形状选择与之相适宜的标本缸，标本在缸内既不宜太松也不宜太紧，一般上下和左右应各留出 2～3 cm 的空间。

（二）标本支架的制作

1.玻璃棒支架的制作 根据标本大小，选择粗细适宜的玻璃棒，玻璃棒的粗细应以能承受标本的重量为准。首先，根据标本缸的内径，在玻璃棒上做好标记，用酒精喷灯进行烧制。烧制时火焰要集中，燃烧面积不可过大，力求弯成直角，各径线的长短应与标本缸的内径相适应。支架制成后，用白线将标本按其解剖学方位和观察需要固定于支架上。先固定标本的上方，再固定标本的两侧。不同玻璃棒支架的形状见图5-1。

2. 有机玻璃支架的制作 根据标本缸的内径大小，确定标本支架的长和宽。选取3～5 mm厚的有机玻璃，锯成适当的方条，用制作有机玻璃标本缸的电炉丝加热，制成与玻璃棒支架相似的形状

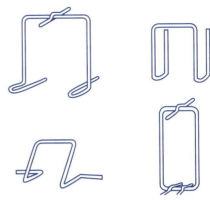

图5-1 玻璃棒支架的形状

后，将标本固定。有机玻璃条由于易弯曲，故只适用于体积小、质量轻的标本。也可用3 mm厚的有机玻璃制成与标本缸内径相适宜的有机玻璃板，置于标本缸的后侧，然后根据标本的大小和形状在有机玻璃板上选择几个固定点，钻几个直径为2 mm的小孔，用丝线将标本固定在有机玻璃板上。

3. 塑料管支架的制作 选用白色或无色塑料管，管内插入钢丝，剪成适当的长度，将塑料管两端加热封闭，制成与玻璃棒支架相似的造型后固定标本。

（三）标本的装缸

将固定于支架上的标本进行适当的清洗后，放入标本缸内，注入适量的清水，观察标本各方位得当后，将水倒掉，加入保存液至标本缸口0.5～1.5 cm，加盖封存。但是对于做原色保存或染色的标本，切勿水洗，直接装缸后加入保存液封存。

（四）封口

1. 松香蜂蜡法 用松香和蜂蜡按6∶4的比例，放入烧杯内隔水融化。然后将标本缸口擦拭干净，用酒精灯烤热缸口四周，再用毛笔蘸松香和蜂蜡涂于标本缸口上，厚薄要均匀，用量要适当，将烘热的标本缸盖盖上，并稍加压。最后用烧热的油膏刀烫平溢出的封固剂。

2. 白油漆氧化锌粉法 用白油漆和氧化锌粉调制成适当的糊状，用毛笔蘸糊状物涂于清洁的标本缸口上，厚薄要均匀，用量要适当。稍等片刻后，将标本缸盖盖上，并稍加压，使盖口完全黏合，待封口剂干固后方可搬动。

第二节　有机玻璃标本缸的制作及标本装存与陈列

一、有机玻璃标本缸的制作

1. 材料的选择 常用的无色透明有机玻璃板规格有3 mm、4 mm、5 mm和6 mm

厚，根据标本的大小选择不同规格的有机玻璃板，一般体积较大的标本应选择较厚的有机玻璃板，有机玻璃板太薄时，由于保存液的压力可使缸壁外凸。另外，缸底的材料要比其他部位厚一些，一般厚度为4～5 mm；缸盖的厚度要薄些，一般用3～4 mm即可。

2.裁锯和磨边　根据标本的长、宽和厚度按一定比例计算出标本缸的大小，然后进行裁锯。料的宽度，一般比标本的高度增加1～2 cm，便于封盖和贴标签；料的长度＝标本的宽度×2＋标本的厚度×2＋粘贴处1 cm。料裁好后，要将黏接处的余边磨平，以免黏合不严密，而发生漏液现象。

3.加热成型　裁锯和磨平的缸体材料后，需用电热丝加热成型。用电热丝加热时，加热位置应严格按裁量时的划线对准，不可有偏离，否则会出现倾斜。加热到有机玻璃变软后，迅速用长方形的木条按预定的形状夹压，待其冷却后松开木条。缸体成型后，用三氯甲烷或502胶黏合相接的边，并适当加压，黏牢后锯去多余的边，锉平抛光。

4.盖和底板的黏合　选择适当厚度的有机玻璃板，裁成比标本缸底口大1～2 cm底板，四周留有0.5～1 cm底边，用三氯甲烷或502胶黏接稳固。裁成标本缸口大小的盖板，并在盖板朝缸体黏合边的一角，钻一2 mm的圆孔以备灌注保存液。

5.抛光　标本缸制成后，用板锉和砂纸打磨缸体四周及操作时磨毛的部位，最后用纱布蘸牙膏进行擦拭或用抛光机抛光，以增加标本缸的透明度和美观。

二、标本的装存

把制好的标本装入清洗干净的有机玻璃标本缸，注入适量的保存液，一般距缸口下2 cm为宜。用纱布将缸口擦拭干净，再用黏合剂把缸盖黏合牢固。封口干固后，从缸盖上的小孔注满保存液，最后用有机玻璃片或透明胶带封闭小孔。

三、标本的储存与陈列

病理大体标本应储存在标本陈列室的标本陈列橱内，陈列室应明亮、干燥和通风，同时应注意避免阳光照射标本，以免标本变色。标本的陈列可按标本的类别或系统编号，并建立标本档案，以便查找和管理。

技 术 要 领

1.病理大体标本的制作步骤包括：病理大体标本的收集、固定前的处理、固定与保存、装缸和封存。

2.病理大体标本的收集应越新鲜越好。取材后的病理大体标本应及时保存于固定液中,避免长时间暴露在空气中,而使组织干燥。

3.病理大体标本的修整,要注意标本的切面要平整,既要尽量保持器官的完整性,又要突出显示病变的特征。

4.组织良好的固定是病理大体标本制作的关键,病理大体标本的固定与保存以甲醛溶液最常用。

5.根据病理大体标本的大小和形状应选择与之相适宜的标本缸,标本在缸内既不宜太松也不宜太紧,一般上下和左右应各留出 2~3 cm 的空间。

6.对于做原色保存或染色的标本,切勿水洗,应直接装缸后加入保存液封存。

思考题

1.病理大体标本固定前的处理应注意哪些事项?

2.病理大体标本的固定应注意哪些事项?

3.病理大体标本应如何装缸和封存?

第五章自测题

(杜　斌)

第六章 病理组织制片技术

学习目标

1. 掌握常用固定液的配制和应用。
2. 熟练进行取材、固定、洗涤、脱水、透明、浸蜡、包埋、切片、封片等操作。
3. 熟悉组织切片制作的基本程序。
4. 了解常用组织切片的种类。

病理检验属于形态学检验，主要通过肉眼观察有关组织或器官的形态改变，借助显微镜观察组织结构和细胞形态上的细微变化，对疾病做出病理学诊断。要实现对病变组织的显微镜形态学检查，需要将获得的病变组织制成切片。我们将切片制作所采用的一系列技术，称为组织病理学技术或病理组织制片技术。

病理组织制片技术一般包括以下基本技术流程：取材、固定、洗涤、脱水、透明、浸蜡（透蜡）、包埋、切片、展片、贴片、烤片、染色、封片等。这些技术流程相互联系、互为影响，每一项技术处理是否得当都直接影响切片质量。因此，在进行病理检验操作中一定要严格遵守操作规程，严肃认真地对待每一项技术流程，确保切片质量。

第一节 组织块的处理

一、取材

按照病理检验的目的和要求，切取适当大小和数量的组织块，用于制作组织切片的过程称为取材。取材是病理组织制片技术流程的第一步，也是病理检验的开始。通过取材，病理医师可以对病变组织进行肉眼检查，并在此基础上确定切取组织块的大小和数量，取材准确与否直接关系到制片的质量和病理诊断的正确与否。

（一）取材的配合

病理检验技术人员取材时的职责是：配合病理医师对病变组织进行肉眼检查，准确记录病理医师检查时描述的病理改变，按照病理检验的需要，选择和确定取材的部位和块数。病理检验技术人员要及时对切取的组织进行编号或标记，并在病理送检单上做好记录，以便病理医生镜检时核对。取材后的标本应加足固定液，按编号存放，以备复查之用。

（二）注意事项

1. 避免组织结构变形　切取组织的刀、剪应锋利，刀体宜薄，并有足够的长度。切取组织块时，一般从刀的根部开始，向后拉动切开组织，避免用钝刀"拉锯"式地切割组织或用力挤压组织。需要用镊子夹取组织时，应避免使用有齿镊，即使是用平镊夹取组织时，动作也应轻柔，以免导致组织结构变形，影响镜检。

动画：取
材台

2. 组织块大小适当　通常切取的组织块厚 0.2～0.3 cm。若太厚，组织固定欠佳；太薄则切片数量有限。组织块大小以（1.0～1.5）cm ×（1.0～1.5）cm 为宜，太大浪费试剂，太小不能充分反映病变特征。

3. 及时取材　为了尽量保持组织在生活状态下的结构，原则上应尽快对送检标本进行取材，但对于送检的胃、肠、肺等器官最好另行固定后再取材。

4. 标明包埋方向　对包埋面有特殊要求时，需做记号标明。如包埋皮肤、囊壁等组织时，包埋面必须与表面垂直，以保证皮肤、囊壁等各层组织结构都能被观察。

5. 染色、包裹小标本　用内镜钳取或穿刺取得的小标本，由于体积小，不易识别，可用伊红等染料染上颜色后包于绸布或吸水纸、擦镜纸中，以免包埋过程中丢失。

6. 充分暴露病灶　取材应避免过多的坏死组织或凝血块，如有手术线结等杂物应拔除。有钙化时，应经脱钙处理后再取材，以免损坏切片刀。如标本上有血液、黏液、粪便等污物，应用水轻轻洗去，以便充分暴露病灶。

7. 确定取材部位　原则上凡是可疑处均应取材。通常在病变区域、病变与正常组织交界区域各取一块。如为肿瘤标本，则应在瘤体、肿瘤组织与正常组织交界处、肿瘤的邻近组织（包括表面、基底面和外侧）及外周（在食管、胃、肠肿瘤标本则为上下两个断端）切缘分别取材，远离肿瘤病灶的正常组织及组织内的淋巴结均应取材。刮宫取得的宫内膜标本，多为成堆碎片，在测量其总体积后，组织较少时，可包起后全部包埋；组织多时，可留下一部分。

视频：取
材示例

8. 清除多余组织　取材时，应清除组织块周围多余的组织，否则会对以后的切片和观察造成一定影响。

9. 重复取材（补取）　第一次取材制片后，不能做出确诊时，应当再次甚至多次取材，并将补取部位、数量详细记录在病理送检单上。

视频：取
材工作台

10. 认真核对　取材前应核对病理送检单上填写的标本是否与收到的标本相符。取材完毕，应核对所取的组织块数，并签署取材者和记录者的姓名及取材日期。

二、固定和固定液

将组织浸入某些化学试剂，使组织细胞内所含物质尽量保持在生活状态时的形态结构和位置的过程，称为固定。所使用的化学试剂称为固定液。固定是组织切片中不可缺少的重要步骤，对石蜡切片显得尤为重要。及时、充分的固定是制作良好切片的基础，

动画：病
理组织的
取材

如果组织固定不良，在切片制作的其他技术流程中则无法纠正，难以保证切片质量，故需要特别注意。

（一）固定目的

1.防止自溶和腐败　固定液能迅速阻断组织或细胞离体后的自溶性变化，防止腐败，使组织和细胞尽可能地保持生活状态时的形态结构。

2.凝固或沉淀细胞内物质　固定液能使细胞内的蛋白质、脂肪、糖、酶等成分沉淀或凝固，保持原有的结构和位置，有利于镜检时的确切定位。

3.硬化组织　固定液有硬化、固化作用，可增加组织的硬度，使半液体状（胶体）物质变成半固体状（凝胶）物质，组织硬度增加便于制片。

4.增加组织的折光率　固定能使组织中的各种物质对染料产生不同的亲和力，并产生不同的折光率，有利于染色和观察。

（二）固定方法

细胞的主要组成成分是蛋白质、脂质及糖类，应根据观察目的和诊断要求，选用相应的固定液和固定方法，使其凝固或沉淀。常规组织切片，使用一般固定液即可，若要观察特殊物质，则应采用特殊的固定方法。常用固定方法有以下几种。

1.浸泡固定法　将标本直接放入固定液中进行固定的方法，称为浸泡固定法。病理活检、尸检几乎均用此法，如组织或器官较大，可切取小块组织单独固定。较柔软的组织可在整体固定2～3小时后再切块继续固定。固定液的量不能少于组织块总体积的4倍。

2.注射、灌注固定法　将固定液注射或灌注到血管或腔道内，使组织、器官被充分固定的方法称为注射、灌注固定法。注射固定法常用于体积过大组织的固定，而灌注固定法则用于整个脏器或尸体的固定。

3.微波固定法　将组织块浸入固定液，置于医用微波仪内，在微波的作用下加速组织固定的方法，称为微波固定法。此法用时短，一般辐射3～5分钟即可。经过微波固定的组织，染色后核膜清晰、染色质均匀，并且组织结构收缩小，可见细胞质中的红染颗粒。微波固定的组织可用生理盐水或10%甲醛溶液。微波固定时应严格控制温度，否则会影响组织固定的质量。

4.蒸汽固定法　用固定液加热后产生的蒸汽对组织进行固定的方法，称为蒸汽固定法。主要用于可溶性物质、小而薄的标本、膜性组织及血液或细胞涂片的固定。常用的固定液有甲醛、三聚甲醛和锇酸等。

（三）常用固定液

一种好的固定液，应具有以下特性：① 渗透力强，能迅速渗入组织内部。② 不会使组织过度收缩或膨胀。③ 能硬化、固化组织，使细胞成分的形态和位置与生活状态时相似。④ 使组织对染料产生较强的亲和力和较佳的折光率。固定液可分为单纯固定液和混合固定液两类。

1.单纯固定液　是指由一种化学物质组成的固定液。此类固定液包括甲醛、乙醇、乙酸、重铬酸钾、苦味酸、丙酮、氯化汞、铬酸、锇酸等。常用固定液的特点如下。

（1）甲醛（福尔马林）：为一种可溶于水的无色气体，极易挥发，有强烈的刺激性气味，市售为37%～40%甲醛水溶液，用于固定的甲醛溶液浓度为4%，是40%甲醛溶液和水按1∶9比例配制而成。甲醛是一种还原剂，易被氧化成甲酸，故不能和锇酸、重铬酸钾及铬酸等氧化剂混合。甲醛渗透力强，组织收缩小，能较好地硬化组织。甲醛溶液能固定蛋白质，但不使白蛋白、核蛋白沉淀。甲醛溶液是脂肪、类脂和神经组织的最佳固定液，也可用于固定线粒体、高尔基复合体，甲醛溶液还是糖的保护剂。甲醛溶液固定的组织细胞核着色良好，但固定时间较长时因酸化作用而使细胞核着色欠佳，含血较多的组织可形成黑色或黑褐色的色素，即甲醛色素。

（2）乙醇：为无色液体，可与水以任何比例混溶。乙醇是一种还原剂，易被氧化成乙醛，再变为醋酸，故不能与铬酸、重铬酸钾、锇酸等氧化剂混合。用于固定的浓度以80%～95%最好。乙醇具有固定硬化脱水作用。乙醇的渗透力较弱，固定速度较慢，用其固定的标本取材要薄。乙醇对糖原、纤维蛋白和弹性蛋白有良好的固定效果。被乙醇沉淀的核蛋白仍能溶于水，使核着色不良，故乙醇不宜用于染色体的固定。高浓度乙醇硬化作用强，组织变脆、收缩严重，导致组织固定不均，故不宜单独使用或留置组织过久。用70%～80%乙醇可较久地留置组织，或先用80%乙醇固定数小时，再移入95%乙醇固定，这样可避免组织过度收缩、变硬。50%以上的乙醇可溶解脂肪及类脂质，若需保留这些物质，不能用乙醇作为固定液。

（3）乙酸（醋酸冰醋酸）：是具有刺激气味的无色液体，可与水、乙醇以各种比例混溶，用于固定的浓度为0.3%～5%。醋酸穿透力强，染色质固定快，一般大小的组织只需固定30～60分钟即可，但可使组织膨胀，一般不单独使用，常与乙醇配制成混合固定液，以抵消乙醇所致的组织收缩和硬化。醋酸可抑制细菌和酶的活性，防止自溶。对糖、脂肪、类脂无固定（保存）作用，但可使核蛋白沉淀，细胞核显示清晰，是染色体的最佳固定液。用醋酸固定的组织不必水洗，可直接移入50%或70%乙醇中。

2.混合固定液　是指由多种化学物质混合组成的固定液。实际工作中多使用混合固定液，其固定效果明显优于单纯固定液。

（1）中性甲醛液：具有渗透力强、组织收缩小、染色效果好的特点。可用作常规固定液或标本保存液，脂肪染色常用此液固定。中性甲醛液还能保存大多数抗原物质，提高免疫组织化学检测的阳性率，因此中性甲醛液是免疫组织化学最常用的固定液。固定时间一般为6～24小时。此液中甲醛的浓度为6%～8%。

配方：

40%甲醛	150～200 mL
磷酸二氢钠	4 g
磷酸氢二钠	13 g
蒸馏水	800～850 mL

（2）乙醇-醋酸-甲醛液（AAF液）：AAF液由对组织渗透速度快的乙醇（alcohol，A）、醋酸（acetic acid，A）和甲醛（formalin，F）三种固定液混合而成，其特点是固

定快速，对脂质、糖类、蛋白质等物质有很好的固定作用，避免了三种固定液单独使用引起的组织收缩或膨胀，是一种优良的混合固定液。AAF 液兼有固定和脱水的作用，经过 AAF 液固定后的组织块可直接移入 95% 乙醇进行脱水。

配方：

95% 或无水乙醇	85 mL
醋酸	5 mL
40% 甲醛	10 mL

（3）乙醇-甲醛液（AF 液）：由乙醇和甲醛混合而成，兼有固定及脱水作用，适用于皮下组织中肥大细胞的固定。固定后的组织块不必经低浓度逐级乙醇脱水，可直接移入 95% 乙醇脱水，也不用水洗，缩短了脱水时间。

配方：

95% 或无水乙醇	90 mL
40% 甲醛	10 mL

（4）Bouin 液：是一种常规用于活检标本固定的良好混合固定液，适用于大多数组织的固定，尤其适用于结缔组织染色。其特点是渗透力强，组织固定均匀，收缩较小，染色效果好，细胞核着色鲜明。对皮肤及肌腱等较硬的组织具有软化作用。对含脂肪的乳腺组织、淋巴结和脂肪肿瘤标本的固定效果好。固定时间以 12～24 小时为宜。组织块固定后呈黄色，乙醇脱水时即可脱去颜色，无须特殊处理。此混合固定液偏酸，并有一定毒性，应避免与皮肤接触或吸入，不适用于标本的长期保存。

配方：

饱和苦味酸水溶液	75 mL
40% 甲醛水溶液	25 mL
醋酸	5 mL

即三者的比例依次为 15∶5∶1。

（5）Zenker 液：适用于一般组织固定，细胞核和细胞质染色均清晰，对免疫球蛋白染色最好，也可用于病毒包涵体、某些肿瘤标本的固定。含血量较多的标本（如淤血的脾、肺等）不宜使用。一般大小的组织块固定时间为 12～48 小时，加热可缩短固定时间。固定后用流水冲洗组织块 12 小时。染色前需经脱汞处理。此固定液不能用金属容器盛放，也不能用金属镊子夹取固定后的组织块。

配方：

重铬酸钾	2.5 g
氯化汞	5 g
加蒸馏水至	100 mL
醋酸	5 mL（用时加入）

（四）固定的注意事项

1. 及时固定　标本应新鲜，取材要及时，取材后立即将组织块放入固定液中，若固定太迟（如夏天超过 4 小时，冬天超过 24 小时），组织会干涸、自溶、腐败。神经、造血组织、胰腺、胃肠道黏膜等容易发生自溶，更应特别注意。

2.固定容器宜大　为方便固定组织的取放，用于固定的容器不应过小，瓶口宜大。为避免组织紧贴容器壁或容器底部，可在容器底部铺垫棉花，并定时轻轻搅动固定液或摇动容器，以利固定液向组织内均匀渗透。

3.固定液应足量　固定液的量不足，起不到固定作用；固定液过多，导致浪费。固定液的量一般为被固定组织体积的10～20倍，贵重的固定液不少于3～5倍。

4.防止组织变形　固定神经、肌腱、肠系膜等柔软或较薄的组织时，应先将组织平铺于吸水纸上，再放入固定液中。对于胃、肠等有腔器官，应按常规剪开，钉于木板上，面向下放入固定液中。肺组织因含气体而浮于液面，可系重物使其下沉，或在其表面覆盖厚纱布（或棉花），使其充分固定。

5.确定恰当的固定时间　固定时间应依据组织块的大小、厚薄，以及固定液的种类、环境温度而定。组织块大小为（1.0～1.5）cm×1 cm×（0.2～0.3）cm时，固定时间以12～24小时为宜。

（五）组织固定的常见问题及处理

组织固定的过程中，应注意观察固定情况，及时发现固定中出现的问题，并应采取相应的措施加以解决（表6-1）。

表6-1　组织固定的常见问题及处理

问题	原因	处理
固定时间正常，但固定效果差	固定液使用时间较长，有效浓度降低	定期或根据标本量及时更换固定液
	固定液的量不足	及时补充固定液，使之与标本保持适当的比例
标本扭曲变形、过脆、过硬	标本过薄	标本应平铺在吸水纸上再放入固定液中
	标本过多，容器太小	更换大的容器，一个容器内不要放置太多的标本
	固定液浓度过高，作用过强	降低固定液的浓度或更换固定液的种类
	固定时间长	适当缩短固定时间
标本局部固定不良	标本之间重叠或与容器壁、底部紧贴	容器底部铺垫棉花，减少标本的数量，经常翻动标本
	标本过多，容器太小	更换大的容器
	标本轻，漂浮于固定液面	在标本表面覆盖棉花或系重物，避免标本露出固定液液面
标本中心固定不透	标本过大、过厚	在大标本上做多条平行切口，组织块的大小以（1.0～1.5）cm×（1.0～1.5）cm×（0.2～0.3）cm为宜，最厚不能超过0.5 cm
	固定液渗透力强，浓度高使组织表层迅速硬化	降低固定液的浓度，更换固定液的种类
	固定时间短	适当延长固定时间，组织块厚度为0.2～0.3 cm时，固定时间一般以12～24小时为宜
	固定液失效	重新配制并更换固定液

三、洗涤、脱水和透明

（一）洗涤

组织经过固定处理后，用水或乙醇等将未与组织结合的固定液及沉淀物清洗掉的过程，称为洗涤。

1.洗涤的目的　是为了去掉未与组织结合的固定液及沉淀物。组织脱水前需用流水冲洗固定后的组织块（使用特殊固定液除外），避免组织中留有较多的固定液而妨碍脱水，甚至在组织中生成沉淀物或结晶而影响染色和观察。对陈旧性标本尤应注意，一定要用流水彻底冲洗，尽可能地降低组织的酸性程度，并减少甲醛色素。对使用混合固定液固定的组织更应及时冲洗，不可搁置太久，以有利于后续各程序的进行。

2.洗涤的方法

（1）含水固定液的洗涤方法：常用的含水固定液是甲醛溶液，用自来水冲洗即可。冲洗时将组织块放入广口瓶中，瓶口罩纱布并用线系牢，置于接有橡皮管的自来水龙头下，橡皮管插入瓶内，让水从瓶底向上缓慢流出而更新。水洗时水流速度不能快，以免冲坏组织的完整性。水洗时间取决于标本种类、组织块大小、固定时间等。尸检组织、大块组织水洗时间约为 4 小时，小块组织冲洗时间为 2～4 小时。固定时间短的新鲜标本，可缩短水洗时间。固定时间较长的组织，则需要长时间流水冲洗。对穿刺组织、脑等细小易碎的组织，为不损坏组织，以浸泡方式洗涤为宜，浸泡时应反复多次换水，浸泡时间应根据具体情况而定。

（2）含乙醇固定液的洗涤方法：用乙醇或乙醇混合液固定的组织，一般不需要洗涤。如果需要洗涤，应使用与固定液中的乙醇浓度相近或略低的乙醇洗涤，不可用浓度相差太大的乙醇冲洗，也不能直接用水冲洗。

（3）特殊固定液的洗涤方法：使用的固定液不同，洗涤的方法也不一样。

铬酸、锇酸固定液，用流水冲洗 12～24 小时，应注意洗涤干净，否则会影响染色。

重铬酸钾固定液，用流水冲洗 12～24 小时，或用亚硫酸钠溶液冲洗，也可用 1% 氨水溶液洗涤。

苦味酸固定液，无论是乙醇溶液或水溶液，都应用流水彻底冲洗，并用 50% 或 70% 乙醇浸洗，以洗掉组织内苦味酸所留的黄色。浸洗时可将少量碳酸锂饱和水溶液滴入乙醇中，直至乙醇不变色为止。

氯化汞固定液或含氯化汞固定液固定的组织，常常形成菱形结晶（氯化亚汞）或不规则的物质（金属汞），使组织变脆，影响制片和染色质量。因此，必须进行脱汞处理，以除去含汞的沉淀物。具体方法：组织用自来水冲洗后放入 70% 或 80% 的乙醇中洗涤，洗涤时滴入 0.5% 碘酒（用 70% 乙醇配制），待棕色消失后继续冲洗，直至脱汞乙醇无色。最后用 5% 硫代硫酸钠水溶液脱碘。

（二）脱水

将组织内的水分用某些化学试剂置换出来的过程称为脱水。所使用的化学试剂称为脱水剂。

动画：病理组织的脱水程序

1.脱水的目的 组织块经固定和水洗后，含有大量水分，而水与苯、二甲苯等透明剂不混溶，故组织在透明前必须用能与透明剂相混溶的脱水剂（如乙醇等），把组织内的水分置换出来，为下一步的透明做准备。

2.常用的脱水剂 脱水剂能同时以任何比例与水和透明剂混合。常用的脱水剂有乙醇、正丁醇、丙酮等，其中以乙醇最为常用。根据特性的不同，脱水剂可分为两类。

（1）单纯脱水剂：如乙醇、丙酮等，组织经单纯脱水剂脱水后必须再通过二甲苯透明才可浸蜡。①乙醇：为最常用的脱水剂。沸点78.4℃，脱水能力强，能硬化组织，可较好地与二甲苯混合。但易使组织收缩、变脆。故组织在高浓度乙醇（无水乙醇）中留置时间不宜过长，加温脱水时的温度不宜过高，并应先从低浓度乙醇开始，逐渐递增其浓度，一般顺序是：70% 乙醇、80% 乙醇 90% 乙醇、95% 乙醇Ⅰ、95% 乙醇Ⅱ、无水乙醇Ⅰ、无水乙醇Ⅱ。柔嫩组织的脱水应从50% 或30% 乙醇开始。脱水时间应根据组织块的大小、性质和类型分别掌握，一般每缸2～4小时。经无水乙醇固定的组织（如进行糖原和尿酸盐结晶染色的标本），更换一次无水乙醇脱水即可。脱水必须在有盖的缸内进行，尤其是高浓度乙醇很容易吸收空气中的水分，而导致浓度下降，影响脱水效果。阴雨、潮湿的天气更应注意。使用无水乙醇时，可加入硫酸铜吸收水分，硫酸铜遇水变蓝，若溶液变蓝，表明无水乙醇中已经含有水，应即刻更换无水硫酸铜或无水乙醇。②丙酮：沸点56℃，可用于染色前后的脱水，对组织的脱水作用、收缩作用均比乙醇强，价格较高，一般很少单纯使用。可用于快速脱水或固定兼脱水时，因沸点低，脱水力强，只需更新两次即可彻底脱水。脱水顺序通常是：丙酮Ⅰ、丙酮Ⅱ、丙酮Ⅲ，每缸1～3小时。因脱水速度快，不易退去切片的颜色，故可用于甲基绿派洛宁染色后的脱水，能较好地显示 DNA 及 RNA。③异丙醇：是乙醇的良好代用品，不含水，可替代无水乙醇。对组织的收缩、硬化作用均小。但价格较高，在常规制片中很少使用。与火棉胶和染料不混溶，故不能用于火棉胶包埋和染料配制。

（2）脱水兼透明剂：如丁醇、异丁醇等，组织脱水后即可直接浸蜡，不必经二甲苯等中间溶剂的透明。①正丁醇：为无色液体，沸点100～118℃，微溶于水，脱水能力较弱，但能与水、乙醇及石蜡混合，故兼有脱水、透明的作用。组织经脱水后，可直接浸蜡包埋。其最大优点是不易引起组织的收缩与变脆。组织经固定及水洗后，依次移入50%、70%、80% 乙醇中脱水，然后移入正丁醇处理12～24小时。正丁醇易挥发，吸入人体后引起头痛，故使用时应加以注意。②叔丁醇：是一种使用较广的脱水剂。属异丁醇的一种，无毒，熔点为25℃，能与水、乙醇、二甲苯混溶，是石蜡溶剂，兼有脱水、透明作用。可单独或与乙醇混合使用，与正丁醇相比，使组织收缩、变硬的作用较小，脱水后的组织经叔丁醇和石蜡1：1混合液中处理，可直接浸蜡而不必透明。制作供电镜观察的切片时，常用作中间脱水剂。③环己酮：沸点140℃，冰点-40℃，无毒，能与苯、二甲苯、三氯甲烷等有机溶剂混溶，能溶解石蜡。不引起组织硬化，可代替纯乙醇脱水，不必经二甲苯透明，可直接浸蜡。

3.脱水方法 脱水应循序渐进，不能骤然进行，否则会使组织收缩明显、变形严重，切片质量差。一般把脱水剂配成各种浓度，自低到高浓度依次进行，使组织中所含水分逐渐减少，直至被脱水剂取代。

动画：常用脱水剂的种类

视频：组织脱水

虚拟仿真：组织脱水

石蜡制片中一般使用不同浓度乙醇完成整个脱水过程。脱水时，将固定后的组织块放入不同浓度的乙醇中，从低浓度向高浓度过渡，乙醇的量应为组织块的20～50倍，组织在不同浓度乙醇中留置的时间应根据其种类和大小的不同灵活掌握，一般为20～120分钟。若留置时间太长，会引起组织收缩、变硬，造成切片困难。

4. 自动脱水机　当需要处理的组织块或切片较多时，可用自动脱水机来完成。自动脱水机能完全代替人工进行组织块脱水、透明、浸蜡或切片脱蜡、进水、染色、水洗、脱水、透明等过程。使用前应按工作程序设置好所经过的各个阶段及所需时间，按顺序在各容器内装好相应的试剂，将组织块或切片放进升降主轴的提篮内，确定无误后方可开机。机器启动后便按预先设置的程序自动完成。组织的处理时间视组织的性质和组织块的大小而定，最好能根据组织块的性质和大小，分类、分批进行处理，以便掌握时间，确保质量。处理组织所用的各种试剂，应根据工作量的大小、试剂消耗等情况，及时更换新液。机器调好后不宜经常变动，并应随时注意运行情况。

若因意外导致自动脱水机停止工作时，可按以下方法处理组织块：用二甲苯多次脱蜡后，移入高至低浓度系列乙醇处理直至水化。如果组织较软，则需重新脱水，由低至高浓度系列乙醇处理，每浓度中浸泡30秒，干枯的组织经水化后应用1%的冰醋酸软化，水洗后再进行脱水、透明和浸蜡2～4小时，之后即可包埋、切片和染色。

（三）透明

虚拟仿真：组织透明

用某些化学试剂（如二甲苯等）将组织中的脱水剂置换出来，以利于浸蜡和包埋，因组织块浸入这些试剂后常呈半透明状，故称透明（或媒浸）。所使用的化学试剂称为透明剂。

1. 透明的目的　透明是制片过程中很重要的环节。大多数脱水剂不能和包埋剂（如石蜡）混溶，而透明剂既可与脱水剂混溶，又能和包埋剂（如石蜡）混溶，能起到桥梁作用。脱水后的组织必须通过透明剂置换出脱水剂后才能使石蜡浸入组织块，以达到包埋组织的目的。当组织被透明剂充分浸渍时，光线可透过，组织呈现不同程度的透明状态。如果组织经过透明处理后不透明，可能与组织脱水不彻底有关，需重新脱水。需要特别指出的是，用火棉胶包埋的组织，常用乙醚处理，组织不呈半透明状。

动画：病理组织的透明

2. 常用的透明剂　可使用的透明剂较多，包括苯、甲苯、二甲苯、三氯甲烷、汽油、香柏油等，多数对人体有害，使用时应注意防护。

（1）二甲苯：是最常用的一种透明剂，为无色、透明、有毒、易挥发的液体，不溶于水，其透明作用极强，但易使组织收缩、变形、变脆，故组织块在二甲苯液中留置时间不宜太长。小组织块以30分钟为宜，较大的组织块可适当延长，但最好不要超过2小时。若组织不透明，呈白色浑浊状态，表明脱水不彻底，应再放入脱水剂中，待彻底脱水后方能透明。若在无水乙醇之后，先用乙醇-二甲苯混合液（无水乙醇∶二甲苯＝1∶1）处理，再浸入二甲苯，可减轻组织收缩。透明顺序是：二甲苯Ⅰ、二甲苯Ⅱ，每缸浸泡15～20分钟。

动画：组织透明的机制

二甲苯必须保持无水，若二甲苯中含有水分，易被组织吸收而影响透明程度。因此，二甲苯透明时应在有盖器皿中进行，钳夹组织块的镊子必须干燥，天气潮湿时更应予以注意。在二甲苯中滴入数滴液状石蜡而呈现云雾状时，表示其中已含有水分，需用无水硫酸铜做脱水处理后，方可使用。

（2）苯和甲苯：与二甲苯相似，易挥发，吸入后可引起中毒，故操作时应在通风橱或空气较流通处进行。透明较慢，组织收缩小，不易使组织变脆。苯适用于致密结缔组织、肌肉及腺体等组织的透明。甲苯多用于切片染色后的透明。

（3）氯仿：极易挥发，微溶于水，能溶于乙醇、醚、苯等。透明能力差，透明时间可长达 24 小时，不易使组织变脆。多用于大块组织的透明。使用时应在容器内放置无水硫酸铜。

（4）苯甲酸甲酯：为具有芳香气味的无色油状液体，溶于醚，难溶于水。透明作用较弱，透明时间长 12～24 小时。对组织的收缩及硬化作用极小。经 95% 乙醇脱水后的组织块可直接移入苯甲酸甲酯中透明。能溶解火棉胶，多用于火棉胶切片的透明。

（5）香柏油：为一种柏树树脂，溶于乙醇，是乙醇脱水后的良好透明剂，透明能力弱，组织收缩、硬化轻微透明时间可长达 24 小时。不适用于组织块的透明，常用于染色后切片的透明。对致密结缔组织或硬组织（如皮肤、肌肉等）的透明效果较好。

（6）冬青油：为无色油状液体，易溶于醇、醚及冰醋酸，难溶于水。透明能力弱，透明时间长，需数小时甚至几天。通常将冬青油与苯甲酸甲酯按 5：3 的比例混合使用，可用作骨组织石蜡切片的透明剂。

（7）松油醇：可与乙醇混溶。不易收缩、硬化组织。常规处理的组织，脱水至无水乙醇 2 小时后，再换一次无水乙醇脱水 1 小时，移入松油醇进行透明，2～12 小时后更换松油醇留置过夜，之后用苯漂洗 30 分钟，洗去松油醇，然后采用负压浸蜡法浸蜡，让蜡液内的气泡升起、挥发，再浸蜡到预定时间即可包埋。

3.常用透明方法　将脱水后的组织块先用乙醇-二甲苯混合液处理或直接浸入透明剂中，置换透明剂 2～3 次即能达到透明目的。透明时间的长短取决于标本的种类和组织块的厚薄，一般活检标本透明 15～20 分钟即可。若组织不呈透明状，主要原因是组织脱水不彻底，可能与组织太厚、透明时间不够及组织本身性质有关。

四、浸蜡

经过透明的组织块在熔化的石蜡中浸渍，使组织中的透明剂被完全置换出来的过程，称为浸蜡（透蜡），用于浸蜡的石蜡被称为浸透剂。用其他浸透剂（如明胶、火棉胶、碳蜡等）渗入组织内部置换透明剂的过程称为浸透或透入。临床病理检验中使用最普遍的浸透剂为石蜡，故有"浸蜡"之称。

动画：病理组织的浸蜡

（一）浸蜡的目的

浸蜡的目的是用石蜡等支持物去置换，替代组织中的透明剂，使组织具有一定的硬度，有利于切片。

（二）浸透剂的种类

常用的浸透剂有石蜡、明胶、火棉胶、树脂、碳蜡等，它们既是浸透剂，又是包埋剂。

（三）浸蜡的方法

采用不同的浸透剂，其操作方法有所不同，石蜡是最常使用的浸蜡剂。因此，我们主要通过石蜡浸蜡方法的学习，以掌握浸蜡的方法。

石蜡有高熔点和低熔点之分，一般使用的是熔点为 56℃ 以上的石蜡。要显示酶和保存抗原活性时，则需使用熔点为 54℃ 以下的石蜡。常规制片普遍用熔点为 56～58℃ 的石蜡。

为使石蜡充分渗入组织，将其中的透明剂完全置换出来，标本需经过三道熔化的石蜡浸渍才能完成。在第一次石蜡中加入少量二甲苯或用低熔点的软蜡，然后再浸入高熔点的硬蜡，效果会更好。在更换蜡杯时要有一定的间隔时间，以避免将组织内含有的二甲苯带入下一杯蜡液中而影响浸蜡效果。浸蜡时间应根据组织的种类、大小及室温的高低确定，一般以 3～4 小时为宜。时间过长，常造成组织变硬、变脆，切片易碎而不成张；时间不足，组织较软，难以切成完好的切片。此外，浸蜡的温度应高于石蜡熔点 2～4℃。同时，还应考虑环境温度，一般在气温较高的季节，使用高熔点的硬蜡；在气温较低的季节，使用低熔点的软蜡。

组织块的厚度不同，使用的化学药品不同，脱水、透明、浸蜡时间也不尽相同（表 6-2、表 6-3、表 6-4）。

表 6-2　不同厚度组织块的脱水、透明、浸蜡操作步骤及时间

处理步骤	操作步骤	时间 /h		
		<2 mm	2～4 mm	4～6 mm
脱水	70% 乙醇	1	3	3
	80% 乙醇	1	3	3
	90% 乙醇	1	3	3
	95% 乙醇 I	1	1.5	2
	95% 乙醇 II	1	2	3
	无水乙醇 I	1	1.5	2
	无水乙醇 II	1	2	3
透明	二甲苯 I	0.5	1	2
	二甲苯 II	0.5	1.5	2
浸蜡	石蜡 I	0.5	1.5	2
	石蜡 II	1	2	3
	石蜡 III	1	2	3

表 6-3 活检组织脱水、透明、浸蜡时间

处理步骤	操作步骤	时间 /min
脱水	丙酮Ⅰ	5
	丙酮Ⅱ	30
	丙酮Ⅲ	30
透明	三氯甲烷Ⅰ	30
	三氯甲烷Ⅱ	30
浸蜡	石蜡Ⅰ	15
	石蜡Ⅱ	20
	石蜡Ⅲ	20

表 6-4 尸检、活检组织脱水、透明及浸蜡时间

处理步骤	操作步骤	时间 /h	
		尸检组织	活检组织
脱水	70% 乙醇	4～10	1～2
	80% 乙醇	4～10	1～2
	90% 乙醇	4～10	1～2
	95% 乙醇Ⅰ	4～10	1～2
	95% 乙醇Ⅱ	4～10	1～2
	无水乙醇Ⅰ	2～4	0.5～1
	无水乙醇Ⅱ	2～4	0.5～1
透明	二甲苯Ⅰ	1～2	0.25～0.5
	二甲苯Ⅱ	0.5～1	0.25
浸蜡	石蜡Ⅰ	0.5～1	0.5～1
	石蜡Ⅱ	1～2	1～2
	石蜡Ⅲ	1～2	1～2

五、包埋

用石蜡或其他包埋剂将组织包成一定形状，使其具有一定的硬度和韧度，便于切成薄片的过程称为包埋。用于包埋的物质分水溶性（如碳蜡、明胶等）和非水溶性（如石蜡、火棉胶等）两类。

（一）包埋的目的

用包埋剂将经过浸透剂浸透的组织块包起，可使组织具有一定的硬度和韧性，有利于切成薄片，也有利于组织块的妥善保存。

虚拟仿真：组织包埋

视频：组织包埋

微课：包埋操作规范及制度

（二）包埋方法

不同的包埋剂，其包埋方法也不相同，常用的包埋方法有以下几种。

1.石蜡包埋法　为切片技术中最常用的包埋法。用石蜡包埋的组织块常称为蜡块，蜡块经编号处理后易于收藏保存。石蜡包埋法又可分为下列几种。

（1）常规石蜡包埋：一般较硬的组织用较硬的石蜡包埋，柔嫩的组织用较软的石蜡包埋。包埋模具多选用活页式铜制包埋框，一次可包埋多个蜡块。也可选用 L 形金属框或其他材质的包埋框（盒）。用于包埋的石蜡应在温箱内多次熔化、充分沉淀后使用，有杂质时应过滤。多用 56℃ 石蜡，蜡温以高出石蜡熔点 2～3℃ 为宜，过高易造成组织烫伤，过低使组织和石蜡出现裂隙而影响切片。石蜡种类的选择应根据环境温度适时调整，夏天用较硬石蜡包埋，冬天用较软的石蜡包埋，其人工操作流程见图 6-1。自动包埋机已广泛地用于病理检验，极大地提高了工作效率，对切片质量的提高也起到一定的促进作用，其操作流程见图 6-2。

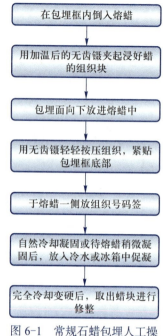

图 6-1　常规石蜡包埋人工操作流程

（2）胃镜标本的包埋：胃镜标本常较小，若同时将多块组织包在一起，不易包在同一平面，包埋方向也难以掌握。因此，应将已固定的组织放在滤纸上，使黏膜面与滤纸垂直，用擦镜纸包好，按常规石蜡切片进行脱水、透明、浸蜡，然后采用固体蜡包埋法包埋，即用加热的无齿镊在预先制好的蜡块表面熔出相应的小孔，取出擦镜纸中已浸蜡的组织，按黏膜面（事先已标记或根据组织的形状判断，若带有黏膜肌，因其收缩，组织常呈马蹄形，凸面即为黏膜面）与蜡块垂直方向放入孔中，如为片状组织，则竖起包埋，之后将蜡块表面烫平即可。

（3）体液标本的包埋：体液标本，如痰液、胃液、尿液、胸腔积液和腹水等，一般不做包埋和切片，若需做切片检查时，也可用石蜡包埋。对于痰液标本，应选取含有血液或较实的可疑部分，用擦镜纸包好，先经 AAF 液或 4% 甲醛溶液固定，再按石蜡切片的常规方法依次进行脱水、透明、浸蜡和包埋。如为新鲜胃液、尿液、胸腔积液和腹水等标本，则应先倒掉上面的澄清液体，取下面较浑浊的液体以每分钟 2 000～3 000 r 的转速离心 15 分钟，用 AAF 液或 4% 甲醛溶液固定沉淀物，再按石蜡切片的常规方法依次进行脱水、透明、浸蜡和包埋。

（4）快速石蜡包埋法：在不具备冰冻切片条件的单位，进行快速病理诊断，或因组织块太小太碎，不宜用冰冻切片机制片时，可用快速石蜡包埋法，一般 10～15 分钟即可完成。但切取的组织块应薄小且从固定到浸蜡的全过程均应加温，其人工操作流程见图 6-3。

若使用超声波快速组织处理仪，则能缩短组织处理时间，较人工处理的组织效果更好，其操作流程见图 6-4。

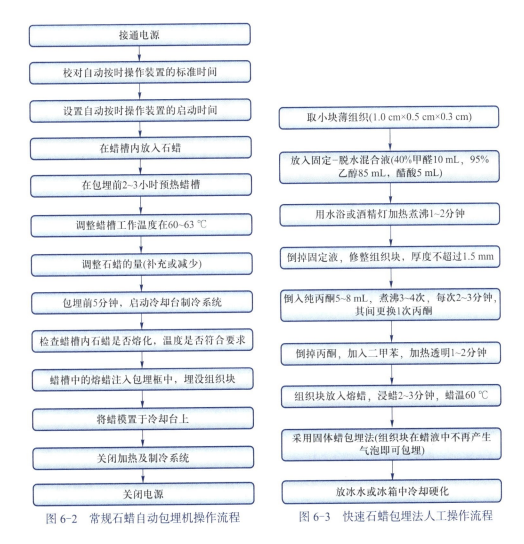

图 6-2 常规石蜡自动包埋机操作流程

图 6-3 快速石蜡包埋法人工操作流程

2. 火棉胶包埋法 火棉胶切片常用于大块组织的制片（如整个眼球或神经组织等）。用火棉胶包埋，可避免纤维组织和肌肉组织的过度硬化，减少纤维组织的收缩和扭转，有利于保存原有的组织结构，其操作流程见图 6-5。用火棉胶包埋好的组织块可存放于70% 乙醇内。包埋中使用的各种浓度火棉胶液的配制见表 6-5。

表 6-5 各种浓度火棉胶液的配方

火棉胶液浓度	火棉胶 /g	乙醚 /mL	乙醇 /mL
2%	2	50	50
4%	4	50	50
8%	8	50	50
16%	16	50	50
30%	30	50	50

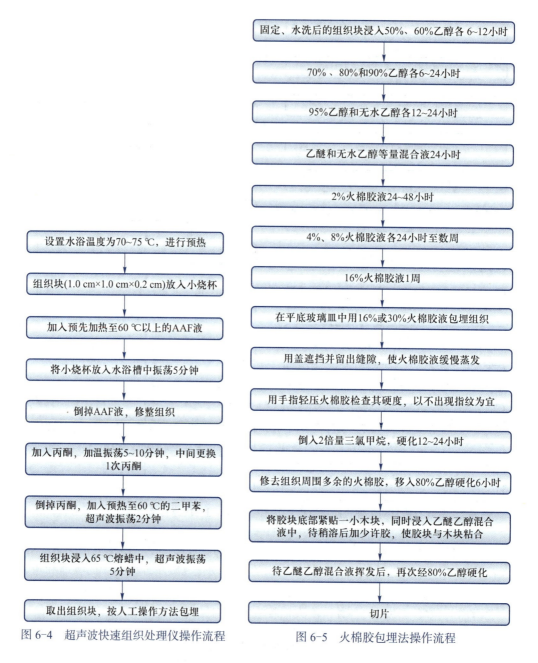

图 6-4　超声波快速组织处理仪操作流程　　　　图 6-5　火棉胶包埋法操作流程

3. 碳蜡包埋法　具有冰冻法和石蜡包埋法的一些优点，如不经脱水与透明处理，组织块收缩较小，制片时间短；组织不用有机溶剂处理，能保存抗原、脂质和脂肪组织，染色后组织结构清晰。缺点是吸水性强，展片较困难，蜡块不易保存。因此，碳蜡冷却凝固时不能与水或冰直接接触，其操作流程见图 6-6。

4. 明胶包埋法　用该法包埋，需预先配好 5%、10% 和 20%～25% 明胶液备用，其方法是：取 5 g、10 g 或 20～25 g 明胶，分别放进 0.5%～1% 的酚水溶液中，置 37 ℃温箱内过夜或 24 小时，任其自行溶解，即配成 5%、10% 和 20%～25% 的明胶液，其操作流程见图 6-7。

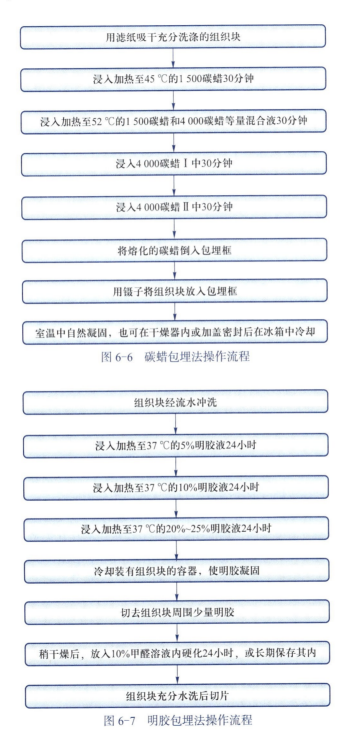

图 6-6　碳蜡包埋法操作流程

图 6-7　明胶包埋法操作流程

5.石蜡半薄切片包埋法　常根据组织类型进行脱水、透明和浸蜡。

（1）穿刺组织和细小的活检组织：依次用95%乙醇、无水乙醇各脱水2小时，每30分钟更换新液1次，之后浸入无水乙醇-三氯甲烷等量混合液30分钟，再用三氯甲烷透明2小时，每30分钟更换新液1次，最后用60～62℃石蜡浸蜡3小时，每1小时更换新液一次。

（2）一般软组织：对于厚度不超过2 mm的组织块，先用95%乙醇脱水2小时，每30分钟更换新液1次，再用无水乙醇脱水4小时，每1小时更换新液1次，之后浸入无水乙醇-三氯甲烷等量混合液1小时，再用三氯甲烷透明3小时，每1小时更换新液1次，最后用60～62℃石蜡浸蜡3小时，每1小时更换新液1次。

（3）皮肤、平滑肌等韧性较大的组织：对于厚度为2 mm左右的组织块，先依次用95%乙醇、无水乙醇各脱水2小时，每30分钟更换新液1次，之后浸入松脂醇18～24小时，更换2次再用三氯甲烷透明3小时，每1小时更换新液1次，最后用60～62℃石蜡浸蜡4小时。在60～62℃石蜡中加入松香（占总量4%～6%），经混合调匀后用作包埋剂，组织包埋前可先在其中浸透30～60分钟。

（三）注意事项

不同的包埋剂，有不同的包埋方法和要求，注意事项也不尽相同，以下一些带共性的问题值得注意。

（1）确定包埋面：① 实质性脏器的组织及肿瘤组织，一般以组织块最大面作为包埋面。② 囊、管状结构的组织：如血管和各种囊肿壁等，以横断而为包埋面。③ 有被覆上皮的组织，如皮肤和消化道、呼吸道、泌尿道等自然管道，其包埋面应垂直于上皮面，横断面朝下包埋。若在同一蜡块中包埋数块管壁组织，组织块应平行竖埋，且黏膜面（或内膜）的方向应一致。④ 有特殊要求的组织按预先标记的包埋面包埋。

（2）同一蜡块内包埋多个组织块时，组织的性质应相同（如同属软组织），组织块的大小、厚薄要相近，包埋方向要一致，组织块间的距离不能太大。

（3）难切的组织（如皮肤、骨等）及需切连片的组织均应单独包埋。

（4）神经、脊髓及需要定向包埋的组织应注意组织块的相互关系。

（5）操作应迅速（尤在室温较低的情况下），以防组织块变冷、蜡液凝结或产生气泡。若组织块与蜡液不能很好地凝固在一起，将使组织与蜡分离而影响切片。

（6）若将管腔或空洞标本与小标本包埋在一个蜡块内时，不能将小标本放入管腔或空洞标本内。

（四）常见问题及对策

在包埋过程中常会遇到一些问题，影响切片的质量，应仔细查找原因，及时加以解决。包埋的常见问题及处理见表6-6。

表 6-6　包埋的常见问题及处理

问题	原因	处理
包埋后组织不在同一平面上	组织块太薄，脱水、透明过程中组织收缩、扭曲	重新取材制作
	浸蜡和包埋时蜡液温度过高，导致组织收缩、扭曲	降低浸蜡和包埋时蜡液的温度
	组织块漂浮	包埋时用镊子压平组织块，使其紧贴包埋框底部
组织块与石蜡间有裂隙	组织块在空气中停留时间过长	加快包埋速度
	组织脱水、透明不彻底	延长脱水，透明时间或更换脱水剂和透明剂
	浸蜡的温度低	提高浸蜡的温度
蜡块松软或有杂质、异物	石蜡质量不佳	购买专门的生物制片石蜡
	用过的石蜡未熔化过滤	将陈旧石蜡提前熔化过滤，定期清洁熔蜡容器
	新购石蜡未做处理	使用前反复熔化几次，充分沉淀后再用

第二节　切片机具与切片

一、切片机

切片机是切制病理切片的专用机器，能将各种组织切成数微米厚的薄片，用于显微镜观察。

（一）切片的种类及使用

1.按结构分类　根据结构的不同，切片机可分为旋转式（转动式）、滑动式、推动式（雪橇式）、摇动式、冷冻及振动式等。但摇动式和推动式切片机已很少使用，故不做介绍。

（1）旋转式切片机：最常用于石蜡切片，使用方便，切片质量高，若组织块处理较好，可切出理想的连片，切片厚度可在 1～30 μm 调节。其工作原理是由一个转动的重轮带动螺纹轴或齿轮，使组织块的夹具或刀台向前推进，同时做上下平面摆动，推进的距离靠刻度调节器控制。

（2）滑动式切片机：可用于石蜡切片、碳蜡切片和火棉胶切片，但不能连续切片，切片较厚仅可在 20～50 μm 调节，多用于特殊组织（如眼球、内耳、脊髓和脑等）切片。其组织块夹具固定不动，通过切片刀的滑动进行切片。根据台座不同，又可分为斜面式和垂直式两种。

（3）冰冻切片机：在切片机的主机上安装冰冻的附件装置，即成为冰冻切片机，其种类较多，根据是否恒温分为开敞式（室温）和恒冷箱式两大类。

（4）振动式切片机：能切未经固定和冰冻的新鲜组织，主要用于免疫组织化学和酶细胞化学观察的切片，切片厚薄可在 $10\sim100\ \mu m$ 调节。其主要工作原理是通过刀的振动进行切片。

2.按用途分类　根据用途的不同，切片机可分为石蜡切片机、火棉胶切片机及冰冻切片机等。

（1）石蜡切片机：种类繁多，按其基本工作原理分为旋转式、摆动式、雪橇式和滑动式等。最常使用的是旋转式切片机。切片时，一般先锁上旋转重轮，使其不能转动，再用组织块夹具夹紧组织块，将切片刀安在刀架上并旋紧固定螺钉，使其不能有任何松动，并将刀缓慢推向蜡块，直到刀刃刚好触及蜡块为止。然后，将调节器调至要切的厚度，放开卡锁，旋转重轮，即能按需要厚度切片。通常开始切片时，可用手动前进或将厚度调到较大刻度，进行初步修片，待组织块切到较完整的平面时，再调整至所需的厚度进行切片。

（2）火棉胶切片机：多为滑动式切片机，其基本原理是固定组织块的夹具不动，通过切片刀的滑动进行切片。多用于特殊组织（如眼球、内耳、脊髓和脑等）切片。切片较厚，仅可在 $20\sim50\ \mu m$ 调节，不能连续切片。滑动式切片机也可用于石蜡切片、碳蜡切片，经配置冷冻附件后还可用于冰冻切片。根据台座不同，又可将其分为斜面式和垂直式两种。斜面式切片机是依靠切片厚度调节器在一斜面上推动组织块夹具，切片刀则做水平滑动进行切片。垂直式切片机是依靠切片厚度调节器使组织块垂直上升，切片刀在滑轨上滑行进行切片。

（3）冷冻切片机：并非特殊类型的切片机，凡在切片机主机上安装有冷冻附件装置的任何切片机都可称为冷冻切片机，包括开敞式（室温）和恒冷箱式两类。开敞式冷冻切片机通常是将切片机的组织块承托台改换为急速冷冻（$-30\sim-20℃$）装置而成，在冷冻组织块的同时也使切片刀冷冻。制冷方式一般有两种，一种通过液体 CO_2 制冷，在液态 CO_2 蒸发时，吸收大量热量使组织块快速冷冻。另一种通过半导体制冷，借助半导体元件电偶作用，使组织承托台急速降温而冻结组织。用半导体冷冻装置制冷的冷冻切片机使用较方便。恒冷箱冷冻切片机实际上是将旋转式切片机置于一冷冻箱内，利用压缩机通过制冷剂循环制冷。用冷冻切片机切新鲜标本制成的切片，主要用于术中快速病理诊断。组织化学和免疫组织化学研究及病理诊断一般使用恒冷箱冷冻切片机。更高级的遥控恒冷箱冷冻切片机可用于尸检和活检组织的酶组织化学快速诊断，并能自动进行组织化学染色。

（二）切片机的维护

切片机是一种精密仪器，必须严格遵守操作规程。每次使用后，都应充分擦拭，确保清洁，并涂以优质机油加以保护，防止生锈。不用时套上机罩，避免切片机各部件受灰尘和有机溶剂污染，不要随意拆卸零件，有故障及时送修，以免影响切片的准确度。很少使用的切片机也应注意经常维护和保养，防止生锈、长霉。

二、切片刀

切片刀是切片机的重要部件，是切制良好切片的重要设施。若切片刀不锋利、刀刃有缺口或弯曲，以及保养不良等常造成切片困难，切出的切片质量难以保证。

（一）切片刀的种类

切片刀的长短不一，一般有 4 cm、8 cm、14 cm、18 cm、20～24 cm 等多种规格。根据结构式样又可将切片刀分为四种。

1.平凹型（a 型） 又称单面凹型，刀身一侧凹下，一侧为直线，刀面较薄。又分两种，一种为大凹度刀，或称深平凹形（b 型）切片刀，刀身一侧的凹度较大，仅适用于火棉胶切片；另一种为小凹度刀，刀身一侧的凹度较小，适用于石蜡切片。

2.平楔型（c 型） 也称双平型，刀身两侧均无凹度，两边平直，适用于冰冻切片和轮转式切片机的石蜡切片。

3.双凹型（d 型） 刀身两侧均有凹度，幅度也较大。适用于轮转式切片机的石蜡切片。

4.薄型 也称一次性刀片，需配置专用刀架。目前已被广泛使用，一般用于小型石蜡切片。一次性刀片一旦用钝，应立即更换，不能反复使用。

（二）刀背套与刀柄

刀背套与刀柄是磨刀时用的辅助工具，供磨刀之用。如用磨刀机磨刀则不用刀背套和刀柄，只需调节磨刀机上的磨刀角度即可。

1.刀背套 用来架起刀身，有金属和塑料两种。目前多使用塑料的，因借塑料自身的弹性即可固定在切片刀上，故操作简单、轻便。磨刀时，沿刀背套长径上的缺口将其套于切片刀的刀背上，架起刀身，使刀刃接触磨石或磨砂玻璃板。无论是哪种刀背套，在使用时都必须分别在其一端和切片刀的一端做标记，以防止磨刀时两头调换刀背套。

2.刀柄 有木料及塑料制作的两种，通常是用螺钉将刀柄固定于刀的侧面，方便于磨刀时反刀。

三、磨刀与被刀

磨刀有手工磨刀和磨刀机磨刀两种方法。

1.手工磨刀

（1）操作程序：①准备好磨石：磨刀前用软布擦净磨石表面的尘垢，防止磨刀时使切片刀产生缺口。若为油石磨石，则用机油或液状石蜡作为润滑剂。②准备好切片刀：在切片刀上套好刀背套，装妥刀柄，于磨石表面滴上适量的磨刀油，以刀刃向前的方式把刀平放于磨石的一端。注意观察刀背套的大小与刀刃的角度是否相符，刀背套的外缘应与刀刃及磨石成一直线，这样磨刀时既省力效果又好。若刀背套大于原有的刀锋角度，会将刀锋磨得较小，所形成的刀刃也很小；若刀背套小于原有的刀锋角度，则会使刀锋磨得较大，不易使刀刃锋利。③具体方法：右手握刀柄，左手拇、示、中三指按住刀背远端，刀刃向前，刀背向后，缓慢推刀向前斜移，自刀左端磨至右端，将一面的刀口全部磨完。然后，将刀刃翻转，翻转时刀刃向上，刀背不离开磨石，再由前向后移切片刀，仍自左端磨至右端，将一面的刀口全部磨完。再如前述，自右端磨至左端，如此反复，直至刀刃锐利。每次磨刀需 15～30 分钟。④ 检查刀刃是否锋利。可用显微镜检查，锋利的刀刃在放大 10×10 倍时呈细密均匀的锯齿状。⑤ 结束工作：切片刀磨好后，应先脱去刀背套，然后再卸刀柄，以免发生伤人事故。将磨石、刀背套、刀柄清洗干净，擦干后收藏。

（2）注意事项：① 磨石表面要平滑，刀刃平贴石面。② 两手用力要均匀，大小一致。③ 推动刀的速度不宜快，刀在磨石上要平稳前进。④ 刀刃要全部均匀磨到，保持刀刃平直。⑤ 应把磨石全部磨到，以免磨石表面变成马鞍形状。

2. 被刀　磨好的切片刀有时需用被刀带做进一步处理，使刀锋更加锋利并耐用。按磨刀的方式用专门的皮带对磨好的切片刀进行处理的方法，称为被刀（或蓖刀）。用于被刀的专用皮带称为被刀带。使用时将其一端挂于墙上，用左手的拇指、示指、中指三指捏住被刀带的另一端（下端），右手持刀。被刀与磨刀的动作相反，刀背向前，刀刃向后，将刀缓慢推至被刀带的一端，刀背紧贴被刀带翻转，再反方向移动。被刀一般需20～30 次。

3. 磨刀机磨刀　用磨刀机磨刀可克服手工磨刀费时、费力的缺点。

（1）磨刀机的种类：目前使用的磨刀机主要有两种类型，一种磨石是天然的，切片刀固定不动，磨石按设置的距离或转速转动，磨到一定时间后将刀翻转，磨刀的另一面；另一种磨石被玻璃盘取代，由持刀器夹持着刀在玻璃盘上按调好的角度有节律地推进，在持刀器将刀拍起、翻转时，玻璃盘即转动一定的角度，如此反复进行。

（2）操作过程：① 接通电源和检查机器运行情况，检查完毕，关闭电源。② 将切片刀装在刀架上，调整刀的角度，使刀刃面与磨板吻合。③ 磨板上均匀涂上研磨剂或机油。有的机器有粗磨、细磨两种磨板，一般细磨即可，若刀刃磨损较大则需先粗磨、后细磨，并应使用相应的研磨剂。④ 调整转速，设置翻刀频率，可选择 5 秒、10 秒或25 秒。⑤ 调整研磨时间，一般 30～60 分钟。⑥ 按机器设定程序进行磨刀。⑦ 磨刀完毕，及时关机，取下刀，将刀及磨板清洗擦拭干净。

（3）注意事项：① 切片刀的角度调整好后不要随意变动。② 在磨刀过程中应随时注意机器运转情况。③ 无自动翻刀的机器，应注意刀刃两面的研磨时间、转速要一致。④ 磨刀机应定时滴加润滑油，不用时盖好防尘罩。

四、切片

常用的切片方法有石蜡切片、快速石蜡切片、冷冻切片。

（一）石蜡切片

用切片机将蜡块切成适宜厚度的薄片的过程称为石蜡切片。切片厚度一般为4～6 μm，也可切到 1～2 μm，需观察病变的连续性时可切连片。蜡块若保管得当，可长期保存。石蜡切片是病理检验中最常用的一种制片方法。

1. 切片前的准备

（1）蜡块准备：切片前将包埋组织周围过多的石蜡切去的过程称为修块（或修蜡）。组织周围石蜡的保留应适中，一般以留下约 2 mm 宽度的蜡边为宜。蜡边太窄时，不利连续切片，若遇到断片时还易损坏组织；但也不能太宽，否则影响展片。室温过高时，将修切好的蜡块放置于冰箱或冷水中，以增加其硬度。

（2）切片用品准备：① 切片刀：预先磨好切片刀备用或更换新的一次性刀片。② 载玻片：准备数量充足的载玻片，载玻片应经清洁液、95% 乙醇处理。③ 展片烤片仪：加入温水，接通电源，调整温度，也可用搪瓷碗（或弯盘）装水，酒精灯加热展片。④ 配制蛋白甘油；将新鲜鸡蛋清 30 mL、甘油 30 mL 混合，玻璃棒搅匀后用粗孔滤纸或数层纱布过滤，加 1～2 粒磨香草酚结晶防腐，置 4℃冰箱保存备用。⑤ 其他用品：准备好大、中号优质狼毫毛笔、眼科弯镊、记号笔（钻石笔或铅笔）、冰块等。

2.切片制作过程　石蜡切片多使用旋转式切片机，操作步骤如下。

（1）将切片刀安装于刀架上，调整好刀的角度，一般为 20°～30°。

（2）将蜡块固定在切片机组织块夹具上。

（3）调整组织块夹具的调节螺旋，使蜡块切面与刀口平行。向前推动刀架使切片刀靠近蜡块，调整至合适位置，一般刀刃与蜡块切面的夹角成 5°～10°，并旋紧固定螺旋。

（4）先用较大进刀量（约 20 μm）粗切蜡块，待组织最大切面暴露，再将厚度调至要求厚度（一般为 4～6 μm）。

（5）左手持毛笔，右手旋转切片机旋转轮。连续转动旋转轮，切下的蜡片相连成带状，需要将其展平整才能裱贴在载玻片上，此过程称为展片。展片时，左手用毛笔轻轻托起蜡带下端，右手用眼科弯镊将蜡带夹起，正面向上轻放于供展片的温水中，并用镊子帮助展平。展片困难时，可先将蜡带放入 30% 乙醇中初展，再用载玻片捞起蜡带放入温水中。待蜡带中的组织完全展平后，即可将其捞出，称为捞片。

（6）直接用载玻片捞片，选择的蜡带应完整、无划痕、厚薄均匀，蜡带与玻片之间不能有气泡。贴片时要注意切片的整齐美观，一般载玻片右侧留着写编号，切片贴附于载玻片左侧 1/3 与 2/3 交界处。

（7）贴片后，立即写上编号，在空气中略微晾干即可烤片。

（8）将载玻片在烤片仪上烘烤片刻或直接放入 60℃烤箱烘烤 30 分钟。

3.注意事项

（1）切片机应安放平稳，各个零件和螺丝应旋紧。切片刀、蜡块应固定牢固。若有振动会使切片出现皱褶、横纹或厚薄不均。

（2）切片刀不锋利或有缺口，会使切片卷起或皱起，不能连成蜡带。刀口不清洁，附有蜡屑时，易造成切片断裂、破碎、不完整。

（3）切片刀与蜡块切面的倾斜角以 5°～10° 为宜，过大则切片上卷，不易连成蜡带；过小则切片易皱起。

（4）由于切片机切组织时是由下往上切，易使组织出现刀纹裂缝。为得到完整的切片，放置蜡块时应将组织硬脆难切的部分（如皮肤组织的表皮、胃肠组织的浆膜面）放在上端。

（5）对小标本的蜡块进行粗切时，设置的厚度不能过大，速度宜慢，不要修切得太多，以免将主要病变部位甚至整个组织块修切掉。

动画：切片刀的更换

虚拟仿真：更换切片机刀片

视频：石蜡包埋组织切片

动画：摊片

虚拟仿真：摊片

动画：贴片

动画：烤片

虚拟仿真：贴片烤片

（6）摇动旋转轮的转动速度不可过快，用力应均匀、平稳，以每分钟 40～60 r 为宜。若遇硬化过度的组织及肝、脑、脾等，动作尤应轻柔，避免产生振动而使切片出现碎裂现象。

（7）在切片过程中，由于切片刀与蜡块相互摩擦会产生热量，导致蜡块温度升高（在夏季尤甚），往往造成切片困难。可用冰块涂抹切片刀和蜡块切面，使石蜡保持合适的硬度以利于切片。

（8）展片温度一般为 42～48℃，烤片温度一般 60～70℃。并应及时清除水中的蜡屑等杂物，防止污染切片。

（9）血凝块、血栓等易脱片的组织，应使用预先涂有蛋白甘油的载玻片捞片或在展片仪水盒内加入适量的蛋白甘油，防止脱片。蛋白甘油应薄而均匀地涂满载玻片的大部分（约 2/3）。

（10）对血凝块和皮肤组织应及时烤片，烤片温度应稍低；脑组织切片捞出后应直立晾干，再行烤片，否则会产生气泡。

4. 常规石蜡切片的质量标准　中华医学会《临床技术操作规范·病理学分册》对常规石蜡包埋-HE 染色切片质量提出了基本要求，制定了评判切片质量的基本标准（表 6-7）。切片质量分级标准：①甲级片：≥ 90 分（优）；②乙级片：75～89 分（良）；③丙级片：60～74 分（基本合格）；④ ≤ 59 分（不合格）。

动画：温度对摊片的影响

动画：蜡块的修整

表 6-7　常规石蜡包埋-HE 染色切片质量的基本标准

优质标准	满分/分	质量缺陷减分
组织切面完整，内镜咬检、穿刺标本切面数	10	组织稍不完整：减 1～3 分；不完整：减 4～10 分；未达到规定面数：减 5 分
切片薄（3～5 μm），厚薄均匀	10	切片厚（细胞重叠），影响诊断：减 6～10 分；厚薄不均匀：减 3～5 分
切片无刀痕、裂隙、颤痕	10	有刀痕、裂隙、颤痕，尚不影响诊断：减 2 分；有刀痕、裂隙、颤痕，影响诊断：减 5 分
切片平坦无皱褶、折叠	10	有皱褶或折叠，尚不影响诊断：各减 2 分；有皱褶或折叠影响诊断：各减 5 分
切片无污染物	10	有污染物：减 10 分
无气泡（切片与载玻片间/盖玻片与切片、载玻片间），盖玻片周围无胶液外溢	10	有气泡：减 3 分；胶液外溢：减 3 分
透明度好	10	透明度差：减 1～3 分；组织结构模糊：减 5～7 分
细胞核与细胞质染色对比清晰	10	细胞核着色灰淡或过蓝：减 5 分；红（细胞质）与蓝（细胞核）对比不清晰：减 5 分
切片无松散，裱贴位置适当	10	切片松散：减 5 分；切片裱贴位置不当：减 5 分
切片整洁，标签端正粘牢，编号清晰	10	切片不整洁：减 3 分；标签粘贴不牢：减 3 分；编号不清晰：减 1 分
合计		100

5. 切片中出现的问题及对策 石蜡切片中出现的问题，大部分是因标本前期处理不当造成的，要么重新取材，要么从头做起，否则很难从根本上了以解决，单纯由切片造成的问题较易处理。石蜡切片常见的问题、原因及对策见表 6-8。

表 6-8 石蜡切片中常见的问题、原因及对策

问题	原因	对策
切片不连接成蜡带	蜡边过窄或不均	重新修整蜡块或包埋
	切片刀角度过大或刀锋变钝	调整角度或移动刀口至锋利处
	切片太厚	调整切片厚度
	环境温度过低及石蜡过硬	提高室温或用毛笔温水湿润蜡块，必要时用低熔点的石蜡重新包埋
切片易碎	标本前期处理不足	脂肪组织可将蜡块熔化后，再浸蜡 4～10 小时；降低展片温度，尽快捞片
	标本前期处理过度	用毛笔蘸温水湿润蜡块，必要时剪一张同蜡块大小的报纸，用温水浸湿后贴在蜡块表面，快速摇动切片机，连同报纸一同放入展片仪水盒。注意报纸朝下，切片朝上
蜡带弯曲	蜡块上下边不平行	重新修整蜡块，使之平行，宽窄一致
	刀口锋利度不一	移动切片刀至刀口锋利处
	刀口与蜡块下边不平行	调整蜡块位置，使之与刀口平行
	组织本身硬度不一	稍修去组织较软侧的蜡边
切片与切片刀黏附	切片刀不清洁	清除切片刀上的碎片、蜡屑
	环境温度高	降低环境温度
	石蜡熔点低	切片前将蜡块放置于冰箱预冷或切片时用冰块涂抹蜡块和切片刀
切片厚薄不均或间隙出片	组织块过大、过硬，超出机器负荷	用毛笔蘸温水湿润蜡块，使之软化；改用合适的切片机
	切片刀或蜡块未固定紧	检查各螺扣并拧紧
	切片机磨损或故障	定期添加机油和保养，检查并排除故障
切片纵裂	刀锋损伤，有缺口	移动切片刀，避开缺口部位或更换切片刀
	切片刀不清洁	清除切片刀上的碎片、蜡屑
	蜡块内有异物，组织内有钙化点、固定剂结晶或脱钙不彻底	严重影响切片时应剔除；组织前期应充分进行水洗、脱汞、脱碘处理；定期过滤石蜡

（二）快速石蜡切片

在不具备制作冷冻切片或组织太小、太碎而不能制作冷冻切片的情况下，可采用快

速石蜡切片法进行术中快速病理诊断，一般 10～15 分钟即可出片。

1. 切片制作方法

（1）取材：组织取材应薄，厚度一般不超过 2 mm。为保证充分脱水，组织块固定后还要进行修切，使其厚度为 1.5 mm 左右。

（2）包埋：采用固体蜡包埋法，即用加热的无齿镊在预制的蜡块上熔出相应的小孔，将组织块放入其内，烫平蜡块表面，冷却硬化后即可切片。

（3）切片：按常规石蜡切片的方法进行切片、捞片、贴片。

（4）脱蜡：贴片后用酒精灯对切片略加烘烤，使切片上的石蜡熔化，水分烤干后，移入二甲苯脱蜡，经 95% 乙醇浸洗后移入水中，进行水化处理。

（5）染色：切片水化后即可进行快速 HE 染色。应先在切片上滴加苏木精液将组织覆盖，然后用酒精灯加热约 30 秒，水洗之后按常规染色进行。

2. 注意事项

（1）切取的组织块宜小而薄。

（2）做快速石蜡切片后剩余的组织块一定要留作普通石蜡切片，以便进一步确定诊断。

（3）对含有较多脂肪的组织，应经丙酮多次处理。

（4）微波炉进行固定和脱水处理，但二甲苯和石蜡不宜用微波炉处理，超声波处理仪可缩短固定、脱水和浸蜡的时间，提高处理效果。

（5）从固定到浸蜡的全过程均应加温。

（三）冷冻切片

冷冻切片又称冰冻切片，是将组织冷冻后直接进行切片，不经过固定、脱水、透明、浸蜡、包埋等过程，极大地缩短了制片的时间，是一种简便、快速的制片方法，对临床手术患者的术中快速病理诊断具有重要的意义。由于冷冻切片制作时不用乙醇和二甲苯，对脂肪、类脂质和酶的保存较好，因此冷冻切片也常用于脂肪染色、神经髓鞘染色，以及组织化学和免疫组织化学染色。

新鲜组织、已固定的组织和低温冰箱冷藏的组织块等均可用于冷冻切片，但已固定的组织块需经流水冲洗后方可进行冷冻切片。

1. 制作过程　冷冻切片的制作一般经过取材→固定（或不固定）→组织速冻→冷冻切片贴片（或不贴片）→染色等过程。以下介绍主要制片过程。

（1）取材：送检的组织应尽可能新鲜，不应有过多的水分，以避免冰晶形成时造成组织变形。选取最有代表性的部位，如有必要可取多个组织块。由于组织块越薄，冷冻的速度越快，因此组织块的厚度以 1～2 mm 为宜，一般不超过 3 mm。

（2）固定：采用二氧化碳冷冻设备制作冷冻切片，需对组织块固定后再行冷冻切片，若用恒冷箱切片机切片，组织可以固定，也可以不固定。如无特殊要求，病理急诊、术中诊断、组织化学和免疫组织化学染色等，一般都用新鲜组织直接冷冻，切片后再进行固定、染色或直接染色或孵育。

（3）切片：不同的冷冻切片机，操作不同。

1）恒冷箱冷冻切片机切片：切片前2~3小时，将切片机控制器温度调整到所需温度。组织不同，需要的温度也不尽相同，见表6-9。一般温度控制在-25℃左右。打开观察窗，在组织固着器上放少许OCT包埋剂或羧甲基纤维蛋白，然后搁置到速冻台上，待冻结后放上组织，并在其周围加适量包埋剂，组织冻结后，将放有组织块的组织固着器从速冻台上取下，装到切片机上，调整组织块的切面，使其与刀刃平行并贴近刀刃，将切片厚度调至适当位置，一般为4~8 μm。修出组织最大切面后放下抗卷板，关闭观察窗，开始切片，将切出的切片贴附于载物片上，进行吹干或固定。

表6-9 几种新鲜组织冷冻切片参考温度

组织	温度/℃
脑、淋巴结、肝、肾、脾、睾丸	-16~-12
肌肉、肾上腺、甲状腺、子宫、卵巢	-22~-18
乳腺、皮肤、前列腺	-28~-22

2）半导体冷冻切片机切片：连接好制冷器的电源及循环冷却水管。注意电源的正负极不要接反。在切片刀与切片机刀夹之间隔以薄层隔热材料。开机时，先打开冷却水开关，后接通制冷电源；关机时，则先断开电源，后关闭冷却水。水流量应保持在每分钟800~1 000 mL，并且整个过程中水流都不能中断。设置好切片厚度，一般为5~10 μm。通过调节电流来控制切片温度，一般3~5分钟后切片刀和冷冻台即开始结霜，然后将组织块放置在冷冻台，待组织完全冷冻后便可切片，切片用毛笔展平后，立即将其贴附在载玻片上，待切片刚要融化时，移入固定液中固定1分钟，之后放置于清水中，染色前取出烘干。

3）二氧化碳冷冻切片机切片：组织块大小以1 cm×1 cm×0.3 cm为宜。组织块经蒸馏水充分冲洗后放在冷冻台上，滴加少许蒸馏水，左手持镊子轻压组织块，右手开启二氧化碳钢筒阀门，喷出的二氧化碳使组织迅速冷冻，当组织出现冷霜时，即可关闭二氧化碳钢筒阀门。调节好切片厚度，一般为10~20 μm。先粗切，修平切面，然后按要求进行切片。硬度一般在组织刚开始解冻时最适合，应抓紧时间，迅速切片，用毛笔将切片放进蒸馏水中，待其展开后贴附于载玻片上，烘干后即可染色。

2.注意事项

（1）用于冷冻切片的组织，在切片前不能用乙醇固定，否则无法冷冻。

（2）送检组织应尽可能新鲜。

（3）取材时组织块的大小要适当，过厚妨碍速冻，过薄可能导致制片失败。

（4）为减少冰晶形成对组织结构的挤压和破坏，组织的冷却速度要快，使组织的温度迅速降到-4℃以下。

（5）组织周围的包埋剂应适量，过少起不到包埋作用，过多影响冷冻效果。

（6）冷冻时间太久的组织不能马上切片，以免损伤切片刀。

（7）调节好冷冻切片机的温度，使组织块的硬度处于最佳切片状态。

（8）组织块复温时，应在37℃加温速融，避免自然复温对组织结构的破坏。

（9）太小、太碎的组织不宜做冰冻切片，应改用快速石蜡切片。

（10）通常骨组织和钙化组织不能做冷冻切片。

视频：冷
冻切片

微课：冷
冻切片操
作制度

技术要领

1. 组织块的处理

（1）固定：固定组织一般选用甲醛溶液，其浓度为4%。固定时固定液的量要足，通常为组织块总体积的4～5倍。固定后需经流水冲洗，以清除组织内的固定液而终止固定作用。

（2）脱水：对组织进行脱水处理时最常使用乙醇，但乙醇易使组织收缩、变脆。故脱水应先从低浓度乙醇开始，逐渐递增其浓度。组织在高浓度乙醇中留置时间不宜过长，加温脱水时的温度亦不宜过高。

（3）透明：二甲苯是最常用的一种透明剂，其透明作用极强，但易使组织收缩、变形、变脆，故组织块在二甲苯液中留置时间不宜太长。透明顺序为二甲苯Ⅰ、二甲苯Ⅱ，每缸浸泡15～20分钟。

（4）浸蜡：石蜡是最常用的浸蜡剂，常规制片普遍用熔点为56～58℃的石蜡。组织块经二甲苯透明后，需经过三道熔化的石蜡浸渍，在更换蜡杯时应有一定的间隔时间，尽量避免将组织内含有的二甲苯带入下一杯蜡液中。浸蜡时间应根据组织的种类、大小及温度的高低确定。浸蜡的温度应高于石蜡熔点2～4℃。

（5）包埋：常规石蜡包埋时，一般较硬的组织用较硬的石蜡包埋，柔嫩的组织用较软的石蜡包埋。多用56℃石蜡，蜡温以高出石蜡熔点2～3℃为宜，并应根据环境温度适时调整，夏天用较硬的石蜡包埋，冬天用较软的石蜡包埋。

2. 组织切片

（1）手工磨刀：刀背套的大小与刀刃的角度应相符，刀背套的外缘应与刀刃及磨石成一直线，刀刃向前，刀背向后，缓慢推刀向前斜移，自刀左端磨至右端，将一面的刀口全部磨完，再自右端磨至左端，如此反复，直至刀刃锐利。

（2）鐾刀：鐾刀与磨刀的动作相反，刀背向前，刀刃向后，将刀缓慢推至鐾刀带的一端，刀背紧贴鐾刀带翻转，再反方向移动。

（3）石蜡切片：首先应做好切片前的准备（包括蜡块、切片用品的准备），然后调整好切片刀的角度（一般为20°～30°）和刀刃与蜡块切面的夹角（一般为5°～10°），再粗切蜡块暴露出组织的最大切面，最后将厚度调至要求厚度（一般为4～6μm）进行切片。转动旋转轮时动作一定要连贯、平稳，否则切下的蜡片不能连成带状。直接用载玻片捞片，选择的蜡带应完整、无划痕、厚薄均匀，蜡带与玻片之间不能有气泡。展片温度一般为42～48℃，烤片温度一般60～70℃。

岗位对接

　　某学校有一名中年教师,在一次上课中突然咯血,立即被学生送到医院急诊科。经医师询问病史得知,患者有15年吸烟史,近来消瘦,常感疲乏,做肺部X线检查,发现右肺中叶靠近肺门处有一不规则阴影,诊断为肺结核。进行抗结核治疗,因症状无缓解,且咯血频发,做纤维支气管镜检查,在病灶处钳取小块组织送病理检查,病理技术人员将其制成病理切片,经病理医师用显微镜观察,诊断为肺鳞状细胞癌,6个月后患者死于肺癌的广泛转移。由此可见,病理检查在疾病诊断中的重要性。

思考题

　　1.名词解释;取材、固定、水洗、脱水、透明、浸蜡、包埋、切片、展片、捞片、贴片、烤片、固定液、脱水剂、浸透剂、蜡块、石蜡切片。

　　2.常用的病理组织制片方法有哪些?病理组织切片要经过哪些基本程序?

　　3.如何进行石蜡切片?切片前需做哪些准备?应注意哪些事项?常出现哪些问题?如何解决?

第六章自测题

（徐　倩）

第七章 组织切片染色技术

第七章
思维导图

学习目标

1. 掌握染色的概念及目的。
2. 掌握染色前后组织切片的处理。
3. 掌握切片的封固方法。
4. 熟悉常用的染色术语。
5. 简述染色的分类。
6. 了解染色剂的概念及分类。

知识链接

染色及其应用

染色即染上颜色,也称上色,是指用化学的或其他的方法影响物质本身而使其着色。在技术允许的条件下,通过染色可以使物体呈现出人们所需要的各种颜色,用五颜六色来装点生活。染料最早是应用在丝、麻、棉等纺织品的印染上。染色是一种很古老的工艺,染色之法自古有之并不断发展。我国古代自黄帝时期到周朝初期印染技术就已经相当发达。从出土文物来看,我国和印度、埃及早在史前时代就知道用某些天然染料来染色。

第一节 概 述

染色是病理组织切片制作中最重要的环节之一。先破坏细胞膜的选择透过性,再使用染色剂,将生物组织浸入染色剂内,使组织细胞的某一部分染上与其他部分不同的颜色或深度不同的颜色,产生不同的折射率,以便观察。

1714 年,荷兰人 Leeuwen Hoek 首先用天然染料番红花做肌肉染色并镜检,标志着生物染色技术的诞生。1856 年,William Perkins 发现苯胺紫,开创了人工合成染料的时代。1858 年,Gerlach 发现内皮细胞可着色,后来他又发明用胭脂红染神经细胞和神经纤维的方法,指出了在组织学中进行染色的重要性。因此,Gerlach 有"染色之父"的美称。1863 年,Waldeyer 发明苏木精染色法。1889 年,Van Gieson 用酸性品红和苦味酸混合液染神经组织。1892 年，Frust 将酸性品红和苦味酸混合液改用于染结缔组织，对于判断组织来源起到重要的作用。1987 年，Crocker. J 等发明了核仁组成区嗜银蛋白技术。1991 年，我国的龚志锦等进行的乳腺肿瘤核仁组成区的研究，已经用于人体组织，对于鉴别良、恶性肿瘤及判断恶性肿瘤的恶性程度具有十分重要的意义。

一、染色的概念

用染液对组织切片进行处理，使组织中的不同成分被染上相应的颜色，产生不同的折射率，以利于显微镜观察和分析的方法，称为染色。

二、染色的目的

病理组织标本制成切片后，如果不经过染色，用光学显微镜观察，仅能见到细胞及相关组织成分的简单轮廓，无法辨认其细节，不能满足观察及诊断的需要。即使是使用有足够高分辨率和合适放大倍数的显微镜，也只能是在标本各部分结构对光的折射率有显著差别的情况下，才能辨认。组织经过染色后，由于不同组织成分对染色剂的作用呈现出不同的颜色，产生不同的折射率，使组织和细胞中各种成分在光学显微镜下的分辨率得以提高，有利于在光学显微镜下进行观察。染色是病理检验技术中一项十分重要的基本技术。

三、染色原理

染色过程是染色剂和组织细胞相结合的一个十分复杂的反应过程，其机制尚未完全研究清楚。目前，学术界认为在这一反应过程中既有化学作用，又有物理作用，组织细胞的染色是二者综合作用的结果。

（一）物理作用

1.毛细管渗透作用　含有细微缝隙的物体与液体相接触时，液体依表面张力沿着细微缝隙上升或扩散的现象称为毛细管渗透作用。组织有许多的微孔，染料能够沿着这些微孔渗透到组织中，使组织着色。染料与组织只是单纯的物理作用，染料与组织成分间不产生化学反应，相当于混合，因而染料与组织结合不牢固。

2.吸收或溶解作用　组织吸收或溶解染料而着色，所着的颜色与染液的颜色相同，染色一般较牢固。如脂肪染色时，苏丹类染料溶于丙酮或乙醇中，被脂肪组织吸收后，溶解、分布于脂肪组织内，使脂肪组织呈现苏丹染液的颜色。吸收或溶解作用所染颜色只与染料所配制的染液颜色相同，不与干燥染料的颜色相同，如干燥的品红带绿色，而品红溶液则为红色，品红溶液所染组织也为红色。

3.吸附作用　一种物质将它周围的另一种物质的分子、原子、离子集中在自身界面上的过程称为吸附作用。染液中分散的色素粒子浸入切片上组织细胞成分的粒子间隙内，依靠分子间引力或形成化学键的作用，色素粒子吸附于组织细胞的成分上而染色。不同蛋白质或胶体的吸附面不尽相同，吸附的离子也不一样，即某种蛋白质对某种染料有吸附作用，从而使组织细胞不同的成分呈现出不同的颜色。

（二）化学作用

染料和组织细胞结构都具有酸性、碱性和两性基团，酸性染料的阴离子有染色作用，而碱性染料的阳离子有染色作用，组织细胞内的酸性基团能与碱性染料的阳离子结合；组织细胞内的碱性基团则与酸性染料的阴离子结合。细胞核、黏液和软骨基质等主要含有酸性基团，对碱性染料有亲和力；细胞质及某些颗粒物质等主要含有碱性基团，对酸性染料有亲和力。最常用的是苏木精和伊红染色法。苏木精为碱性染料，将细胞质和细胞质内某些结构，如龙胆紫溶液把染色体染成蓝紫色、甲基绿与 DNA 结合使线粒体染成蓝色，我们称这种能被苏木精染蓝的性质为嗜碱性。伊红为酸性染料，将细胞质和细胞间质，如细胞质中的 RNA 染成红色，我们称这种能被伊红染红的性质为嗜酸性。染色深浅可反映嗜碱性和嗜酸性强弱。若对两种染料缺乏亲和力，则称为嗜中性。有些组织成分可以显示与染料颜色不同的颜色，当用蓝色碱性染料甲苯胺进行染色时，组织中的糖胺多糖成分被染成紫红色，此种显色与染料颜色不同的现象成为异染性。

蛋白质含有酸碱两性基团，既可呈酸性，也可呈碱性，当染液的 pH 高于组织的等电点时，蛋白质分子呈酸式电离，易被碱性染料染色；当染液的 pH 低于组织的等电点时，蛋白质分子呈碱式电离，易被酸性染料染色。因此，在普通染色中，染液的 pH 高于细胞核的等电点，低于细胞质的等电点，细胞核蛋白质分子呈酸式电离，被碱性染料染成蓝色；细胞质蛋白质分子呈碱式电离，被酸性染料染成红色。

四、染色剂

（一）染色剂的一般性质

染色剂又称染料，是指分子中含有一个或一个以上的发色团和一个或一个以上的助色团的无机或有机化合物。病理组织切片染色所用的染料都是生物学染色剂，主要为含有苯环和杂环的有机化合物。这些染料不仅本身有颜色，而且对所染色的组织成分具有亲和力。染料的颜色和染料与被染物分子间的亲和力，是由染料的分子结构决定的。不同的染色剂所含的发色团和助色团不同。只有发色团而无助色团的化合物，因其对组织和细胞无亲和力，不能使组织和细胞着色，故不能称为染料。染料对组织的染色能力是由发色团和助色团共同决定的。

1. 发色团　即色原，是指能使染料产生颜色的基团。一种染料可含有一个或几个发色团，主要的发色团有偶氮基、亚硝基、硝基、羰基、乙烯基。染料颜色的深浅与发色团的多少、强弱有关，发色团愈多，其颜色愈深；一种染料中有一个强发色团（如偶氮基、亚硝基等）即可呈色，而弱发色团（如羰基、烯基等）则需有数个才能呈色。

2. 助色团　能使发色团产生电离成为盐类，加深染料分子的颜色，并与被染物质分子间形成亲和力的基团，称为助色团。常见的助色团有氨基、二甲氨基、羟基、磺酸基等。助色团多为极性基团，部分具有酸碱性，酸性助色团常与碱作用生成钠盐，电离后有色离子为阴离子。碱性助色团与酸（如硫酸、盐酸等）作用生成盐，电离后有色离子为阳离子。

（二）染色剂的分类

1.按染色剂的来源分类

（1）天然染料：是从动物、植物中提取出来的染料。苏木精、胭脂红、地衣红、靛青等为常用的天然染料。

（2）人工合成染料：由于最初的人工染料是用苯胺为原料制成的，所以常称之为苯胺染料。以后，有许多新的人工染料既不是从苯胺中提出的，也不是苯胺的衍生物，其化学成分多少与煤焦油中含有的物质相关，因此也称为煤焦油染料。人工染料品种繁多，按其发色团的化学结构可分为数个大类，如亚硝基染料、硝基染料、偶氮染料、醌亚胺类染料、苯甲烷类染料、重氮盐类染料、蒽醌染料、噻唑类染料、喹啉类染料等。

（3）无机化合物：除了天然染料和人工合成染料外，病理检验染色技术中还使用一些无机化合物作为染色剂，如硝酸银、氯化金、碘、锇酸、高锰酸钾等。

2.按染色剂的化学反应分类　因为助色团有酸性助色团和碱性助色团之分，所以染料也就相应地有酸性染料和碱性染料之分。

（1）碱性染料：是一类含有碱性助色团的色碱盐，一般作为细胞核染色剂。主要有苏木精、甲苯胺蓝、亚甲蓝、碱性品红、甲基紫、番红、中性红、甲基绿等。

（2）酸性染料：是一类含有酸性助色团的色酸盐，一般作为细胞质染色剂，主要有伊红、酸性品红、苦味酸、光绿、橙黄-G等。

（3）中性染料（复合染料）：由碱性和酸性染料配制而成，如血液涂片常用的瑞氏（Wright）染液和吉姆萨（Giemsa）染液等。

3.按染料的主要用途分类

（1）细胞染料：包括用于细胞核、细胞质及细胞化学成分染色的各种染料。

1）细胞核染料：主要是一些碱性染料，常用的有苏木精、胭脂红、结晶紫、甲苯胺蓝等。

2）细胞质染料：主要是一些酸性染料，常用的有伊红-Y、酸性品红、橙黄-G、光绿、苦味酸等。

3）细胞化学成分染料：

①脂肪染料：主要是一些偶氮染料，如油红-0、苏丹Ⅲ、苏丹Ⅳ、苏丹黑-B等。

②糖类染料：糖类可分为单糖、双糖和多糖，多糖又可再分为糖原、黏多糖、黏蛋白、糖蛋白和糖脂等。主要通过一系列的化学反应，释放出醛与无色品红作用而呈红色，常用的有碱性品红、天青石蓝、苏木精、橙黄-G等。显示糖原的染色剂主要有卡红、碱性品红、苦味酸等。显示黏多糖和糖蛋白的染色剂主要有阿新蓝、天青-A、甲苯胺蓝、硫堇等。

③核酸染料：常用的有碱性品红、亮绿、甲基绿、派洛宁-G等，其中甲基绿选染DNA，派洛宁-G选染RNA。

④蛋白质和氨基酸染料：常用的有溴酚蓝、坚牢绿-FCF、碱性品红、萘酚黄-S、苯胺蓝、橙黄-G、坚牢蓝-B等。

（2）组织染料：

1）结缔组织和肌纤维染料：

①胶原纤维染料：常用于胶原纤维染色的阴离子染料有苦味酸、橙黄-G、丽春红、亮绿、甲基蓝、酸性品红等。

②网状纤维染料：通常用银浸染法来显示网状纤维。主要的染色剂有核固红、麝香草酚等。

③弹力纤维染料：主要有碱性品红、间苯二酚、橙黄-G、地衣红等。

④肌纤维染料：主要有苏木精、酸性品红、偶氮桃红、苦味酸、丽春红等。

2）神经组织的染料：

①尼氏体染料：主要有硫堇、亚甲蓝、甲苯胺蓝和焦油紫等碱性染料，能将尼氏体染成深蓝紫色。

②神经轴突染料：多用银浸镀方法显示轴突，主要染色剂有苯胺油。

③神经髓鞘染料：显示神经髓鞘常用碳酸锂苏木精法，主要的染色剂有苏木精。改良的 Page 法中，主要染色剂有砂罗铬花青 R、荧光桃红 B 等。

④神经胶质细胞染料：采用氯化金升汞染色法显示神经胶质细胞，不涉及染色剂。

动画：芳香族有机化合物、色原和染料的比较

（三）常用染色剂简介

实际工作中根据需要采用不同的染色方法，所使用的染色剂也不尽相同，常用的染色剂见附录一。

五、常用染色术语

动画：常规染色工作流程

（一）常规染色

组织结构、细胞形态及病理变化，用苏木精（Hematoxylin）-伊红（Eosin）染色基本上都能显示出来，并能做出诊断或初步诊断。因此，苏木精-伊红染色是病理组织制片技术中最常用的染色方法，故称为常规染色或普通染色，简称 HE 染色。

（二）单一染色

选用一种染料对组织切片进行的染色，称为单一染色。如用铁苏木精染睾丸生精细胞、甲苯胺蓝染幽门螺杆菌等。

（三）复染色

先用某种染料将组织或细胞内某一结构或物质成分染色后，再用另一种染料染其他成分，这种用两种不同性质的染料对组织切片进行染色的方法，称为复染色，又称为对比染色或陪衬染色，如用苏木精和伊红分别使细胞核及细胞质染成两种颜色。

（四）多种染色

选用两种以上染料对组织切片进行的染色，称为多种染色或多色染色，如 Masson

三色染色法。

（五）进行性染色与退行性染色

1.进行性染色　用较低浓度的染液使组织成分着色由浅至深，当染色深度适宜时即终止染色，称为进行性染色或渐进性染色。染色过程中需通过镜下观察来监控染色深度。此种方法无需分化，如卡红染色。

2.退行性染色　先将组织浓染过度，再用分化剂有选择地去掉不应着色的部位，使应着色的部分更加清晰。HE 染色就是典型的退行性染色。

（六）直接染色与间接染色

1.直接染色　染色过程中，没有第三种物质参加，染色剂和组织直接结合着色，称为直接染色。染色深度与染液的浓度、组织细胞对染色剂的亲和力有关（图 7-1）。

2.间接染色　染色过程中，染液几乎不与组织、细胞结合或结合的能力很弱，需在媒染剂的作用下，才能使组织细胞着色，这种染色方法称为间接染色（图 7-1）。

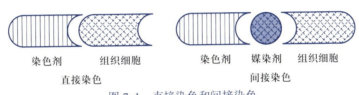

染色剂　组织细胞　　　染色剂　媒染剂　组织细胞
直接染色　　　　　　　间接染色
图 7-1　直接染色和间接染色

（七）媒染剂

对染料和组织都有亲和力并与染料和组织结合在一起，促进染色的试剂，称为媒染剂。媒染剂在组织与染料之间起媒介作用，当其与组织、染料结合后，形成组织-媒染剂-染料结合物。常用的媒染剂多为过渡金属元素、一至三价的可溶性盐类或氢氧化物，如硫酸铝钾、磷钼酸、铬盐、磷钨酸等。有的媒染剂加在染液中，媒染作用与染色同步进行，如配制各种苏木精时把媒染剂放入其中。有的媒染剂则用于染色前，如网状纤维染色中的硫酸铁铵。

（八）促染剂

促使染料对组织着色，增强染料的染色能力，自身不参加染色反应的物质称为促染剂，如伊红染液中的冰醋酸。促染剂与媒染剂的区别在于前者不参加染色反应。使用时促染剂的量不宜过多，如伊红染液内过多加入冰醋酸，会造成色调不正，切片易退色，难以长期保存。

（九）分化与分化剂

用某种溶液选择性地脱去组织、细胞成分过深的着色，并使不应着色的组织、细胞成分脱色的过程称为分化。常用于退行性染色中，通过分化，着色对象与周围组织对比更加鲜明，同时着色对象本身的色泽也深浅适当。如普通染色时，苏木精染核后用盐酸乙醇脱去多余的颜色，这一过程就是分化。分化时使用的溶液称为分化剂，一般可分为三类。

1. 酸性分化剂　用以分化碱性染液染色的切片，常用的有盐酸、醋酸等。如用苏木精染细胞核时，用盐酸乙醇分化，除去附在细胞质的碱性染料，使细胞核的染色更清晰。

2. 氧化分化剂　能将染色剂氧化而呈无色，犹如产生漂白作用。常用的有苦味酸、铬酸、重铬酸钾、高锰酸钾、高铁氰化钾等，都属于氧化剂，作用时首先脱去的是染色较浅者，染色较深的组织细胞还可保留部分染色剂，从而达到分化的目的。

3. 媒染分化剂　兼有媒染剂和分化剂的作用，既能促使组织被染料着色，又能轻度分化，如铁便是苏木精染液的媒染分化剂。

（十）异染性染色

组织经过盐基性染料染色后，所显示的颜色不同于染料本身的颜色称之为异染性染色，又称为变色反应。

（十一）蓝化

苏木精在酸性条件下呈红色，在碱性条件下则呈蓝色。组织经苏木精染色并进行分化，然后用水洗去酸终止分化，再用弱碱性水浸洗，使苏木精染上的细胞核变成蓝色，这一过程称为蓝化或返蓝。一般多用自来水浸洗，也可用稀氨水或温水浸洗使之变蓝。

六、染色方法的分类与命名

（一）染色方法的分类

目前常用的分类方法有以下几种。

1. 按染色的手段分类　依据使用的染色方法，可分为普通染色、特殊染色、组织化学染色、免疫荧光染色等。

2. 按染色对象的成分分类　依据染色的主要组织和细胞成分，可分为结缔组织染色、肌组织染色、神经组织染色、脱落细胞染色、内分泌细胞染色、核酸染色、病原微生物染色、酶组织（细胞）染色、免疫组织（细胞）化学染色，以及脂质、糖原、黏液物质、色素等病理性沉积物染色等。

3. 按染色对象的种类分类　依据染色对象被制作成的类型，可分为切片染色法、涂片染色法、组织块染色法、蜡带染色法、大体标本染色法等。

（二）染色方法的命名

常见命名方法有以下几种。

1. 按发明者姓名命名　如 Van Gieson（VG）染色法、Masson 染色法等。

2. 按所用染色剂名称命名　如苏木精-伊红染色法、苏丹Ⅲ染色法、锇酸组织块染色法等。

3.按所染组织名称命名　如网状纤维染色法、弹力纤维染色法等。

4.按试剂＋人名或按人名＋试剂混合命名　如 Mallory 磷钨酸苏木精染色法、李成库改良变色酸亮绿法。

5.按反应方法命名　如普鲁士蓝反应法、过碘酸-Schiff（PAS）反应法。

第二节　特　殊　染　色

一、特殊染色的概念

为了显示特定的组织结构或组织细胞特殊成分，用特定的染料和方法对组织切片进行染色，称为特殊染色，通常是指除 HE 染色外的所有染色方法。特殊染色也可理解为"选择性染色"，能选择性地显示组织、细胞中的特殊成分，包括正常成分、异常物质、病变和病原体等，在病理诊断中具有十分重要的辅助作用。

二、特殊染色的意义

特殊染色是普通染色的必要补充，是染色技术中不可缺少的部分。选用恰当的特殊染色方法，显示或进一步确定病变性质、异常物质及病原体，对于疾病的诊断和鉴别诊断具有十分重要的作用。在实际工作中，一般是先做 HE 染色，通过对切片认真细致地观察，仍不能做出正确的诊断或鉴别诊断有困难时，再进行特殊染色。通常将特殊染色用于肿瘤的诊断和鉴别诊断，如应用网状纤维染色可以区别癌和肉瘤。虽然特殊染色具有十分重要的临床价值，但它不能取代普通染色，而只能作为普通染色的辅助诊断手段。

三、特殊染色的分类

特殊染色方法的种类很多，一般根据所染对象的不同，分为结缔组织染色、肌组织染色、神经组织染色、脂质染色、糖类染色、色素类染色、病理内源性沉着物染色、病原微生物染色、内分泌细胞染色等。

四、特殊染色的命名

关于特殊染色的命名，至今没有统一的规定，通常采用以下几种方式命名。

1.按发明者姓名命名　如 Van Gieson（VG）染色、Mallory 三色染色法、Masson 染色法等。

2.按所用染色剂命名　如苏丹Ⅲ染色、刚果红染色法等。

3.按染色对象命名　如网状纤维染色、糖原染色等。

4.采用混合命名　如 Gomori 银染色法、过碘酸-Schiff（PAS）染色法等。

第三节　染色前后的处理

一、染色前处理

（一）脱蜡至水

石蜡切片在进行染色之前，必须先用二甲苯脱去切片中的石蜡，使染色剂易于进入组织细胞。然后用95%乙醇浸洗切片2次，每次1～2分钟，以彻底洗脱用于脱蜡的二甲苯，便于水进入组织细胞，而不至造成细胞形态结构的人工改变。在脱蜡和乙醇洗涤后，用水洗切片，当水进入切片后，苏木精染液才能浸入细胞核，使细胞核染色。水洗切片还能防止不清洁的切片污染染液，保持染液的清洁与纯度。

石蜡切片染色前的脱蜡至水处理必须彻底，二甲苯和乙醇必须保持适当的浓度，不能含有任何杂质成分。使用一段时间后，二甲苯和乙醇的浓度会有所降低。因此，每隔一定的时间，应将不符合要求的二甲苯和乙醇全部更新。

（二）脱汞盐结晶

用含有升汞的固定液（如 Zenker 液）固定的组织，容易产生棕黄色晶状汞盐沉淀物，染色前必须除去汞盐结晶。切片在脱蜡至水后须经脱汞处理，即用 Lugol 溶液（碘1 g，碘化钾2 g，蒸馏水100 mL）浸洗20分钟，使切片内的汞盐沉淀物溶解，蒸馏水洗涤5分钟，再用95%乙醇处理10分钟，水洗1分钟，5%硫代硫酸钠处理5分钟，最后流水冲洗，待彻底清除汞盐结晶后，才能进行染色。

（三）脱甲醛色素

使用劣质甲醛固定或在高温下用甲醛固定较久，组织内容易产生黑色或棕色的色素（甲醛色素）。这一现象以肝、脾、肺等脏器尤甚。染色前必须脱去甲醛色素，否则会妨碍对组织形态结构的观察和病理诊断。在切片脱蜡至水后，先用 Verocay 液（1%氢氧化钾水溶液1 mL，80%乙醇99 mL）处理10分钟，再用流水冲洗5分钟方可常规染色。

冷冻切片多采用直接冷冻组织切片，染色前须用95%乙醇（含5%冰醋酸）固定切片1分钟，然后再进行水洗、染色。

二、染色后处理

染色后处理要经过以下几个步骤。

1. 分化作用　苏木精染色之后，用水洗去未结合在切片中的染液，并用1%盐酸乙醇分化液脱去细胞核中结合过多的染料和细胞质中吸附的染料，以保证细胞核、细胞质染色的分明。由于酸能破坏苏木精的醌型结构，导致色素与组织细胞解离而影响染色，因此不可过度分化。

2. 蓝化作用　由于苏木精在酸性条件下处于红色离子状态而呈红色，在碱性条件下处于蓝色离子状态而呈蓝色。因此，分化之后必须用水洗去切片中的酸，再用弱碱性水浸洗切片，使苏木精染上的细胞核变成蓝色。一般用自来水浸洗即可，也可用稀氨水或温水浸洗。

3. 染色后的脱水　染色后大多数切片需用乙醇进行脱水处理，由低浓度向高浓度（80%、90%、95%、100%）逐渐过渡，以彻底脱去组织中的水分，为二甲苯进入细胞创造条件。若脱水不良，二甲苯进入细胞不充分，切片的透明度不高，则在显微镜下无法显示清晰的细胞形态和组织结构。

4. 染色后的透明　一般选用二甲苯作透明剂。染色后用二甲苯对切片进行处理，可提高切片的透明度，以利于光线的透过。值得注意的是，如果封固剂中含有苯成分，透明时只能选用二甲苯，而不能选用其他的透明剂。

5. 溶液的更换　染色后脱水透明用的各级乙醇及二甲苯，除应经常过滤、保持清洁外，还应定期更换。应养成记录使用期限、次数及大约染片数量的工作习惯。更换溶液时，无需全部更新，一般是将脱水透明开始使用的最低浓度乙醇及二甲苯废弃，将无水乙醇Ⅱ及二甲苯Ⅱ更换成新液，其余各级乙醇及二甲苯依次降级替补使用。如果在各级乙醇和二甲苯内混有染液、石蜡碎屑、大量水分及其他物质，可能对切片染色或试剂造成影响时，则应全部更新。

三、封固

为了便于诊断和长期保存，组织切片必须用盖玻片进行封固。封固（也称媒裱）的主要作用是：① 使染色后的组织切片封闭于载玻片和盖玻片之间，避免直接与空气接触，而发生氧化退色。② 使组织切片在封固剂的充实下，其折光率与玻片的折光率相似，以获得清晰的镜检效果。封固切片时应根据染色剂与组织性质来确定封固剂。

（一）封固剂

常用的封固剂可分为无水封固剂和含水封固剂两类。

1. 无水封固剂　又称油溶性封固剂，常用于石蜡、冰冻和火棉胶切片的封固，如中性树胶、人工树胶等。但组织切片必须彻底脱水、透明，否则，切片会出现云雾状浑浊，妨碍镜检。

中性树胶：全称为中性二甲苯树胶液，其折光率为 1.523 2 近似玻璃（1.518），并且用量适度时，几乎呈无色透明状，因此是一种优良的、最常使用的封固剂。原装中性树胶，可直接用于封固切片，使用方便。由于中性树胶在日光照射下会变酸，影响组织切片的颜色，故应将其保存于有色玻璃瓶内，并放置在黑暗处。中性树胶的缺点在于，切片放置过久后会变暗，有时碱性染色剂也会退色。

2. 含水封固剂　用于不能使用油溶性封固剂的组织切片。组织切片不必经过脱水、透明等步骤即可封固，因此使用方便，常用的有甘油、甘油明胶等。但用含水封固剂封固的切片在梅雨季节易受真菌侵袭而损坏，所以难以长期保存。

甘油明胶：折光率为1.47，是脂肪染色的标准封固剂。配制方法为：取蒸馏水60 mL置于三角烧瓶内，称取化学纯的明胶10 g放入蒸馏水中，加热融化，再各加化学纯的甘油70 mL、苯酚0.25 g，不时搅拌，直至溶液混合均匀为止。配制好后装在试剂瓶中备用，临用前将甘油明胶放入温箱，融化后即可封片。

虚拟仿真：手工封片

（二）封固方法

由于使用的封固剂不同，封固方法也不完全一样。

1. 无水封固剂封固　封固时用左手拇指和示指夹持载玻片的两长边，右手以洁净绸布将多余的组织切片和残留的水分、染液、二甲苯及其他异物擦去，然后用玻璃棒滴加适量的封固剂到组织切片上，用镊子夹住盖玻片的一边，平稳地斜置于载玻片上，待封固胶沿盖玻片平行散开后，再用镊子轻轻按压盖玻片。如盖玻片位置不适宜，可用镊子尖将其调整并轻轻加压。最后将封好的玻片平放于晾片盘内。

视频：封片

2. 含水封固剂封固　具体操作与无水封固剂的方法基本相同，不同之处在于：① 用布擦净溢出于盖玻片四周的封固剂，使盖玻片四周保持干燥。② 待封固剂基本凝固后，用蜡液或中性树胶密封盖玻片的四周，将组织切片和封固剂一并封闭在内，防止氧化退色。但密封时应注意，盖玻片下不能有气泡，否则部分蜡液或中性树胶会进入盖玻片下而影响切片的染色效果。

动画：封片去除盖玻片

第四节　染色容易出现的问题和注意事项

不同染色方法容易出现的问题和注意事项也不尽相同，本节主要介绍各种染色的共性问题和应注意事项。

一、染色的一般注意事项

1. 制片室布局合理　制片室的合理设置和染色的其他准备工作，都是保证组织切片染色质量的必要条件。制片室常规设置应科学，室内布局应合理，便于操作。染片台（架）和试剂柜、各种器皿和染色所需的其他物品必须齐全。

2. 严格遵循操作规程　大多数的组织切片须经过固定、脱水、透明、浸蜡、包埋、切片、脱蜡等步骤，再进行染色；部分直接经冷冻切片染色。这些步骤是否严格按照要求进行，将直接影响染色的效果。一张固定、脱水、浸蜡等步骤有缺陷的组织切片，不可能达到颜色鲜艳、组织透明、层次清晰的效果。

3. 灵活应用染色技术　染色过程中，既要遵循染色操作规程，又要灵活应用染色技术。当染色效果不佳时，应认真进行分析，及时找出原因，根据实际情况，恰当调整染色剂的浓度、染液的pH、染色时间和环境温度等。在每个必要的环节上，要坚持用镜检来监控染色程度，在染色完成后，还必须在显微镜下检查切片的染色是否达到要求。

二、染色中容易出现的问题及处理

（一）固定液和切片类型的选择

1. 选择恰当固定液　应根据染色方法确定固定液。不同的染色方法，使用的固定液不尽相同，一般选用 4% 中性甲醛固定液，一些特殊染色方法需选用特殊的固定液。含汞固定液固定的组织，染色前须经脱汞处理。

2. 选择恰当的切片类型　应根据诊断的需要和染色对象的特性来确定切片类型，以达到最佳的染色效果。在实际工作中，多数染色采用石蜡切片，但一些特殊染色和组织化学染色法则需选用冷冻切片。例如，脂肪染色、酶组织化学反应等需用冷冻切片或碳蜡切片。

（二）染液的配制

1. 根据用量和有效期确定染液的配制量　用量大、有效期长的染色剂，可适当多配制一些备用。不常使用或有效期较短的染色剂，宜少量配制或临时配制。贵重的染色剂应一次少量配制并采用滴染的方法。瓶签应注明试剂名称及配制时间。

2. 注意染液浓度和 pH　常用的染液多为百分浓度，即溶质（重量）/ 溶剂（体积）百分比。同时，还应注意染色剂的纯度，以确保所配染液中染色剂的精确含量。pH 也是影响染色的重要因素，应按要求调整染液 pH。

3. 注意配制的方法和条件　如是否需要加热或冷却、处理（或反应）时间的长短、加入各种试剂的先后顺序等。需用蒸馏水配制者，不能用自来水代替。

（三）染液的存放与更换

1. 避光、低温存放染液　由于日光照射和高温可促使染液发生一系列的化学变化，影响组织切片的染色效果。因此，应将配制好的染液装入有色玻璃瓶内，存放于低温、黑暗处。

2. 及时清洗染色用具　各种染色用具使用后应及时清洗干净，玻璃器皿则需用清洁液进行处理，确保没有试剂残留，以避免各种试剂间发生化学反应，导致染液的化学性质改变，而影响染色的效果。

3. 定期过滤染液　对已使用过的染液，除应存放在低温、黑暗处外，还应使用滤纸定期过滤，必要时可反复多次过滤，以彻底去除组织、石蜡碎屑及其他异物。这样既可减少染液对切片的污染，又可避免染液的浓度下降过快。

4. 及时更新染液　在染色过程中，二甲苯和各级乙醇必须保持一定的纯度，不能混入其他杂质成分，否则会影响染色效果。何时更换染液，应视使用期限、次数及染片数量而定。通常每隔一定时间就应将脱蜡用的二甲苯和各级乙醇全部更换。

（四）染色时间的确定

染色时间过长会导致切片染色过深，时间过短则使切片染色过淡，染色过深、过淡均会妨碍对组织切片的观察，不利于做出正确的病理诊断。因此，具体染色时间应根据染液的浓度、使用时间的长短和染色对象的前期处理，以及染色时的环境温度等情况灵活设置，不能一概而论。

技术要领

1. 石蜡切片染色前的脱蜡至水处理必须彻底，二甲苯和乙醇必须保持适当的浓度，不能含有任何杂质成分。

2. 用含有升汞的固定液（如 Zenker 液）固定的组织，染色前必须进行脱汞盐结晶处理。若使用劣质甲醛固定或在高温下用甲醛固定较久的组织，染色前必须脱去甲醛色素。

3. 苏木精染色之后的分化应适度，分化不良或过度均会影响染色效果。

4. 染色后用乙醇进行脱水处理时，应由低浓度向高浓度（80%、90%、95%、100%）逐渐过渡，以彻底脱去组织中的水分，为二甲苯进入细胞创造条件。

5. 染色后一般选用二甲苯作透明剂。但如果封固剂中含有苯成分，透明时只能选用二甲苯，而不能选用其他的透明剂。

6. 更换溶液时，无需全部更新，一般是将脱水透明开始使用的最低浓度乙醇及二甲苯废弃，将无水乙醇Ⅱ及二甲苯Ⅱ更换成新液，其余各级乙醇及二甲苯依次降级替补使用。

7. 常规染色一般用无水封固剂进行封固，但组织切片必须彻底脱水、透明，否则，切片会出现云雾状浑浊，妨碍镜检。

思考题

1. 名词解释：染色、普通染色、特殊染色、进行性染色、退行性染色、单一染色、复染色、多种染色、直接染色、间接染色、染色剂、媒染剂、促染剂、分化剂、封固剂、分化作用、蓝化作用。

2. 为什么组织切片能被染色剂染上颜色？

3. 为什么要对组织切片进行染色？

4. 染色前、后应对组织切片做哪些处理？

第七章自测题

（贾新涛）

第八章 组织切片常规染色技术

学习目标

1. 掌握苏木精-伊红染色液的配制。
2. 掌握苏木精-伊红染色的过程、结果及注意事项。
3. 熟悉苏木精-伊红染色的基本原理。
4. 了解苏木精-伊红染色。

第八章
思维导图

导　言

随着生物染色技术的飞速发展,合成染料的品种和数量不断增加,各种染色方法和技术相继建立,推进了病理检验技术的快速发展。

在常规组织切片中,细胞质为什么呈红色,细胞核为什么呈蓝色? 你知道吗?

第一节　常规染色的概念

苏木精-伊红染色简称 HE 染色。HE 染色能较好地显示组织结构和细胞形态,主要用于观察和描述正常和病变组织的形态特征,是医学领域中广泛应用的染色方法,也是病理检验中最常用的基本染色方法。习惯上称苏木精-伊红染色为常规染色。

苏木精(haematoxylin)是从苏木树树心中提炼出来的一种天然碱性染料,为淡黄色粉末,易溶于乙醇,也可溶于热水,是最常使用的细胞核染料。

伊红 Y(eosin)又称曙红 Y,简称伊红,是酸性染料,化学名称为四溴荧光素二钠盐。伊红分为水溶性和醇溶性两种,常规染色中多用水溶性伊红。

一、苏木精染色的基本原理

我们习惯上称苏木精为碱性染料,实际上,苏木精本身并没有着色的能力。苏木精染色时,必须首先经过氧化,成为酸性苏木红,又称氧化苏木精。苏木红分子含有发色团(醌苯环)和助色团(羟基),因而具有染色的作用。苏木精经过氧化转变成苏木红的过程称为"成熟"。

动画:苏
木精的
成熟

苏木红对组织无亲和力，要使组织着色，需要媒染剂的参与。常用的媒染剂为硫酸铝钾，当苏木红与媒染剂中的铝结合，即形成带正电荷、呈碱性的蓝色色精。细胞核主要由脱氧核糖核酸（DNA）组成，在 DNA 双螺旋结构中，两条核酸链上的磷酸基向外，使 DNA 双螺旋的外侧带有负电荷呈酸性。带有负电荷、呈酸性的 DNA，很容易与带正电荷、呈碱性的蓝色苏木红色精结合而被染色。苏木精在碱性溶液中呈蓝色，所以细胞核被染成蓝色。

二、伊红染色的基本原理

伊红是一种化学合成的酸性染料，在水中离解成带负电荷的阴离子，与蛋白质的氨基正电荷相结合而使细胞胞质染色。细胞质的主要成分是蛋白质，为两性化合物，当 pH 位于其等电点 4.7～5.0 时，对外不显电性，此时酸性或碱性染料均不易使之着色。当 pH 调到 6.7～6.8，大于细胞质中蛋白质的等电点的 pH 时，细胞质的蛋白质表现为酸式电离，而带有负电荷，此时可被带正电荷的染料染色。同时由于细胞核也带有负电荷亦被带正电荷的染料染色，如果细胞核和细胞质被同一染料染色，就会造成细胞核和细胞质不易区分，不利于镜下观察。当把 pH 调到蛋白质等电点以下时，在伊红染液中加入醋酸，使细胞质中蛋白质呈碱性电离带正电荷（阳离子），就可被带有负电荷的染料着色。通常情况下，细胞质、红细胞、肌组织、结缔组织、嗜伊红颗粒等被伊红染成红色或粉红色，与蓝色的细胞核形成鲜明的对比。因此，伊红是细胞质的良好染料。

动画：伊红染色的原理

第二节　苏木精-伊红染液的配制和染色方法

一、染液的配制

（一）苏木精染液

病理检验常用的苏木精染液配制方法众多，各有其特点。常用的配制方法如下。

1. Harris 苏木精液的配制（最常用）

［材料］

苏木精	1 g
无水乙醇	10 mL
硫酸铝钾	15 g
蒸馏水	200 mL
红色氧化汞	0.5～1 g

［步骤］

（1）将苏木精溶入无水乙醇中，使之溶解。

（2）将硫酸铝钾和蒸馏水放入 500 mL 三角烧瓶中加温搅拌，待硫酸铝钾完全溶解后，再缓缓加入苏木精乙醇溶液，用玻璃棒搅之继续加热 1 分钟。

（3）将火焰闭小，徐徐倾入红色氧化汞，再使溶液沸腾片刻，当染液呈紫红色时，立即将染液置入冷水中，连续摇荡使之迅速冷却。

（4）正常室温下静置染液一夜，用滤纸过滤后即可使用，使用前每 100 mL 染液加冰醋酸 4 mL。

染色时间为 3～10 分钟。染液保存时间为 1 年。存放时间过久，苏木精会被进一步氧化，染色力减弱，故一次不宜配制过多，应随用随配。

［主要应用］一般染色、细胞学。

动画：苏木精染液的鉴定 1

2. Ehrlich 苏木精液的配制

［材料］

苏木精	2 g
无水乙醇	100 mL
甘油	100 mL
蒸馏水	100 mL
冰醋酸	10 mL
硫酸铝钾	15 g

动画：苏木精染液的鉴定 2

［步骤］

（1）将苏木精溶于无水乙醇中，然后加入甘油。

（2）将硫酸铝钾溶于蒸馏水中。

（3）将两液混合后，加入冰醋酸，充分均匀混合后置于开口瓶中，暴露于阳光之下，时常振荡，经 2～3 个月，其自然氧化成熟，溶液呈红褐色，过滤后即可使用，染色时间 10～20 分钟。如加入 0.3 g 碘酸钠，使苏木精迅速氧化可立即使用。

［主要应用］一般染色，黏液和骨组织染色。

［备注］以上两种染液，为实验室所常用，但组织着色快慢略有不同。Harris 苏木精液使用时即配即用，染色时间短，一般为 3～10 分钟。Ehrlich 苏木精液，染液存放时间越长，染色的效果越好，着色较缓慢，染色时间较长，一般为 10～20 分钟。组织切片染色可根据需要选择使用。

3. Gill 改良苏木精液的配制

［材料］

苏木精	2 g
无水乙醇	250 mL
硫酸铝钾	17 g
蒸馏水	750 mL
碘酸钠	0.2 g
冰醋酸	20 mL

［步骤］

（1）配制 A 液：将苏木精溶于无水乙醇。

（2）配制 B 液：将硫酸铝钾溶于蒸馏水中。

（3）把 A 液 B 液混合后加入碘酸钠，当苏木精被氧化成紫红色时，再加入冰醋酸。染色时间为 5 分钟。此液基本无苏木精结晶形成。

4. Mayer 改良苏木精液的配制

［材料］

苏木精	2 g
无水乙醇	40 mL
硫酸铝钾	100 g
蒸馏水	600 mL
碘酸钠	400 mg

［步骤］

（1）配制 A 液：将苏木精溶于无水乙醇中。

（2）配制 B 液：硫酸铝钾加入蒸馏水中，稍加热使之溶解。

（3）将 A 与 B 液混合煮沸 2 分钟。用蒸馏水补足 600 mL，加入 400 mg 碘酸钠充分混匀。苏木精染液呈紫红色。

染色时间为 10～20 分钟。

［主要应用］一般染色，骨组织染色。

动画：mayer 苏木精染液的配制

（二）伊红染液

1. 水溶性伊红液的配制

［材料］

伊红	0.5～1 g
蒸馏水	100 mL

［步骤］先将水溶性伊红加入蒸馏水中，用玻璃棒将伊红搅拌起泡沫后过滤，每 100 mL 加醋酸 1 滴。

2. 乙醇性伊红液的配制

［材料］

伊红	0.5～1 g
90% 乙醇	100 mL

动画：0.5% 伊红染液的配制

［步骤］先将伊红溶于乙醇中，用玻璃棒研碎溶解后，每 100 mL 加醋酸 1 滴。用乙醇性伊红液染细胞后可不经洗涤直接用 85% 乙醇脱水。

（三）盐酸乙醇分化液的配制

［材料］

浓盐酸	0.5～1 mL
70% 乙醇	99 mL

以上分化液在使用一段时间后，需要延长分化作用时间或重新配制新液。

［主要应用］分化作用，即去掉渗染到细胞质中及与细胞核结合过多的苏木精染料，保证细胞核与细胞质染色分明。

（四）1% 氢氧化铵蓝化液的配制

［材料］

蒸馏水	99 mL
氨水	1 mL

［主要应用］蓝化作用。

二、染色方法

（一）人工操作苏木精-伊红染色方法

动画：HE
染色原理

1. 脱蜡

（1）二甲苯Ⅰ脱蜡 10～15 分钟。

（2）二甲苯Ⅱ脱蜡 10～15 分钟。

（3）无水乙醇洗去二甲苯（1～2）分钟 ×2 次。

（4）95% 乙醇 1 分钟。

（5）90% 乙醇 1 分钟。

（6）85% 乙醇 1 分钟。

（7）流水冲洗 2 分钟。

2. 苏木精染液染色

（1）Harris 苏木精染液染色 5～10 分钟。

（2）流水冲洗 1 分钟。

3. 分化返蓝

（1）0.5%～1% 盐酸乙醇中分化数秒（眼观淡紫红色为宜）。

（2）流水冲洗 10 分钟或用氨水蓝化数秒。

（3）流水冲洗 1～2 分钟。以切片呈蓝色为度（如盐酸乙醇不能彻底清除，切片会很快退色，因此制作病理教学切片时，分化返蓝以流水冲洗 12～24 小时为宜）。

4. 乙醇伊红染液染色

（1）伊红染液染色数秒至 1 分钟。

（2）蒸馏水冲洗 30 秒。

5. 脱水、透明

（1）85% 乙醇 20 秒。

（2）90% 乙醇 30 秒。

（3）95% 乙醇Ⅰ 1 分钟。

（4）95% 乙醇Ⅱ 1 分钟。

（5）无水乙醇Ⅰ 2 分钟。

（6）无水乙醇Ⅱ 2 分钟。

（7）二甲苯Ⅰ 1～2 分钟。

（8）二甲苯Ⅱ 1～2 分钟。

（9）二甲苯Ⅲ 1～2 分钟。

6. 封固　中性树胶或加拿大树胶封固。

（二）冷冻切片苏木精-伊红染色方法

1. 固定

（1）冷冻切片粘贴在载玻片上。

（2）95% 乙醇 95 mL+ 冰醋酸 5 mL 配制的混合固定液或 AAF 液中固定 1 分钟。

（3）流水冲洗。

2. 染色

（1）苏木精染液 1 分钟（加温）。

（2）流水冲洗 1 分钟。

（3）1% 盐酸乙醇中分化数秒。

（4）流水冲洗。

（5）1% 氨水返蓝 30 秒。

（6）流水冲洗 10 秒。

（7）伊红染色 30～60 秒。

（8）流水冲洗 20 秒。

3. 脱水、透明、封固

（1）85% 乙醇 20 秒。

（2）90% 乙醇 30 秒。

（3）95% 乙醇 1 分钟。

（4）无水乙醇Ⅰ 1 分钟。

（5）无水二醇Ⅱ 1 分钟。

（6）二甲苯Ⅰ 2 分钟。

（7）二甲苯Ⅱ 2 分钟。

（8）中性树胶封固。

（三）快速石蜡切片染色

1. 脱蜡

（1）切片迅速去尽水分后，在乙醇灯上烤干至蜡熔化。

（2）二甲苯Ⅰ 1 分钟（加温）。

（3）二甲苯Ⅱ 1 分钟（加温）。

（4）95% 乙醇 10～30 秒（加温）。

（5）85% 乙醇 10～30 秒（加温）。

（6）75% 乙醇 10～30 秒（加温）。

（7）流水冲洗 1 分钟。

2. 染色

（1）Harris 苏木精液染色 1 分钟（加温）。

（2）流水冲洗 10 秒。

动画：冷冻切片工作流程

（3）0.5%～1% 盐酸乙醇分化片刻。

（4）自来水冲洗 20 秒。

（5）1% 稀氨水蓝化 20 秒或流水冲洗 20 秒。

（6）伊红液染色 30 秒。

3.脱水、透明、封固

（1）90% 乙醇 10～30 分钟。

（2）95% 乙醇 10～30 分钟。

（3）无水乙醇Ⅰ 10～30 分钟。

（4）无水乙醇Ⅱ 10～30 分钟。

（5）二甲苯Ⅰ 1 分钟。

（6）二甲苯Ⅱ 1 分钟。

（7）中性树胶封片。

视频：组
织切片 HE
染色

三、染色结果

细胞核、软骨、钙盐、黏液和各种微生物被染成蓝色、深蓝色或灰蓝色。

细胞质呈浅红色，胶原纤维呈淡粉红色，细胞质内嗜酸性颗粒呈鲜红色，红细胞呈橘红色。

一张质量优良的 HE 染色切片应该是组织结构清晰、细胞核与细胞质蓝红相映，核膜及核染色质颗粒清晰可见，组织或细胞的一般形态及很多物质成分均能显示出来，且能长期保存，不易退色（彩图 1）。

第三节　染色中常见问题及注意事项

一、固定不当

甲醛固定液失效、固定时间不充分或未及时固定，都可以导致细胞着色差、轮廓模糊等，因此应及时更换固定液，对组织标本做到及时、及早和充分固定，以保证组织切片质量。

二、脱蜡不净

1.组织切片脱蜡不彻底时，可出现组织切片局部不着色或着色淡等，应延长脱蜡时间；室温较低时应增加脱蜡时间，或将组织切片放入二甲苯后，置入温箱中加温脱蜡。

2.组织切片比较厚或二甲苯使用时间过长，可出现整张切片不着色或着色较差的情况，应延长脱蜡时间或更换二甲苯。

三、染色与分化不当

1.染液量不足，没有完全浸没组织切片，切片局部可出现不着色的现象，应立即添加染液，确保染液完全浸染组织。

2. 整张切片着色淡。

（1）盐酸乙醇停留时间过长所致。应该水洗后重新染苏木精，再水洗分化。

（2）染液使用时间较长或失效，要延长染色时间或更新染液；室温偏低，影响着色，可放在温箱中染色。

3. 染色不当，分化不足或苏木精染色后在水中停留时间较长，染色质变蓝后，不易分化等，会使组织、细胞着色过深或对比不清晰。应该在镜下控制染色与分化程度。

四、脱水不彻底或过度

脱水时应先从低浓度开始逐步过渡到无水乙醇。

1. 切片呈雾状　脱水、透明不彻底，可适当延长染色后的脱水、透明时间或更新脱水剂、透明剂。

2. 伊红色较淡　低浓度乙醇对伊红有分化作用，可缩短低浓度乙醇脱水时间或更新伊红染液。

五、封固及封固剂使用不当

1. 封固剂溢出　封固剂太稀或用量太多，应增加稠度或减少用量。

2. 封固剂不足　封固剂太稀或用量太少，应增加稠度或用量。

3. 切片有空泡　封固动作慢导致切片干燥或封固剂中含有气泡，提高封固熟练程度或提前配好封固剂。

4. 盖玻片要大于组织块切片　盖玻片用前要清洁，盖玻片要按要求放置在组织切片上，避免产生气泡。

六、切片脱落

1. 烘烤不足　切片烘烤时间短或烘烤温度低，组织与载物片粘贴不牢固，应延长烘烤时间或提高烘烤温度。

2. 烘烤过度　切片烘烤时间过长或烘烤温度过高导致组织焦化，应缩短烘烤时间或降低烘烤温度。

3. 载物片处理不当　血栓、脑及尸检组织切片的载玻片须特殊处理。

技 术 要 领

1. 苏木精染液配制中,应将火焰关小,缓缓加入红色氧化汞。

2. 组织切片脱蜡要彻底充分,否则染色困难。

3. 染色时间长短,要根据室温,组织切片厚薄、大小、多少,以及染液新旧程度不同而定。

4. 分化是染色成败的关键,因此需在显微镜下控制进行。

5.脱水透明必须彻底,否则会导致组织切片不清晰,难以镜检。

思考题

1.名词解释：常规染色、苏木精、苏木红。

2.常用的 Harris 苏木精液、伊红染液如何配制？

3.简述人工操作苏木精-伊红染色方法。

4.苏木精-伊红染色方法的注意事项有哪些？

第八章自测题

（杜　斌）

第九章　组织切片特殊染色技术

学习目标

1. 掌握各种特殊染色的应用。
2. 掌握常用特殊染色的结果判断。
3. 熟悉特殊染色中的注意事项。
4. 学会特殊染色的实验方法与步骤。
5. 了解特殊染色常用染色液的配制。

第九章
思维导图

 知识链接

特殊染色的临床意义

20 世纪 30 年代,产科医师遇到了一个不明原因又束手无策的问题:一些产妇在分娩过程中,在没有任何征兆的情况下,突然出现呼吸困难、口鼻出血、抽搐,最终因心肺衰竭而死亡。这种情况让产科医师措手不及,也给无数家庭带来了灾难。直到 1946 年,医学家在尸检中通过特殊染色的方式发现,这些产妇的肺血管内有角蛋白及脂肪细胞,因而确定羊水进入产妇血液循环造成羊水栓塞是患者的死因。特殊染色在揭示这一疾病本质中起到了重要的作用。

为了显示特定的组织结构或组织细胞特殊成分,用特定的染料和方法对组织切片进行染色,称为特殊染色。特殊染色能显示出特定的组织结构和组织、细胞中的特殊成分,在疾病病因学、组织发生学和发病机制研究中具有重要的作用。

特殊染色检查操作简便、所需时间短、试剂价格相对低廉,选用恰当的特殊染色方法,能够显示或进一步确定病变性质、异常物质以及病原体,对于疾病的诊断和鉴别诊断具有十分重要的作用。因此,在基层医疗单位病理检验中,特殊染色作为常规染色检查的补充,具有十分重要的应用价值。

第一节　结缔组织染色

结缔组织广泛地分布于人体的器官、组织、细胞之间，具有连接、支持、防御、保护、营养和创伤修复等功能。疏松结缔组织、致密结缔组织、脂肪组织、网状纤维组织、软骨组织、骨组织和血液均属结缔组织。结缔组织由多种细胞间质构成，细胞间质则由基质和纤维组成。纤维包括胶原纤维、弹力纤维、网状纤维，这三种纤维通过 HE 染色不易区分，但通过特殊染色可以鉴别。通常说的结缔组织染色主要指对这些纤维的染色。

一、胶原纤维染色

胶原纤维是结缔组织纤维的一种，粗细不一，直径 0.5～20 μm，具有韧性大和拉力强的特点。胶原纤维是结缔组织中含量最多、分布最广的纤维，广泛地分布于各脏器内，在皮肤、巩膜和肌腱最为丰富。新鲜的胶原纤维呈白色，有光泽，故又称白纤维。胶原纤维分子根据其生化成分可分为Ⅰ型、Ⅱ型、Ⅲ型和Ⅳ型，其中Ⅰ型胶原纤维多分布在真皮、韧带、肌腱和骨；Ⅱ型胶原纤维主要分布在透明软骨；Ⅲ型胶原纤维分布在真皮、血管和胃肠等；Ⅳ型胶原纤维主要分布在基底膜。胶原纤维由胶原原纤维组成，化学成分为胶原蛋白。胶原蛋白由成纤维细胞分泌，于细胞外聚合成胶原原纤维，再黏合成胶原纤维。含碱性氨基酸，能与酸性染料结合。在 HE 染色标本中，胶原纤维被染成粉红色，较粗大，成束分布，排列紧密，并交织成网。

（一）应用

胶原纤维在病理过程中常常发生量和质的变化，经 HE 染色后显示粉红色，难以与其他纤维相区别，只有通过特殊的染色方法才能鉴别出来。胶原纤维染色通过三种染料分别显示细胞核、细胞质和细胞外胶原纤维，在疾病的病理诊断中有重要的作用，具体应用如下。

（1）与淀粉样物的区别：胶原纤维发生病变，如坏死或透明变性时，与淀粉样物在 HE 染色时被染为粉红色，不好区别。应用胶原纤维染色法，能将胶原纤维染为粉红色，而淀粉样物将被染为黄色。

（2）可对梭形细胞肿瘤的来源、性质提供诊断和鉴别诊断的依据，如区分平滑肌纤维细胞及由其来源的肿瘤。

（3）显示各种组织、器官病变时的修复情况与纤维化程度。例如慢性阑尾炎，瘢痕愈合时，纤维愈复病灶可被染为鲜红色或蓝绿色；严重急性呼吸综合征（SARS）患者愈合后有的肺部可出现瘢痕、粘连，此时可显示蓝色或绿色；此外，还可观察结核病灶的纤维化程度，肝穿刺活检组织中纤维组织含量与分布状态。

（4）鉴定心肌坏死后瘢痕灶的形成。用胶原纤维染色可将胶原纤维与肌纤维以不同的颜色明显地区分开，并可以根据胶原纤维粗细、多少等特点来判断病变新旧程度及修复方式。

（5）鉴别心内膜弹力纤维增生症与心内膜心肌纤维化。心内膜弹力纤维增生症弹力纤维染色呈阳性，心内膜心肌纤维化胶原纤维染色呈阳性。

（6）用作其他特殊染色的复染，可以衬托出所要显示的主要形态结构及物质的特点，可以辅助诊断。

（二）染色方法

1. 苦味酸-丽春红 S 法（改良 Van Gieson）（V. G.）染色法

［染色原理］

胶原纤维含有碱性氨基酸，能与酸性染料结合。苦味酸为扩散性高的小分子染料，易进入结构致密的肌纤维组织间隙；丽春红为扩散性低的大分子染料，只能进入结构疏松的胶原纤维的间隙。正是由于苦味酸和丽春红扩散性的不同，使不同的组织成分与不同的染料结合，被染成不同的颜色。

［试剂配制］

（1）天青石蓝染液：

天青石蓝 B	1.25 g
硫酸铁铵	1.25 g
蒸馏水	200 mL
甘油	30 mL
麝香草酚	0.1 g

取蒸馏水放入三角烧瓶内，加入硫酸铁铵，用玻璃棒搅动使其完全溶解。加入天青石蓝 B，继续用玻璃棒搅匀，以文火煮沸 2～3 分钟，在煮沸时需用玻璃棒不停轻轻搅动，否则天青石蓝将沉积于瓶底成团块状。待冷却后过滤于小口砂塞瓶，再加入甘油和麝香草酚，置 4℃ 冰箱可保存 1 年以上。临用前 30 分钟由冰箱内取出恢复至室温。为方便操作可倒入一小滴瓶内使用。

（2）Mayer 苏木精染液：

苏木精	0.1 g
蒸馏水	100 mL
钾明矾	5 g
碘酸钠	20 mg
柠檬酸	0.1 g
水合氯醛	20 mg

取蒸馏水放入 200 mL 洁净三角烧瓶内，加入苏木精并轻轻摇动使其完全溶解（可稍加温约 50℃），再依次加入钾明矾、柠檬酸和水合氯醛，再继续搅拌，最后加入碘酸钠，搅拌均匀，此时溶液呈淡红紫色，过滤于小口砂塞瓶内。保存和使用同天青石蓝染液。

（3）1% 的盐酸乙醇液：

70% 的乙醇	99 mL

　　纯盐酸　　　　　　　　　　　　1 mL

（4）1% 的丽春红 S。

（5）苦味酸饱和水溶液：取蒸馏水 100 mL，加入苦味酸约 2 g 即成苦味酸饱和水溶液。

（6）改良 Van Gieson（改良 V. G.）染液：

　　甲液：1% 的丽春红 S　　　　　1 mL

　　乙液：苦味酸饱和水溶液　　　　9 mL

甲乙两液临用前按比例混合，混合液一次性使用，不能保存。

[染色步骤]（以下各种方法，如没特别说明，都在室温下进行）

（1）组织固定于 10% 的甲醛液中，常规脱水包埋。

（2）切片厚 6 μm，常规脱蜡至水。

（3）天青石蓝染液滴染 2～3 分钟。

（4）稍水洗。

（5）Mayer 苏木精染液滴染 2～3 分钟。

（6）稍水洗。

（7）1% 的盐酸乙醇分化 1～2 秒。

（8）流水冲洗 10 分钟。

（9）改良 Van Gieson 染液滴染 1～2 分钟。

（10）急速用水洗一下，即用 95% 的乙醇快速分化。

（11）无水乙醇脱水（Ⅰ）（Ⅱ）（Ⅲ）各数秒钟，二甲苯透明（Ⅰ）（Ⅱ）（Ⅲ）各 1～2 分钟。

（12）中性树胶封固。

[染色结果]

胶原纤维：鲜红色；肌纤维：黄色；红细胞：黄色；细胞核：蓝黑或灰色。

[注意事项]

（1）苦味酸水溶液的饱和度约 1.2%，其干燥纯品在高温或受撞击时会发生爆炸，为安全起见，厂商在出售时会加入水分 35% 以上，故配制其饱和液时在 100 mL 蒸馏水中加入含水的苦味酸约 2 g 可达饱和。

（2）胶原纤维切片应比常规切片稍厚（6 μm），使染色结果对比清晰。

（3）Weigert 苏木精，为乙醇溶性，乙醇张力小，滴染时铁苏木精染液随玻片扩散，不易控制，其配制的苏木精用量也较大。改良 Van Gieson 染液，使用天青石蓝染液及 Mayer 苏木精染液代替 Weigert 苏木精染液，两液很稳定，染色效果好，染液的保存时间也较长。

（4）苦味酸-丽春红染色后，只能用无水乙醇冲洗，切忌用水冲洗。改良 Van Gieson 液的丽春红 S 易被水洗掉，苦味酸的黄色则易被 95% 的乙醇洗脱。因此，改良 Van Gieson 染液染色后，经水洗或 95% 的乙醇洗时都要迅速。

（5）改良 Van Gieson 染液染色后，可不经水洗，直接滴入 95% 的乙醇分化，然后经无水乙醇迅速脱水，这样两者的色泽较鲜丽。但有时会出现分化不均匀，故可急速用水洗一下后才用 95% 的乙醇迅速分化。

（6）原 Van Gieson 染液配制是用酸性品红而不是丽春红 S，因酸性品红容易褪色，改用丽春红 S 则不易褪色，如果没有丽春红 S，仍可用酸性品红配制，仍称为 Van Gieson 法。

2. 天狼星红-苦味酸染色

天狼星红和苦味酸都是强酸性染料，易与胶原分子中的碱性基团结合，吸附牢固。胶原纤维是胶原蛋白的聚合与其缠绕螺旋的不同排列形成的，具有双折光，经过天狼星红-苦味酸染色能在偏振光显微镜下观察到四种不同类型的胶原纤维。

［试剂配制］

（1）天狼星红饱和苦味酸液：

  天狼星红   0.1 g

  苦味酸饱和水溶液   100 mL

（2）天青石蓝液：（见本节标题 1. 苦味酸-丽春红 S 法）

［染色步骤］

（1）组织固定于 10% 的甲醛液中，常规脱水包埋。

（2）切片厚 6 μm，常规脱蜡至水。

（3）天狼星红饱和苦味酸液滴染 1 天。

（4）蒸馏水洗 3 次。

（5）天青石蓝液染细胞核 5～10 分钟。

（6）流水冲洗 10 分钟。

（7）无水乙醇脱水（Ⅰ）（Ⅱ）（Ⅲ）各数秒，二甲苯透明（Ⅰ）（Ⅱ）（Ⅲ）各 1～2 分钟。

（8）中性树胶封固。

［染色结果］

普通光镜下观察：胶原纤维呈红色，细胞核呈绿色，其他成分呈黄色。

偏振光显微镜下观察见（彩图 2）。

Ⅰ型胶原纤维：排列紧密，双折光性强，呈黄色或红色。

Ⅱ型胶原纤维：疏松网状分布，双折光性弱，呈多种色彩。

Ⅲ型胶原纤维：纤维细，双折光性弱，呈绿色。

Ⅳ型胶原纤维：双折光性弱（基膜），呈淡黄色。

［注意事项］

（1）可以用 Mayer 苏木精染液淡染细胞核。

（2）为观察到新鲜的色彩，应在染色后及时用偏光显微镜进行观察和照相。

［染色原理］

上面介绍的胶原纤维染色如苦味酸-丽春红 S 法和天狼星红-苦味酸染色法，都是利用两种或三种阴离子染料混合一起或先后作用而完成鉴别染色的。胶原纤维呈红色（被丽春红 S 所染），肌纤维呈黄色（被苦味酸所染），这与阴离子染料分子的大小和组织的渗透性有关。

组织的渗透性取决于组织的结构密度。如果细致地观察，会发现组织和细胞成分都是多孔的构造。不同的组织和细胞成分，它们的孔隙大小是不同的。孔隙的大小决定组织的渗透性。如孔隙小，组织结构致密，渗透性低；孔隙宽，组织结构疏松，渗透性高。如已固定的组织用一系列阴离子水溶性染料先后或混合染色，则可发现红细胞被最小分子的阴离子染料着染，肌纤维与细胞质被中等大小的阴离子染料着染，而胶原纤维则被大分子的阴离子染料着染。由此说明红细胞对阴离子染料的渗透性最小，肌纤维与胞质次之，而胶原纤维具有最大的渗透性。根据组织不同的渗透性能，选择分子大小不同的阴离子染料进行染色，便可把不同组织成分显示出来。

染料分子的大小，主要由其分子量来体现。小分子量者易于穿透结构致密、渗透性低的组织，而大分子量者则只能进入结构疏松、渗透性高的组织。一般来说，结构疏松、渗性高的组织多选择大分子染料。而结构致密、渗透性低的组织多选择小分子染料。常用的作为胶原纤维染色的几种阴离子染料的分子量由小到大如下。

苦味酸（黄色）	分子量：229.11
橙黄 G（橙黄色）	分子量：452.37
丽春红 2R（红色）	分子量：480.43
比布列西猩红（红色）	分子量：556.49
酸性品红（红色）	分子量：585.55
苯胺蓝（蓝色）	分子量：737.74
丽春红 S（红色）	分子量：760.57
光绿（绿色）	分子量：792.86
固绿（绿色）	分子量：808.86

因此，在改良 Van Gieson 法中，苦味酸染肌纤维，丽春红 S 染胶原纤维；在 Masson 法中，酸性品红和丽春红均染肌纤维，而苯胺蓝则染胶原纤维。在实际染色中，两种阴离子染料的比例也是很重要的。在改良 Van Gieson 染色法中，若苦味酸与丽春红 S 液的比例不恰当，如苦味酸的浓度太高，小分子量染料苦味酸占优势，则结构致密的肌纤维和结构疏松的胶原纤维都会被苦味酸所着染。这点是要注意的。

染色反应是一个很复杂的过程，胶原纤维染色除上述两个方面外，不排除电子吸附和排斥作用。

二、弹性纤维染色

弹性纤维广泛分布于身体各处，主要分布在呼吸道、血管壁及皮肤真皮内。新鲜时呈黄色，折光性强。有时呈单条出现，如见于真皮；有时呈膜样结构，如见于大动脉壁；在疏松结缔组织内，弹性纤维比胶原纤维细，直径为 0.2～1 μm，纤维分支、交织成网。弹性纤维由两种成分组成，即集合成束的弹性微原纤维和均质的弹性蛋白。弹性微原纤维浸没于弹性蛋白中构成弹性纤维，弹性蛋白具有强嗜酸性，易与染色液中的碱基结合。弹性纤维具有一定的弹性，容易拉长，外力消除后能迅速复原，如动脉壁和肺泡壁的弹性纤维对保持动脉和肺的弹性起着重要的作用。

在 HE 染色标本，弹性纤维和胶原纤维相似，着染深浅不一的红色，量少者两者较难区分。若用特殊染色就可把它们显示出来。近年研究认为，弹性纤维仅属于弹性纤维系统的一种纤维。事实上，弹性纤维系统是由耐酸纤维、前弹性纤维和弹性纤维三种纤维构成。这三种纤维的分布、走向和组化成分均有不同。如在皮肤，耐酸纤维位于真皮乳头浅层，呈分叉状与表皮基膜连接，纤维较纤细，染色较浅；前弹性纤维位于真皮浅网状层，其上与耐酸纤维相连，下与真皮深层的弹性纤维相接，其走向与皮肤表面倾斜，纤维略粗，染色较深；弹性纤维位于真皮深层，与表面平行走向，纤维粗大且致密，染色最深。

（一）应用

在病理过程中，因病变导致弹性纤维散乱、断裂或异常增生时，常规 HE 染色不易识别，而弹性纤维染色则能准确进行判定与鉴别，具体应用如下。

1.显示皮肤组织中弹性纤维的变化　在常见的弹性纤维增多症、硬皮病等皮肤病变时，真皮内弹性纤维时常发生变性、卷曲、崩解、增生等改变。

2.显示与鉴别心血管疾病

（1）显示及鉴别心内膜弹性纤维增生症与心内膜心肌纤维化，这两种病变时心内膜均出现弹性纤维和胶原纤维异常增多，在 HE 染色中弹性纤维和胶原纤维显示极其相似，难以区别，需要用弹性纤维染色加以区别。

（2）显示动脉粥样硬化时弹性纤维的崩解、断裂和消失；老年性动脉病变时，动脉弹力板发生变性、增厚、断裂和崩解等变化。

（3）显示高血压病时，小动脉弹性纤维异常增生的病变特点。

3.显示呼吸系统和肾疾病时弹性纤维的变化　如慢性支气管炎、肺气肿、原发性或继发性肾固缩等疾病都会有弹性纤维断裂、变性、增生等病理变化，这些病变用弹性纤维染色均可显示出来。

4.诊断弹性纤维瘤　对弹性纤维瘤的诊断有决定作用。

（二）染色方法

1.醛品红弹性纤维染色法

［试剂配制］

（1）Lugol 碘液：

碘片	1 g
碘化钾	2 g
蒸馏水	100 mL

先取碘化钾溶于 20 mL 蒸馏水中，再加入碘片，振摇至碘片溶解，再把余下的蒸馏水加入。

（2）5% 硫代硫酸钠水溶液：

硫代硫酸钠	5 g
蒸馏水	100 mL

（3）醛品红染液：

碱性品红	0.5 g
70% 乙醇	100 mL
浓盐酸	1 mL
三聚乙醛	1 mL

将碱性品红溶于 70% 乙醇，然后加入浓盐酸和三聚乙醛，轻轻摇动使其混合均匀，在室温下静置 1～2 天（室温低时需 3～4 天），待变为深紫色即为成熟。过滤于小口砂塞瓶内，置冰箱内保存备用。

（4）橙黄-G 染液：

橙黄-G	2 g
蒸馏水	100 mL
磷钨酸	5 g

将上述物质混合后振摇数分钟，使之溶解，静置一夜，取上清液使用。

［染色步骤］

（1）组织固定于 10% 的甲醛液中，常规脱水包埋。

（2）切片厚 7 μm，常规脱蜡至水。

（3）Lugol 碘液处理 5 分钟。

（4）水洗 1～2 分钟。

（5）5% 硫代硫酸钠水溶液处理 5 分钟。

（6）流水冲洗 5 分钟，70% 乙醇稍洗。

（7）醛品红液浸染 10 分钟。

（8）70% 乙醇浸洗 2 次，每次约 30 秒，稍水洗。

（9）橙黄-G 滴染 1 秒，稍水洗。

（10）无水乙醇脱水（Ⅰ）（Ⅱ）（Ⅲ）各数秒钟，二甲苯透明（Ⅰ）（Ⅱ）（Ⅲ）各 1～2 分钟。

（11）中性树胶封固。

［染色结果］

弹性纤维呈紫色至深紫色，底色为不同程度的黄色（彩图 3）。

［注意事项］

（1）醛品红染液配制后用小口砂塞瓶密封，置冰箱内保存 2～3 个月。

（2）70% 乙醇浸洗 2 次至切片不再脱色为止。

（3）橙黄-G 染液要淡染，否则会掩盖弹性纤维的颜色。

2. 地衣红染色法

［试剂配制］

（1）酸化高锰酸钾水溶液：

甲液：0.5% 高锰酸钾水溶液

高锰酸钾	0.5 g
蒸馏水	100 mL

乙液：0.5% 硫酸水溶液

硫酸　　　　　　　　　0.5 mL

蒸馏水　　　　　　　　99.5 mL

甲、乙两液分瓶盛装，使用前等份混合。

（2）2% 草酸液：

草酸　　　　　　　　　2 g

蒸馏水　　　　　　　　100 g

（3）地衣红乙醇染液：

地衣红　　　　　　　　1 g

70% 乙醇　　　　　　　100 mL

浓盐酸　　　　　　　　1 mL

将地衣红溶于乙醇（可用水浴加热助溶解），冷却过滤后加入浓盐酸，室温放置 1～2 天，4℃保存，备用。

［染色步骤］

（1）组织块固定于 10% 中性甲醛液中，常规脱水石蜡包埋和切片。

（2）切片脱蜡至水。

（3）酸化高锰酸钾水溶液氧化 5 分钟。

（4）稍水洗。

（5）2% 草酸液漂白 2～3 分钟。

（6）流水冲洗 5 分钟。

（7）70% 乙醇稍洗。

（8）地衣红乙醇液浸染 3～5 小时。

（9）70% 乙醇浸洗 2 次，每次约 30 秒，至染液不脱出为止。

（10）无水乙醇脱水（Ⅰ）（Ⅱ）（Ⅲ）各数秒钟，二甲苯透明（Ⅰ）（Ⅱ）（Ⅲ）各 1～2 分钟。

（11）中性树胶封固。

［染色结果］

弹力纤维呈深棕色，结缔组织呈浅棕色，细胞核呈蓝色。

3.维多利亚蓝法

［试剂配制］

（1）酸化高锰酸钾液（见本节地衣红染色法）

（2）2% 的草酸

（3）30% 的三氯化铁

（4）维多利亚蓝染液

维多利亚蓝　　　　　　2 g

糊精　　　　　　　　　0.5 g

间苯二酚　　　　　　　4 g

蒸馏水　　　　　　　　200 mL

30% 的三氯化铁　　　　25 mL

| 盐酸 | 3 mL |
| 苯酚 | 3 g |

取一只 500 mL 烧杯，加入蒸馏水，再把维多利亚蓝、糊精和间苯二酚加入搅拌溶解，并置入慢火中煮沸，然后加入 30% 的三氯化铁，继续煮沸 3 分钟。冷却后过滤，将沉渣和滤纸置入 60℃ 的烤箱内烤干，该沉渣为蓝绿色。取另一只三角烧瓶盛 70% 的乙醇 200 mL 溶解沉渣约 2 小时，待沉渣完全溶解后，加入盐酸和苯酚作为防腐剂，放置 1 周后成熟可用。

（5）核固红染液

核固红	0.1 g
硫酸铝	5 g
蒸馏水	100 mL
麝香草酚	50 mg

取洁净三角烧瓶两只，一只盛蒸馏水 30 mL，稍加热至约 50℃，加入核固红，用玻璃棒轻轻搅动使溶解。另一只盛蒸馏水 70 mL，加入硫酸铝，待完全溶解后与核固红液混合，待恢复至室温后过滤，再加入麝香草酚。

[染色步骤]

（1）组织固定于 10% 的甲醛液中，常规脱水包埋。

（2）切片厚 4 μm，常规脱蜡至水。

（3）酸化高锰酸钾液氧化 5 分钟。

（4）稍水洗。

（5）2% 的草酸水溶液漂白 2 分钟，至高锰酸钾着色全部脱去。

（6）流水冲洗 5 分钟。

（7）70% 乙醇浸洗。

（8）置入维多利亚蓝液浸染（加盖）24 小时。

（9）70% 乙醇浸洗 2 次，每次约 10 秒，其间把切片提起放下，至切片无染液脱出为止。

（10）流水稍冲洗。

（11）核固红染胞核 5～10 分钟。

（12）稍水洗。

（13）无水乙醇脱水（Ⅰ）（Ⅱ）（Ⅲ）各数秒，二甲苯透明（Ⅰ）（Ⅱ）（Ⅲ）各 1～2 分钟。

（14）中性树胶封固。

[染色结果]

弹性纤维呈蓝色，胞核呈红色。

[注意事项]

（1）维多利亚蓝是一种苯甲烷染料，此染料可显示弹性纤维和乙型肝炎表面抗原。在染色时不易过染，有时可染 2 天，但以 24 小时为佳。

（2）维多利亚蓝配制后染液稳定，用小口砂塞瓶盛装，在室温下可保存 3～4 年，并可反复使用，染色时要加盖。

4. 弹性纤维、胶原纤维双重组合染色法　能同时显示弹性纤维和胶原纤维的成分，具有色彩鲜艳，对比清晰，不易退色等优点。此方法是 1993 年由龚志锦等改良形成的，具有双重染色功效。

［试剂配制］

（1）维多利亚蓝染色液：

维多利亚蓝	2 g
糊精	0.5 g
间苯二酚	4 g
蒸馏水	200 mL

将上述物质混合后，加热煮沸，边搅拌边煮约 5 分钟，然后用另一容器取 30% 氯化铁水溶液 25 mL，另行加热煮沸后缓慢倒入上述混合液中，继续煮沸 3 分钟，不断搅拌溶液呈胶体状。去火冷却后过滤，将滤纸上的残渣连同滤纸放入 60℃恒温箱中烤干。取出残渣，溶于 400 mL 70% 乙醇中，再加浓盐酸 4 mL、苯酚 5 g，放置成熟后使用。

（2）丽春红-S 染液：

| 0.5% 丽春红-S | 15 mL |
| 苦味酸饱和水溶液 | 85 mL |

［染色步骤］

（1）中性甲醛液固定组织，石蜡切片。

（2）切片脱蜡至水。

（3）70% 乙醇中洗 2 分钟。

（4）维多利亚蓝液染 0.5～2 小时。

（5）95% 乙醇分色数秒钟。

（6）蒸馏水洗 2 分钟。

（7）丽春红-S 液滴染 5 分钟。

（8）无水乙醇快速冲洗多余染液 2 次。

（9）切片在空气中干燥。

（10）无水乙醇脱水（Ⅰ）（Ⅱ）（Ⅲ）各数秒，二甲苯透明（Ⅰ）（Ⅱ）（Ⅲ）各 1～2 分钟。

（11）中性树胶封固。

［染色结果］

弹性纤维呈蓝绿色，胶原纤维呈红色，背景呈淡黄色。

［注意事项］

（1）维多利亚蓝液可反复使用，在室温中可保存数年。

（2）维多利亚蓝用乙醇分色后，应立即浸入水中，此后应在显微镜下观察纤维着色的深浅效果，如果着色较深可再分色。

（3）待切片在空气中稍干燥后立即透明封固，防止过于干燥使切片产生黑色颗粒。

三、网状纤维染色

网状纤维又称网织纤维，是网状结缔组织内的一种纤维，由网状细胞所产生。网状细胞是星状多突细胞，细胞核大，着色较浅，核仁明显，细胞质较丰富，胞突彼此连接形成细胞网架。网状纤维由网状蛋白构成，纤维较细，分支多，交织成网，表面被覆糖蛋白，故 PAS 反应阳性。网状纤维具有嗜银性，若浸染银氨液后用甲醛还原，能使纤维变成黑色，故又称嗜银纤维。常规 HE 染色着色很浅，不易辨认，只有通过网状纤维染色才能显示出来。

网状纤维纤细，直径为 0.2～10 μm，没有弹性，而有韧性，能抵抗胃液的消化和弱酸的腐蚀。网状纤维在分子结构上可能和胶原纤维相似，只不过胶原原纤维被蛋白质和多糖的基质黏聚成束形成胶原纤维后，从而失去嗜银性。因此，银氨法胶原纤维染色呈阴性，而网状纤维则呈阳性。网状纤维的原纤维表面被覆糖蛋白，据称这是其有嗜银性的原因。

网状纤维广泛地分布于实质性脏器内，常以两种形式存在。一种是以网状结缔组织形式分布，即有网状纤维和网状细胞同时存在。多分布于造血器官和淋巴网状器官，如红骨髓、脾、淋巴结、肝、扁桃体和胸腺，消化管和呼吸道管壁的淋巴组织内，并成为这些器官的网状支架。另一种是以网状纤维单独存在，没有网状细胞伴随，见于上皮的基膜，还有平滑肌、脂肪细胞、毛细血管和神经纤维都有网状纤维包裹。我们日常所称的网状纤维染色，主要是显示淋巴网状组织的网状纤维，因为这些组织网状纤维的增多或减少，崩解或断裂，都有助于组织的病理诊断。而上皮基膜的完整或崩解，对一些原位癌的早期浸润有意义。

显示网状纤维主要用银浸染法。

（一）应用

1.在肿瘤病理诊断中具有鉴别诊断作用

（1）区分上皮性与非上皮性肿瘤：通常上皮性肿瘤中网状纤维包绕在肿瘤细胞巢周围，肿瘤细胞巢内癌细胞间无网状纤维分布；非上皮性肿瘤如纤维肉瘤、平滑肌肉瘤中网状纤维则存在于单个肉瘤细胞之间。

（2）区分血管内皮瘤与血管外皮瘤：血管内皮细胞瘤可在瘤细胞巢周围见到网状纤维包绕；血管外皮瘤中网状纤维则位于每个瘤细胞之间。

（3）判断原位癌与早期浸润癌：原位癌基底膜完整；早期浸润癌网状纤维基膜的完整性被肿瘤细胞破坏。

（4）区分骨恶性淋巴瘤和骨尤文（Ewing）肉瘤：前者网状纤维染色见瘤细胞间有较丰富纤细的网状纤维，后者网状纤维染色见瘤细胞间无网状纤维。

（5）用于区别淋巴结的滤泡性淋巴瘤和淋巴滤泡反应性增生：前者网状纤维染色见肿瘤滤泡周围有被挤压的、致密的网状纤维包绕；而后者网状纤维染色无明显变化。

（6）有助于成纤维细胞型脑膜瘤与星形细胞瘤区别：前者网状纤维染色富于网状纤维，而后者则无。

2.肝病变的追踪观察　通过观察肝病变处的网状支架塌陷或增生的情况，判断病变的性质、程度及发展与转归。

（二）Gomori 银染色方法

[染色原理]

动画：网状纤维染色过程

切片经酸化高锰酸钾氧化后，网状纤维内糖蛋白中己糖毗邻的羟基转变成醛基。浸银后，氨银液中的二氨合银离子 $Ag(NH_3)_2^+$ 与醛基结合，此时在镜下并不能看到，还需再经甲醛液作用把水洗后剩余的银离子还原为黑色的金属银，用氯化金调色后，使网状纤维清晰地显示出来。在镜下可见到网状纤维呈黑色。

[试剂配制]

（1）氨银液：

甲液	硝酸银	10.2 g
	蒸馏水	100 mL
乙液	氢氧化钠	3.1 g
	蒸馏水	100 mL

取甲液 5 mL，滴加氨水至溶液清亮为止。再加 5 mL 乙液，此时溶液突然变为黑色，再滴加氨水至清亮为止。补加 4 滴氨水，用蒸馏水补足 50 mL。

（2）酸性高锰酸钾液：

高锰酸钾	0.5 g
蒸馏水	95 mL
13% 硫酸	5 mL

[染色步骤]

（1）中性甲醛液固定组织，石蜡切片。

（2）切片脱蜡至水。

（3）酸性高锰酸钾液氧化 5 分钟。

（4）水洗 1 分钟。

（5）2% 草酸溶液漂白 2 分钟。

（6）水洗 2 分钟。

（7）2% 硫酸铁铵溶液媒染 2 分钟。

（8）自来水、蒸馏水各洗 2 次。

（9）氨银液浸 1 分钟。

（10）蒸馏水洗 3 次。

（11）20% 甲醛液还原 5 分钟。

（12）蒸馏水洗 2 次。

（13）0.2% 氯化金调色 2 分钟。

（14）蒸馏水洗 2 次。

（15）2% 硫代硫酸钠固定 2 分钟，水洗。

（16）丽春红-苦味酸-维多利亚蓝染液复染 3～5 分钟。

（17）无水乙醇脱水（Ⅰ）（Ⅱ）（Ⅲ）各数秒，二甲苯透明（Ⅰ）（Ⅱ）（Ⅲ）各1～2分钟。

（18）中性树胶封固。

［染色结果］

网状纤维呈黑色，胶原纤维呈红色，背景呈黄色（彩图4、彩图5）。

［注意事项］

（1）配制氨银液必须将器皿洗干净，使用的蒸馏水要新鲜。

（2）配制好的硝酸银和氨银液要放于冰箱保存。每次配制的氨银液不宜过多。

（3）配制氨银液时滴加的氨水不能过量。

（4）氯化金调色和硫代硫酸钠固定的时间不宜过长，以免导致纤维退色。

（5）高锰酸钾和草酸的处理时间不宜过长，以免导致切片脱落。

四、多色染色

多色染色又称复合染色，能够以三种以上颜色显示多种组织成分，可以区别结缔组织与非结缔组织及其他物质成分。

（一）应用

判定各种组织、器官病变程度与修复情况；鉴别梭形细胞软组织肿瘤的来源。

（二）染色方法

1. Masson 三色染色法

［试剂配制］

（1）Masson 复合染色液：

酸性复红	1 g
丽春红	2 g
橘黄-G	2 g
0.25% 醋酸	300 mL

（2）2% 苯胺蓝液：

苯胺蓝	2 g
冰醋酸	2 mL
蒸馏水	加至 100 mL

［染色步骤］

（1）中性甲醛液固定组织，石蜡切片。

（2）切片脱蜡至水。

（3）Masson 复合染色液 5 分钟。

（4）0.2% 醋酸水溶液稍洗。

（5）5% 磷钨酸 5～10 分钟。

（6）0.2% 醋酸水溶液浸洗 2 次。

（7）2% 苯胺蓝液 5 分钟。

（8）0.2% 冰醋酸水洗 2 次。

（9）无水乙醇脱水（Ⅰ）（Ⅱ）（Ⅲ）各数秒，二甲苯透明（Ⅰ）（Ⅱ）（Ⅲ）各 1～2 分钟。

（10）中性树胶封固。

［染色结果］

胶原纤维呈蓝色，肌纤维和红细胞呈红色，细胞核呈蓝褐色（彩图 6、彩图 7）。

［注意事项］

（1）苯胺蓝染液可用亮绿染液（亮绿 SF 0.1 g，0.2% 醋酸 100 mL）替换，此时胶原纤维呈绿色。

（2）Masson 复合染色液经磷钨酸分化时需在显微镜下控制，直至肌纤维清晰为止。

（3）Masson 复合染色液配完后保存时间不宜过长，如有可能，每次染色以现配为佳。

动画：胶原纤维染色——Masson 三色法染色机制

（4）切片在各级乙醇中脱水，时间不宜过长，否则会将着染的颜色脱去。

（5）如有可能，在组织固定时，用 Zenker 固定液固定，如此对染色效果将更好。

2. Mallory 三色染色

［试剂配制］

（1）重铬酸钾液：

重铬酸钾	2.5 g
醋酸	5 mL
蒸馏水	95 mL

（2）苯胺蓝橘黄-G 液：

苯胺蓝	0.5 g
橘黄-G	2 g
磷钨酸	1 g
蒸馏水	100 mL

（3）酸性复红液：

酸性复红	0.5 g
蒸馏水	100 mL

［染色步骤］

（1）中性甲醛液固定组织，石蜡切片。

（2）切片脱蜡至水。

（3）重铬酸钾液 10 分钟。

（4）自来水、蒸馏水各洗 2 次。

（5）酸性复红液 2 分钟。

（6）蒸馏水稍洗。

（7）苯胺蓝橘黄-G 液 20 分钟。

（8）无水乙醇脱水（Ⅰ）（Ⅱ）（Ⅲ）各数秒，二甲苯透明（Ⅰ）（Ⅱ）（Ⅲ）各

1～2分钟。

（9）中性树胶封固。

［染色结果］

胶原纤维、网状纤维和碱性颗粒呈蓝色；神经胶质纤维、肌纤维及酸性颗粒呈红色；软骨、黏液、淀粉样变物质呈淡蓝色；髓鞘和红细胞呈橘红色。

［注意事项］

（1）苯胺蓝液染色后用95%乙醇分化时，需在镜下观察。

（2）取另一张切片同时做胶原纤维对照染色以进行鉴别。

（3）酸性复红液易溶解于水，使切片常常带有红色。

3.鞣酸-偶氮荧光桃红染色

［染色原理］

此法是两种酸性染料先后作用而完成鉴别染色。大分子量的鞣酸（分子量为1 701.18）易进入结构疏松、渗透性高的胶原纤维而呈黄色，小分子量的偶氮荧光桃红（分子量为509.42）和荧光桃红（分子量为829.70）易穿透结构较致密、渗透性较低的肌纤维而呈红色。此法用以区分肌纤维和胶原纤维，对比清晰，也不易退色。同时又可显示肌上皮细胞，用于乳腺和皮肤等肌上皮细胞瘤的诊断。对鉴别乳腺良恶性肿瘤亦有一定的价值。

［试剂配制］

（1）Mayer苏木精染液：

苏木精	0.1 g
蒸馏水	100 mL
碘酸钠	20 mg
硫酸铝铵	5 g
柠檬酸	0.1 g
水合氯醛	5 g

取一只200 mL洁净三角烧瓶盛蒸馏水，加入苏木精并轻轻摇动使完全溶解（可稍加温至约50℃），再加入碘酸钠及硫酸铝铵，用玻璃棒轻轻搅动使硫酸铝铵完全溶解，最后加入柠檬酸与水合氯醛，此时溶液呈淡红紫色，过滤于小口砂塞瓶内。保存和使用同天青石蓝液。

（2）5%的鞣酸。

（3）1%的磷钼酸。

（4）偶氮荧光桃红液：

偶氮荧光桃红	2 g
甲醇	90 mL
冰醋酸	10 mL

将偶氮荧光桃红加入甲醇内溶解，再加入冰醋酸，静置一夜，用时吸取上清液染色。

（5）甲醇冰醋酸液：

甲醇	90 mL

冰醋酸　　　　　　　　　　10 mL

[染色步骤]

（1）组织固定于 Carnoy 液 2～3 小时，直接转入 95% 乙醇液中，常规脱水包埋。

（2）切片厚 4 μm，常规脱蜡至水。

（3）Mayer 苏木精染 8～10 分钟。

（4）流水冲洗 10 分钟。

（5）5% 的鞣酸处理 10 分钟。

（6）流水冲洗 1 分钟。

（7）1% 的磷钼酸处理 10 分钟。

（8）流水冲洗 1 分钟。

（9）偶氮荧光桃红液染 10 分钟。

（10）甲醇冰醋酸分化 3～5 秒。

（11）直接用无水乙醇反复脱水多次。

（12）二甲苯透明（Ⅰ）（Ⅱ）（Ⅲ）各 1～2 分钟。

（13）中性树胶封固。

[染色结果]

肌纤维和肌上皮细胞呈玫瑰红色，胶原纤维呈黄色，胞核呈蓝色。

[注意事项]

（1）原法推荐用 Carnoy 液固定组织，用 10% 的甲醛液固定则染色较浅淡，若用 Bouin 液固定则染色很理想。

（2）染肌纤维原法是用偶氮荧光桃红 2 g 配制，若改用荧光桃红 1 g 代替，其染色效果更佳。

（3）甲醇冰醋酸的分化要恰当，至切片上的红色余液脱去，肌纤维呈鲜红色为止。

第二节　肌肉组织染色

肌组织主要由肌细胞组成，因肌细胞细而长，又称肌纤维。根据肌组织的结构和功能分为骨骼肌、平滑肌和心肌三种类型。三者的细胞质中均含有沿细胞长轴排列的胶原纤维，但平滑肌的肌原纤维较不明显。骨骼肌和心肌的肌纤维有明暗相间的横纹，平滑肌则不显横纹。

平滑肌纤维一般为梭形，直径约为 6 μm，长 20～500 μm，胞核为长圆形，位于细胞的中部。平滑肌主要分布于胃肠道、呼吸道、泌尿生殖管道和血管壁等处；骨骼肌纤维一般呈圆柱形，是多核细胞，核位于纤维边缘，纤维直径为 10～100 μm，长为 1～40 mm，有横纹，又称横纹肌。骨骼肌附于骨骼上，受意志的支配，所以又称随意肌；心肌纤维与骨骼肌纤维的结构基本相同，但心肌纤维呈短柱状，有分支并互相连接，核多为一个，位于纤维中部。

特殊染色可以明确地区分三种肌肉组织。

一、横纹肌染色

（一）应用

当心肌和骨骼肌发生病变时，常规 HE 染色不易观察清楚，故为了显示和观察肌纤维变性所发生的肌质凝集、断裂等病理变化，需要应用显示肌纤维的特殊染色进行观察。常用的 Mallory 磷钨酸-苏木精染色法能显示与区分横纹肌纤维的正常与异常形态。此法对诊断心肌损伤早期病变有一定的参考价值。

横纹肌肉瘤的组织学形态变化多样，与许多未分化的间胚叶肿瘤难以鉴别，如果用磷钨酸苏木精液染色，在瘤细胞的细胞质内发现有蓝色的横纹，则可证明肿瘤是呈横纹肌分化。

磷钨酸苏木精液又可染纤维蛋白，如各种炎症渗出的纤维蛋白。对弥散性血管内凝血（DIC）的切片，用磷钨酸苏木精液染色可在毛细血管内发现蓝色的纤维蛋白细丝。该染色法也常应用于神经病理方面，如对胶质瘤的研究等。

（二）染色方法

Mallory 磷钨酸-苏木精染色法简称 PTAH 染色法。

［染色原理］

Mallory 磷钨酸-苏木精液染色法的机制较奇特，单一染液能染出两种主要的颜色即蓝色和棕红色。有理论认为，成熟的苏木精通过钨的结合生成蓝色色淀，这种色淀对所选择的组织成分能牢固地结合而呈蓝色。显示棕红色的成分是由于磷钨酸的作用而呈色。染液中磷钨酸与苏木精的比率是 20∶1。

［试剂配制］

（1）Mallory 磷钨酸苏木精液：

苏木精	0.1 g
磷钨酸	2 g
蒸馏水	100 mL

取洁净三角烧瓶一只，盛蒸馏水 20 mL，加入苏木精，稍加温使苏木精完全溶解。另取三角烧瓶盛蒸馏水 80 mL，加入磷钨酸后轻轻摇动使其完全溶解。待苏木精液冷却后与磷钨酸液混合，加塞后置于光亮处，隔数天轻轻摇动一次，待 3～6 个月成熟后才使用。如果急需使用，可加高锰酸钾 0.15 g 促进成熟，12～24 小时即可使用。

（2）酸性高锰酸钾液：

0.5% 高锰酸钾水溶液	50 mL
0.5% 硫酸水溶液	50 mL

（3）5% 草酸水溶液：

草酸	5 g
蒸馏水	100 mL

（4）0.5% 碘乙醇液

碘片	0.5 g

70% 乙醇   100 mL

［染色步骤］

（1）组织固定于 10% 的甲醛液中，常规脱水包埋。

（2）切片厚 4 μm，常规脱蜡至水。

（3）用 Zenker 液固定一夜。

（4）0.5% 碘乙醇浸 10 分钟。

（5）稍水洗。

（6）5% 硫代硫酸钠浸 5 分钟。

（7）流水冲洗 10 分钟。

（8）蒸馏水洗 1～2 分钟。

（9）酸性高锰酸钾液氧化 5 分钟。

（10）自来水洗 2 分钟。

（11）5% 草酸漂白 1～2 分钟。

（12）流水冲洗 2 分钟，用蒸馏水洗 2 次。

（13）Mallory 磷钨酸-苏木精浸染（加盖）24～48 小时。

（14）取出切片直接用 95% 乙醇迅速洗去多余染液。

（15）无水乙醇脱水（Ⅰ）（Ⅱ）（Ⅲ）各数秒，二甲苯透明（Ⅰ）（Ⅱ）（Ⅲ）各 1～2 分钟。

（16）中性树胶封固。

［染色结果］

横纹肌纤维、纤维蛋白、细胞核、核仁和神经胶质纤维等呈蓝色，胶原纤维、网状纤维、软骨基质呈棕红色，弹力纤维呈紫色。缺血缺氧早期病变心肌呈紫蓝色或棕黄色（彩图 8）。

［注意事项］

（1）本方法是进行性染色，不要过染，最好在镜下随时观察着色程度。

（2）95% 乙醇分化脱水时应注意在切片上保留一定的红色，然后用无水乙醇快速脱水，稍干燥后固定。

（3）组织固定时选用 Zenker 液固定最好。

动画：磷钨酸-苏木精染色法机制

二、早期心肌病变组织染色

李成库改良 Gomori 变色酸亮绿染色（1984 年）。

此法能显示缺血缺氧性心脏病早期心肌病变的形态改变，对研究早期心肌梗死等缺血缺氧性心脏病具有重要的意义。

［试剂配制］

（1）变色 2R 染液：

变色酸 2R   0.25 g

冰醋酸   0.2 mL

蒸馏水   100 mL

（2）0.5% 亮绿染液：

亮绿　　　　　　　　　　0.5 g

20% 乙醇　　　　　　　　100 mL

［染色步骤］

（1）中性甲醛液固定组织，石蜡切片。

（2）脱蜡至水。

（3）天青石蓝及苏木精重复染细胞核。

（4）蒸馏水洗 2～5 分钟。

（5）变色 2R 染液浸染 10 分钟。

（6）0.2% 醋酸水溶液洗 3 次。

（7）0.5% 亮绿染液浸染 30～60 秒。

（8）自来水洗 3 分钟。

（9）无水乙醇脱水（Ⅰ）（Ⅱ）（Ⅲ）各数秒，二甲苯透明（Ⅰ）（Ⅱ）（Ⅲ）各 1～2 分钟。

（10）中性树胶封固。

［染色结果］

变性及早期坏死心肌呈紫红色，正常心肌及纤维结缔组织呈绿色，红细胞呈红色，细胞核呈深蓝色。

［注意事项］

（1）醋酸分化是关键，分化至无红色液体从切片流下为止。

（2）最好用多种方法做对照染色，以判断结果的可靠性。

第三节　脂　质　染　色

脂质是中性脂肪、类脂以及它们的衍生物的总称，是构成人体组织的重要成分。脂质的共同物理性质是不溶于水而溶于乙醇、三氯甲烷、乙醚等有机溶剂。在化学组成上，脂质属于脂肪酸的酯或与这些酯有关的物质。人体内脂质以两种形式存在，一种是贮藏脂肪即体脂，主要是中性脂肪，贮于皮下、大网膜、肾和胰腺等脏器周围以及肌间组织等处。另一种是结构脂肪，主要为类脂，如磷脂、糖脂、胆固醇和胆固醇酯等，这些类脂常和蛋白质、糖类结合一起存于细胞内，构成细胞的组成成分。

脂肪组织在内脏周围具有保护内脏免受外力撞伤及磨损的作用。因脂肪不易传热，故皮下脂肪能防止体内热量过分外散，有保持体温的作用。类脂的功能是与蛋白质、糖类结合构成生物膜的基本成分。

脂质根据其化学成分一般可分为以下三类。

（1）单纯脂质：这是脂肪酸和醇化合的酯，如中性脂肪、油及蜡等。中性脂肪用苏丹染料染色呈阳性。

（2）复合脂质：是脂肪酸的酯经水解后，生成醇类、脂肪酸、磷酸和含氮的碱基等。复合脂质可分为磷脂和糖脂。磷脂是构成人体细胞与组织的重要成分，又分为卵磷脂、脑磷脂和神经鞘磷脂。磷脂用苏丹黑 B 染色呈阳性，Baker 酸性苏木红染色也呈阳性，PAS 反应则呈阴性，热的吡啶可把磷脂抽提出来。糖脂含糖、脂肪酸和神经氨基醇，常和磷脂共同存在，PAS 反应呈阳性。

（3）衍生脂质：是指尚具有脂质性质的单纯脂质或复合脂质的水解产物，属于这类的有脂肪酸和固醇类。脂肪酸用硫酸耐尔蓝染色呈阳性（蓝色），PAS 反应阴性。胆固醇及其酯用 Schultz 试验呈阳性。

在组化应用上，脂质通常分为中性脂质和酸性脂质，前者包括三酰甘油、胆固醇及其酯、激素和某些糖脂；后者包括脂肪酸与磷脂等。

脂肪染色在病理上的应用主要为鉴别细胞内空泡的性质（水样变性、脂肪变性或糖原），亦可用于显示动脉粥样硬化斑块病灶内的脂质沉积、脂肪栓塞。此外，对神经系统的变性、脱髓鞘疾病的诊断有极为重要的作用。在肿瘤病理学中，脂肪染色主要用于卵巢纤维瘤与卵泡膜细胞瘤、肾母细胞癌、皮脂腺癌的诊断和鉴别诊断。

中性脂肪是储存能量的一种形式，在氧化时释出能量。中性脂肪是由一分子甘油和三分子脂肪酸形成的酯，即三酰甘油。在形成酯时，脂肪酸的羧基和甘油的羟基这两种活性基团相互结合（即中和），所以呈中性。

中性脂肪主要以储藏脂肪的形式存于体内，常见于皮下、大网膜和某些脏器周围以及肌间组织等处，为供给能量的来源。在正常情况下，除脂肪细胞外，其他细胞在光镜下几乎看不到脂滴或仅见少量脂滴。如果细胞质内出现大小不等脂滴，就称为脂肪变性。脂滴开始可以是小滴，以后可以增多或互相融合成一大滴。脂滴的主要成分就是中性脂肪。

引起脂肪变性的因素有多种，如严重的感染、长期的贫血或缺氧、化学药物中毒（四氯化碳、三氯甲烷和磷等）以及营养障碍等，这些因素引起细胞内的脂肪代谢障碍而出现脂肪变性。脂肪变性最常出现于肝细胞、心肌细胞和肾曲管上皮细胞，因为这些细胞都是代谢旺盛、耗氧量多，其中尤以肝的脂肪变性最为常见，这是因为肝脏与脂肪代谢的关系极为密切的缘故。

发生脂肪变性的组织，在经常规石蜡制片后，脂滴均被脱水和透明液中的高浓度乙醇和二甲苯等脂溶剂所溶解，形成一个个空泡。在 HE 染色标本内就可见到细胞质内有许多大小不等的圆形空泡，这种空泡有时与水泡样变或溶解的糖原不易区分，所以有赖于做脂肪染色来证明。若需做脂肪染色，标本就不能采用含乙醇的固定液，也不能制作石蜡切片，而必须用冷冻切片。组织细胞经乙醇、二甲苯、丙酮等有机溶剂处理后，其中脂肪大多消失而出现假阴性结果。

油红-O 是显示脂质最常用的方法。此外，偶氮类染料如苏丹 II、苏丹 III、苏丹 IV、苏丹黑 B 等及锇酸染色也较常使用。苏丹黑 B 还可用来染磷脂。这些染料不溶于水，稍溶于乙醇，但更易溶于脂肪，因此被广泛地应用于组织切片内脂滴的显示。

一、Lillie-Ashburns 油红-O 改良法

[染色原理]
油红-O 为脂溶性色素染料，在脂质中的溶解度大于有机溶剂的溶解度，染色时油

红-O 从染液中转移到脂质中使之着色。

[试剂配制]

（1）油红-O 染液：

油红-O	0.5 g
异丙醇	100 mL

油红-O 完全溶于异丙醇后过滤。临用时取原液 6 mL，加蒸馏水 4 mL 稀释，静置 5～10 分钟后使用。此液保存不超过 2 h。

（2）苏木精液：见苏木精-伊红染色试验。

（3）甘油明胶：

明胶	10 g
蒸馏水	50 mL
甘油	50 mL
苯酚	0.5 g

先将明胶溶于蒸馏水，置于 37℃ 的温箱或水浴箱中一晚使之完全溶解，期间可稍掘动，然后加入甘油和苯酚结晶，再转入 37℃ 的温箱 30 分钟，使彻底溶解并混匀即可用。该液于室温呈冻胶状，可保存使用 1～2 年，用前置入 37℃ 的温箱或温水内待溶解后即可行冷冻切片的脂肪染色封盖。

[染色步骤]

（1）新鲜组织低温恒冷切片，根据组织内所含脂肪的多少，切片温度可调节在 -20～-25℃，若为脂肪瘤，宜调至 -30℃。

（2）切片厚 6～8 μm，裱贴于玻片。

（3）10% 的甲醛固定 10～30 分钟。

（4）蒸馏水洗。

（5）油红-O 染液浸染（加盖）10～15 分钟。

（6）60% 乙醇分化至基质清晰。

（7）蒸馏水洗。

（8）苏木精淡染细胞核 1 分钟。

（9）水洗 10 分钟。

（10）返蓝。

（11）甘油明胶液封固。

[染色结果]

脂质呈鲜红色，细胞核呈淡蓝色（彩图 9、彩图 10）。

[注意事项]

（1）为防止染液沉淀，染色时尽可能地使用密闭器皿。

（2）油红-O 染液配制时可稍加温使其溶解，冷却后储存备用。

（3）染细胞核时，可将苏木精液等量稀释后使用效果会更好。

二、苏丹Ⅳ法

[试剂配制]

（1）苏丹Ⅳ染液：

苏丹Ⅳ	0.5 g
70% 乙醇	50 mL
丙酮	50 mL

取一只洁净小口砂塞瓶，先加入 70% 乙醇和丙酮混合，再加入苏丹Ⅳ，不时摇动，使尽量溶解达饱和，待 1 天后可用。砂塞瓶要塞紧密封，用时吸其上清液。

（2）Mayer 苏木精液：

苏木精	0.1 g
蒸馏水	100 mL
碘酸钠	20 mg
硫酸铝铵	5 g
柠檬酸	100 mg
水合氧醛	5 g

取一只三角烧瓶盛蒸馏水，稍加温至约 50℃，加入苏木精，轻轻摇动使完全溶解。再加入碘酸钠和硫酸铝铵，用玻璃棒搅动使硫酸铝铵溶解，最后加入柠檬酸与水合氯醛，待完全溶解后过滤于小口砂塞瓶内，置 4℃ 的冰箱保存可使用一年以上。

[染色步骤]

（1）新鲜组织低温恒冷切片。

（2）切片厚 6～8 μm，裱贴于玻片。

（3）70% 乙醇稍浸洗。

（4）苏丹Ⅳ染液浸染 1 分钟。

（5）70% 乙醇洗去多余染液。

（6）蒸馏水浸洗 1 分钟。

（7）Mayer 苏木精染细胞核 2 分钟。

（8）水洗 10 分钟，再用蒸馏水洗 1 次。

（9）用滤纸把组织周围水分抹干。

（10）甘油明胶封盖。

[染色结果]

脂肪呈红色，细胞核呈蓝色。

[注意事项]

（1）如已经用 10% 的甲醛液固定的组织作脂肪染色，则不易用低温恒冷切片机切片，需采用半导体制冷切片，厚 8～10 μm，置于一小缸蒸馏水内展开，用玻璃钩把切片捞入 70% 乙醇内稍洗，跟着捞入苏丹Ⅳ染液染 1 分钟，再捞出移入 70% 乙醇漂洗。第 6 步至 8 步，全过程用捞片染色，第 8 步后用玻璃钩把切片捞在载玻片上，抹干周围水分，用甘油明胶封盖。

（2）用甘油明胶封盖的标本，保存时间不长。如需较长时间保存，可在盖玻片的四周与载玻片交界处用中性树胶做一堤围状封固，堤围宽度为 2～3 mm，在滴甘油明胶时以不溢出盖玻片边缘为准。

（3）凡作脂肪染色的组织都不能采用含乙醇的固定液固定，而必须用甲醛液固定。不能作石蜡切片而须作冷冻切片或碳蜡切片。

（4）配制苏丹染液的溶剂都是脂溶剂，有挥发性，配好后的染液一定要密封保存，用前才吸出少量置于有盖的小玻璃皿内进行染色，否则染液易发生沉淀，造成切片污染。

三、锇酸组织块染色

［染色原理］

锇酸与脂质结合生成不溶于乙醇及二甲苯的氢氧化锇而呈黑色。

［试剂配制］

锇酸混合固定溶液：

10% 锇酸	10 mL
1% 铬酸	25 mL
醋酸	5 mL
蒸馏水	60 mL

［组织固定］

组织块厚度为 0.2～0.3 cm，浸入锇酸混合固定液内固定 36～72 小时。必要时更换固定液，组织细胞内脂肪被氧化成黑色的氢氧化锇，不再被有机溶剂溶解。

［染色步骤］

（1）经锇酸固定后的组织块流水冲洗 6～12 小时。

（2）逐级乙醇脱水。

（3）二甲苯透明。

（4）浸蜡及包埋。

（5）石蜡切片 5～6 μm。

（6）切片脱蜡。

（7）二甲苯透明。

（8）中性树胶封固。

［染色结果］

脂肪滴呈黑色，类脂质颗粒呈褐色。

动画：中性脂肪染色机制

第四节　糖原和黏液物质染色

一、糖原染色

糖原是单纯的多糖，存在于动物体内，因其功能和结构与植物淀粉相似，故又称为动物淀粉。糖原是由葡萄糖组成的、带分支的大分子多糖，可分为 α、β、γ 型三种，主要在肝脏合成。在肝内，糖原作为能量的暂时储备；在骨骼肌，糖原主要作为供给肌肉活动的能量。

在正常情况下，糖原位于细胞质内。组织内的糖原可分为不稳定性和稳定性糖原。在正常情况下，不稳定性糖原贮积于肝脏和肌肉，这种糖原根据身体能量的需要很容易转化为葡萄糖。稳定性糖原仅以微量存积于身体的各种组织和细胞内，如神经细胞、子宫颈和阴道上皮细胞、软骨细胞以及中性粒细胞等。

糖原易溶于水，一般应避免用水溶性的固定液进行固定。糖原并不是与蛋白质发生化学结合，而是机械地包含在凝结的蛋白质内。由于组织经甲醛液固定后细胞内的糖原（特别是不稳定性糖原）仍可溶于水，因此应采用含乙醇的溶液作为固定液。但稳定性糖原经甲醛固定后仍可大部分保留。常用于固定糖原的固定液有乙醇、Gendre 液、Carnoy 液等，这些固定液能较好地保存糖原，但却有使糖原流动到细胞一侧的现象，这现象称为"极化现象"。较理想的是用不经固定的低温恒冷切片技术，这样可显示出糖原在细胞质内的原有分布。

显示糖原的方法有过碘酸-Schiff（PAS）法、Bauer 铬酸-无色品红法、Best 胭脂红法和高碘酸-六胺银法等。应用淀粉酶或唾液于染色前进行消化即可证实，即在对照片经消化后行 PAS 染色为阴性的可认为是糖原。PAS 法操作简便；Best 胭脂红法显示的糖原为鲜红色，能长期保存而不退色，但技术性较高；高碘酸-六胺银法虽能显示糖原，但其他物质也被显示出来，无特异性。

（一）应用

糖原的常规染色法为过碘酸-Schiff（PAS）法。PAS 法多用于显示糖原，对明确细胞空泡的性质、糖原贮积病和糖尿病的诊断及某些透明细胞肿瘤的鉴别诊断方面具有重要的作用。此染色也常用于显示中性黏液物质，对低分化腺癌诊断也有一定的价值。PAS 染色还能清楚地显示基底膜、网状纤维、真菌菌丝、寄生虫等。此外，还用于观察缺血缺氧早期心肌坏死或梗死区的糖原减少情况。

在常规石蜡切片的 HE 染色，如细胞质内见有大小不一的空泡出现，这可能是脂滴在经脂溶剂的脱水透明过程中溶解而成，也可能是糖原在经水溶液固定剂固定过程中脱失所致，在这种情况下可做糖原染色加以证明。糖原染色用以观察肝组织在某些病变时糖原的分布状况和量的增减情况。如饥饿时，肝细胞内肝糖原减少，在糖尿病时，肝细胞的细胞质内出现大量糖原（也可见于细胞核内，称为核糖原）。在肾脏，肾曲小管也可出现糖原。由先天遗传缺陷引起的糖原贮积病时，在肝、肾、心肌或骨骼肌等均有大量糖原沉积。一些肿瘤细胞也富含糖原，肝细胞癌的细胞质可含糖原，多少不一。骨的 Ewing 肉瘤和骨的恶性淋巴瘤在 HE 染色中形态很相似，但前者细胞质内有糖原颗粒，PAS 反应阳性；后者不含糖原，PAS 反应阴性。室管膜瘤的菊形团细胞，PAS 染色阳性；髓母细胞瘤的菊形团细胞，PAS 染色阴性。脊索瘤瘤细胞的细胞质内有糖原，PAS 染色阳性；软骨肉瘤和软骨母细胞瘤，PAS 染色阴性。

（二）染色方法

1.过碘酸-Schiff（PAS）法

［染色原理］

碱性品红液经亚硫酸作用生成无色品红液（又称 Schiff 试剂）。高碘酸是一种氧化剂，能破坏多糖类结构的碳键。组织切片首先用高碘酸氧化，使存在于组织内多糖分子的两个相邻带有羟基的—C—C 键打开，生成二醛。其后，暴露出来的游离醛基与无色品红液作用，生成新的红紫色复合物而显示出来。

［组织固定与切片］

取新鲜薄片组织，立即用 Gendre 液固定 6～12 小时或 Carnoy 液固定 3～6 小时，然后转入 95% 乙醇。无水乙醇按常规脱水透明，石蜡包埋，切片厚 4～5 μm。

［试剂配制］

（1）过碘酸氧化液：

过碘酸	0.5 g
蒸馏水	100 mL

此溶液溶解后保存于冰箱中待用。

（2）Schiff 液：

碱性品红	1 g
1 mol/L 盐酸	20 mL
偏重亚硫酸钠	2 g
重蒸馏水	200 mL

取一个 500 mL 的洁净三角烧瓶加重蒸馏水 200 mL，在电炉上煮沸后取出。加入碱性品红 1 g 于煮沸后的蒸馏水内，轻轻摇动数分钟使碱性品红彻底溶解，此时溶液为深红色。待冷却至约 50℃时，过滤至另一个洁净三角烧瓶内。加入 1 mol/L 盐酸 20 mL，稍摇动使混匀。待温度降至 35℃左右，加入 2 g 偏重亚硫酸钠，用塞塞紧，并稍摇动使其与盐酸作用，这时碱性品红的颜色开始变淡。5 小时后变为无色液体，故称为无色品红液，又称 Schiff 试剂。置于棕色小口砂塞瓶内，塞紧瓶口并密封，置 4℃的冰箱保存待用，用前取出恢复至室温。

［染色步骤］

（1）Gendre 液或 Carnoy 液固定组织。

（2）石蜡切片，脱蜡至水。

（3）蒸馏水洗。

（4）过碘酸氧化液浸 5～10 分钟。

（5）充分蒸馏水洗。

（6）Schiff 液浸 10～30 分钟。

（7）自来水洗 10 分钟。

（8）明矾苏木精浅染细胞核 3～5 分钟。

（9）盐酸乙醇分化。

（10）水洗。

（11）无水乙醇脱水（Ⅰ）（Ⅱ）（Ⅲ）各数秒，二甲苯透明（Ⅰ）（Ⅱ）（Ⅲ）各1～2分钟。

（12）中性树胶封固。

［染色结果］

糖原及其他 PAS 反应阳性物质呈红色，细胞核呈蓝色（彩图 11、彩图 12、表 9-1）。

表 9-1　PAS 反应阳性物质

物质类别	举例	着色程度
中性黏液物质	结肠杯状细胞	强度
某些酸性黏液物质	酸性非硫酸性含唾液黏多糖	中度
真菌	糖曲菌	强度
基底膜	肾小球基膜	中度
各种色素	脂褐素	中度
脂质	脑苷脂	中度
脑垂体	黏液样细胞	强度
软骨	软骨	强度
某些沉着物	淀粉样物	弱度

［注意事项］

（1）配制 Schiff 染液的碱性品红质量必须纯，当贮存的液体颜色变为橘红色时，不能再用。

（2）偏重亚硫酸钠质量必须优良，不能用陈旧无硫的刺激性试剂。

（3）染色前将 Schiff 试剂从冰箱取出，恢复至室温后再进行染色，染色时间根据室温而定，夏季 10 分钟，冬季 20 分钟。

（4）过碘酸氧化是染色成败的关键，作用的温度过高或时间过长可出现假阳性反应，温度以不高于 20℃为宜，时间以 5～10 分钟为妥。

2. Best 胭脂红法

［染色原理］

Best 胭脂红法是一种古典的糖原染色法，技术操作要求高，较难掌握。其染色机制仍不够清楚，有学者认为可能是糖原分子内的羟基和胭脂红染液内的氢原子之间生成氢键形成复合物而显色。氢氧化铵在染液中的作用是将染液的 pH 提高至 10～11，pH 低于 10 则失去染色的选择性。

［试剂配制］

（1）Harris 苏木精液。

（2）Best 胭脂红贮备液：

胭脂红	2 g
碳酸钾	1 g
氯化钾	5 g
蒸馏水	60 mL

取洁净三角烧瓶一个，加入上述试剂用玻璃棒搅动混合，于水浴中慢慢煮沸至颜色变为深红色（煮 3～5 分钟）。冷却后过滤，再加入氢氧化铵 20 mL，装于小口砂塞瓶，密封保存于 4℃的冰箱。

（3）Best 胭脂红工作液：

Best 胭脂红贮备液	10 mL
氢氧化铵	15 mL
甲醇	15 mL

（4）Best 分化液：

无水乙醇	20 mL
甲醇	10 mL
蒸馏水	25 mL

［染色步骤］

（1）新鲜薄片组织立即固定于 Gendre 液或 Carnoy 液中。脱水包埋同过碘酸-Schiff（PAS）法。

（2）切片脱蜡至水。

（3）Harris 苏木精液染 5～10 分钟。

（4）稍水洗。

（5）1% 的盐酸乙醇稍分化。

（6）流水冲洗 10 分钟。

（7）浸入 Best 胭脂红工作液（加盖）染 20～30 分钟。

（8）不用水洗，直接用 Best 分化液浸洗 2 次（把切片提高又放下），每次 1～3 秒。

（9）95% 乙醇浸洗，再用无水乙醇脱水 3 次。

（10）二甲苯透明（Ⅰ）（Ⅱ）（Ⅲ）各 1～2 分钟。

（11）中性树胶封固。

［染色结果］

糖原颗粒呈鲜红色，细胞核呈蓝色。

［注意事项］

（1）如需作消化对照，可按上法的步骤进行。

（2）在用水浴煮沸 Best 胭脂红储备液时，应出现较多泡沫，否则应该是所用的药物不够纯。

（3）配制 Best 胭脂红贮备液和 Best 胭脂红工作液的氢氧化铵要有足够浓度，染片时要用密盖的高身染色盅盛装染液。

（4）染色时切片从 Best 胭脂红工作液取出后，应立即用 Best 分化液分化。不要让切片干燥，更不能水洗。

（5）Best 胭脂红贮备液必须密封存于冰箱，一般可保存 3～6 个月。Best 胭脂红工作液仅限于临用前配制，用后即倾去。

（6）染 Harris 苏木精后，必须用 1% 盐酸乙醇分化，否则所显示的糖原呈暗红紫色而不够鲜艳。

二、黏液物质（黏多糖）染色

过去，黏液一词是用以称呼某些细胞所分泌的一种黏稠的分泌物，人体的各种腺体及许多器官的细胞都能制造或分泌黏液物质。这种分泌物不是一种单一成分，而是由一些形态相同但组织化学性质不相同的物质组成。其中含有大量的糖，故称为黏多糖。又因其尚含有其他物质，因此黏液一词目前多被黏液物质代替。

由于物质中含酸基的不同，黏液物质分为中性黏液物质（中性黏多糖）、酸性黏液物质（酸性黏多糖）和混合性黏液物质（混合性黏多糖）（图 9-1）。中性黏液物质含有氨基己糖和游离的己糖基；酸性黏液物质也含有氨基己糖，并含有各种酸根。前者见于胃黏膜的表面上皮、十二指肠腺、前列腺上皮等；后者见于呼吸道和消化道的杯状细胞、主动脉壁、软骨基质、角膜和皮肤等。胃黏膜表面上皮分泌中性黏液物质，而胃的肠腺化生或肠型胃癌的癌细胞分泌酸性黏液物质，但胃型胃癌的癌细胞则分泌中性黏液物质。这两种黏液物质在 HE 染色有时较难区别，但用阿先蓝-Schiff 反应（AB-PAS）则很容易区分中性黏液物质和酸性黏液物质。

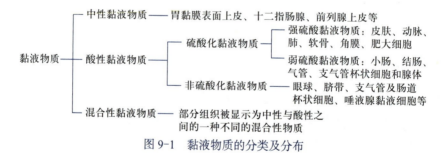

图 9-1　黏液物质的分类及分布

黏液物质对碱性染料具有很强的亲和力，可溶于弱碱性溶液，对亚甲蓝、硫堇等异染性染料具有异染性，除胃黏膜外，加入醋酸可发生沉淀。

黏液物质染色主要用于黏液性肿瘤的诊断和鉴别诊断，如黏液瘤、黏液肉瘤、脂肪瘤、胃肠道低分化腺癌、软骨黏液样纤维瘤，也用于结缔组织疾病及慢性胃炎肠上皮化生等的诊断。

阿先蓝和 PAS 联合应用可显示中性、微酸性及强酸性黏液物质，是病理诊断中显示黏液物质最常用的方法。阿先蓝-Schiff 反应（AB-PAS）方法如下。

［试剂配制］

（1）1% 阿先蓝醋酸水溶液：

阿先蓝 8GS　　　　　　　　1 g

蒸馏水　　　　　　　　　　97 mL

冰醋酸   3 mL
麝香草酚   2 粒（防腐）

pH 应为 2.5～3.0。

（2）Schiff 试剂（见 PAS 染色法）。

（3）0.5% 过碘酸水溶液。

（4）3% 醋酸水溶液。

［染色步骤］

（1）中性甲醛液固定组织，石蜡切片。

（2）脱蜡至水。

（3）蒸馏水洗 3 次。

（4）3% 醋酸浸 3 分钟。

（5）1% 阿先蓝醋酸水溶液浸 10～20 分钟。

（6）3% 醋酸浸 3 分钟。

（7）蒸馏水洗 3 次。

（8）0.5% 过碘酸氧化液浸 10～20 分钟。

（9）自来水洗 3～5 分钟，蒸馏水洗。

（10）Schiff 液染色 10～20 分钟。

（11）流水冲洗 2～5 分钟。

（12）用明矾苏木精淡染细胞核。

（13）盐酸乙醇分化。

（14）无水乙醇脱水（Ⅰ）（Ⅱ）（Ⅲ）各数秒，二甲苯透明（Ⅰ）（Ⅱ）（Ⅲ）各 1～2 分钟。

（15）中性树胶封固。

［染色结果］

酸性黏液物质呈蓝色，中性黏液物质呈红色，混合黏液物质呈紫红色，细胞核呈淡蓝色。

第五节　病原微生物染色

微生物种类繁多，有一部分微生物能引起人、动物和植物的疾病，这些具有致病性的微生物称为病原微生物。病原微生物包括细菌、真菌、放线菌、支原体、衣原体、立克次体、螺旋体、病毒等。这些病原微生物有各自的形态特点，但因体积小，用肉眼无法辨认，在 HE 染色也难以观察到，需要通过特殊染色，借助光学显微镜或电子显微镜才能观察到。组织及细胞中这些病原体的检测对于感染性疾病的病理诊断有非常重要的作用。在临床病理诊断中，通过特殊染色检测组织细胞中的病原微生物，对于临床正确诊断和治疗疾病具有重要的意义。

一、细菌染色

细菌是属原核生物界的一种单细胞微生物，是临床上最常见的致病微生物，一般用油镜才能观察到。细菌体积从 1 μm 至数微米，直径 0.8～1.2 μm。按其外形主要分为球菌、杆菌及螺形菌三大类。球菌菌体呈球形，又分为双球菌、链球菌、葡萄球菌等；杆菌菌体呈杆状，长短不一，有些杆菌是直的，有些则稍弯曲，有些又有分支；螺形菌菌体弯曲，又可分为弧菌和螺菌。弧菌只有一个弯曲，呈逗点状，螺菌菌体可有数个弯曲。细菌由细胞壁、细胞膜、细胞质和核质构成。细胞壁是一层较薄的膜状结构，其功能是维持细胞的外形。细胞膜位于细胞壁的内层，由磷脂和蛋白质构成。细胞质为细胞膜所包裹，是细菌的基础物质，内含核糖体等物质。核质多在菌体中央，无核膜和核仁。此外，有些细菌还有荚膜、鞭毛、菌毛和芽孢等特殊结构。

根据特殊染色方法，细菌分为一般细菌和抗酸杆菌两类。革兰（Gram）染色法将一般细菌分为革兰阳性菌和革兰阴性菌。革兰染色法由丹麦细菌学家 Christlan Gram 于 1884 年创建，至今有一百多年，现在仍广泛应用。标本先用结晶紫染色，再加碘媒染，使之生成结晶紫-碘复合物，此时不同细菌均被染成蓝紫色。继后通过用苯胺、丙酮等分化处理，仍保持不脱色的为 Gram 阳性（G^+）菌，完全脱色的或经碱性品红、碳酸锂胭脂红染成红色的为 Gram 阴性（G^-）菌。

1. 苯胺结晶紫法

［染色原理］

在同样染色环境中，利用细菌不同的等电点（G^+ 菌等电点为 pH 2.0～3.0，G^- 菌等电点为 pH 4.0～5.0），G^+ 菌带的负电荷比 G^- 菌带的负电荷多，与带正电荷的碱性染料如结晶紫结合较牢，再加入媒染剂（碘）进入菌体后，与染料结合形成不溶于水的结晶紫-碘-蛋白复合物，并与 G^+ 菌菌体内的核糖核酸镁盐结合，使已着色的细菌不易脱色。而分化剂（苯胺、丙酮等）不易透过 G^+ 菌的细胞壁，故 G^+ 菌不易脱色；但分化剂容易进入 G^- 菌菌体内，溶解染料和碘复合物，使 G^- 菌脱色。要注意的是，革兰染色阳性的细菌必须具有未受损的细菌壁，如细菌壁受破损，则染色呈阴性。这表明细菌壁的完整性在染色上是很重要的。

动画：苯胺结晶紫法染色机制

［试剂配制］

（1）苯胺结晶紫染液：

结晶紫	2 g
无水乙醇	10 mL
苯胺	2 mL
蒸馏水	88 mL

结晶紫溶于无水乙醇，苯胺与蒸馏水盛于小口砂塞瓶加塞后稍用力摇匀混合，再与完全溶解的结晶紫液混合。此液用前需过滤，可保存 2～3 个月。

（2）Weigert 碘液：

碘片	1 g
碘化钾	2 g

蒸馏水　　　　　　　　　　100 mL

取蒸馏水 4 mL，加入碘化钾使完全溶解，继续加入碘片，轻轻摇动使完全溶解后再加入其余蒸馏水。

（3）苯胺二甲苯：

苯胺　　　　　　　　　　1 份

二甲苯　　　　　　　　　2 份

［染色步骤］

（1）组织固定于 10% 的甲醛液中，常规脱水包埋。

（2）切片厚 4 μm，常规脱蜡至水。

（3）Mayer 苏木精液复染细胞核 3 分钟。

（4）流水冲洗 10 分钟。

（5）伊红液于 56℃的温箱内染 5 分钟。

（6）稍水洗。

（7）苯胺结晶紫（用小滤纸过滤在切片上）染色 5 分钟。

（8）倾去染液，用滤纸吸干切片周围染液。

（9）Weigert 碘液直接滴在切片上约 2 分钟。

（10）倾去碘液，稍水洗，用滤纸彻底吸干切片上的水分。

（11）苯胺二甲苯进行分化，并轻轻摇动切片，必要时可更换新的苯胺二甲苯进行分化，全切片无颜色脱出，立即倾去切片上的苯胺二甲苯。

（12）滴入二甲苯以洗去苯胺，然后在镜下观察。如分化不够，可再次滴入苯胺二甲苯进行分化，至切片上 G^+ 菌显示清晰为止。

（13）二甲苯反复多次洗切片，彻底把苯胺除去。

（14）中性树胶封固。

［染色结果］

组织中 G^+ 菌呈蓝紫色，G^- 菌不着染。纤维素也呈蓝紫色，细胞核呈蓝色，其他组织成分呈淡红色。

［注意事项］

（1）在第 3 步如用 Harris 苏木精染细胞核，其后需用 1% 的盐酸乙醇分化。

（2）在第 10 步经 Weigert 碘液和水洗后，必须用滤纸彻底吸干切片内水分，才滴入苯胺二甲苯进行分化，否则切片含有水分则导致分化不均匀。

（3）革兰染色为一种退行性染色，因此分化过程十分重要。用苯胺二甲苯分化时一定要掌握好时间，如分化不足则结构不清楚，可滴入苯胺二甲苯继续分化。如分化过度，G^+ 菌也可脱色。一般在稍分化 2 秒后以二甲苯漂洗，置显微镜下观察，若见 G^+ 菌呈清晰的蓝紫色小点或杆状时则立即停止分化。

（4）最后一定要用二甲苯反复多次洗切片，把苯胺完全除去，否则标本容易退色。

2. Warthin-Starry 幽门螺杆菌染色

早在 1906 年，Krienitz 首次在人的胃癌尸解标本发现有螺旋状细菌。1983 年，Warren 和 Marshall 报道从慢性胃炎病患者的胃黏膜活检标本中发现并分离出幽门螺杆

动画：胃
幽门螺杆
菌硝酸银
法染色
机制

菌，是一种 G⁻ 菌。现已证实，这种细菌与慢性胃炎、消化性溃疡、胃癌及低度恶性胃淋巴瘤的发病有密切关系。幽门螺杆菌一般呈弧形、S 形或海鸥状，有时可见 3～4 个弯曲呈螺旋状，常呈鱼群状分布。该菌多见于胃黏膜表面上皮与黏膜层之间，并贴近表面上皮细胞，部分进入上皮细胞的细胞质内，胃小凹和黏膜浅层腺腔内亦有此菌。其染色方法有多种，经典方法为 Warthin-Starry 染色。

［染色原理］

幽门螺杆菌含有蛋白和多糖物质，在一定温度下幽门螺杆菌能吸附硝酸银液中的银离子，再经还原反应，吸附的银离子被还原为金属银。

［试剂配制］

（1）醋酸缓冲液（pH 3.6）：

0.2 mol/L 醋酸缓冲液（pH 3.6）	10 mL
蒸馏水	240 mL

（2）1% 硝酸银液：

硝酸银	1 g
醋酸缓冲液（pH 3.6）	10 mL

（3）2% 硝酸银液：

硝酸银	0.2 g
醋酸缓冲液（pH 3.6）	10 mL

（4）5% 明胶液：

明胶	5 g
醋酸缓冲液（pH 3.6）	100 mL

（5）3% 对苯二酚液：

对苯二酚	0.3 g
醋酸缓冲液（pH 3.6）	10 mL

（6）明胶对苯二酚液：

3% 对苯二酚液	1 mL
5% 明胶液	15 mL

把 5% 明胶液置于水浴中加温，然后再加入对苯二酚液，混合后保存于 56℃水浴箱中待用。

（7）显影液：

明胶对苯二酚液	16 mL
2% 硝酸银液	3 mL

［染色步骤］

（1）中性甲醛液固定组织，石蜡切片。

（2）脱蜡至水。

（3）醋酸缓冲液洗 2 次，每次 5～10 秒。

（4）切片置于 1% 硝酸银液内，于 56℃水浴箱作用 1 小时。

（5）取出切片，立即浸入显影液内 2～3 分钟，至眼观切片呈金黄色为止。

（6）将切片浸入 56℃蒸馏水中洗 1～2 分钟。

（7）蒸馏水洗 1 次。

（8）无水乙醇脱水（Ⅰ）（Ⅱ）（Ⅲ）各数秒，二甲苯透明（Ⅰ）（Ⅱ）（Ⅲ）各 1～2 分钟。

（9）中性树胶封固。

［染色结果］

幽门螺杆菌呈棕黑至黑色，背景呈黄色。

［注意事项］

显影液应在切片置 56℃水浴箱作用 1 小时完成之前 5 分钟，置于 56℃水浴中保温待用。

3. Ziehl-Neelsen 抗酸杆菌染色

抗酸染色是指对抗酸杆菌而言。抗酸杆菌属分枝杆菌，菌体胞壁上含有不等量的类脂质，主要是磷脂、脂肪酸和蜡质三种成分，对酸碱性染料有着一定的拒染作用，因此不易着色。但一旦着染后可抵抗酸的脱色作用，故称为抗酸菌。常见的抗酸菌为结核杆菌和麻风杆菌。

结核杆菌为细长和稍弯曲的杆状菌，长短不一，常单条散在分布，或平行相聚排列，有时呈分支状。多见于结核性干酪样坏死灶，主要侵犯肺、淋巴结和肾。在病理组织中，结核杆菌有多形性变化。麻风杆菌较粗短笔直，常呈束状排列或聚集成堆。在泡沫细胞（麻风细胞）内可见到大量麻风杆菌，称为麻风球，主要侵犯皮肤、黏膜和外周神经（尺神经、桡神经等而引起鹰爪），晚期还可侵犯各脏器。

抗酸杆菌在退行性改变时可呈颗粒状，随后染色减弱甚至完全不着色。例如，麻风杆菌在经治疗后，制作切片染色即呈小点状。

显示抗酸杆菌传统是采用 Ziehl-Neelsen 法，该法是用碱性品红和苯酚进行染色，在染色时进行加热处理，以促进染液对菌体穿透。

动画：抗酸染色原理

［试剂配制］

苯酚复红液：

碱性复红	1 g
无水乙醇	10 mL
5% 苯酚水溶液	100 mL

碱性复红溶于乙醇内，然后与苯酚水溶液混合，用前过滤。

［染色步骤］

（1）中性甲醛液固定组织，石蜡切片。

（2）常规脱蜡至水。

（3）苯酚复红液染色 1 小时以上。

（4）自来水洗。

（5）0.5% 盐酸乙醇分化数秒。

（6）0.1% 亚甲蓝水溶液复染 2 分钟。

（7）95% 乙醇分化，使亚甲蓝脱色至显示清楚。

（8）无水乙醇脱水（Ⅰ）（Ⅱ）（Ⅲ）各数秒，二甲苯透明（Ⅰ）（Ⅱ）（Ⅲ）各1~2分钟。

（9）中性树胶封固。

［染色结果］

抗酸杆菌呈红色，背景呈灰蓝色（彩图13、彩图14）。

［注意事项］

（1）苯酚复红液需加热至37~40℃，进行染色。

（2）盐酸乙醇分化应严格掌握，一般经水洗后，0.5%盐酸乙醇分化至切片组织稍带淡红色为止。

（3）亚甲蓝（美蓝）复染以后用95%乙醇快速分化，防止过度脱色（保持对比的色彩度）。

视频：病理抗酸染色液

二、真菌染色

真菌旧称霉菌，种类很多，在自然界分布极广，其中有很多与人类的日常生活密切联系，但大部分为非致病性，仅少数可感染人体导致真菌病。真菌一般不产生外毒素和内毒素，其致病作用可能与在人体内繁殖引起的机械性损伤和所产生的酶类、酸性代谢产物有关。真菌有单细胞和多细胞两种类型。在病理切片上常见的深部真菌有单细胞真菌，菌体呈圆形或椭圆形，如组织胞浆菌、新型隐球菌等；多细胞真菌，菌体呈丝状，并分支交织成团，称为丝状菌，其结构分为菌丝和孢子，如曲菌、白念珠菌等。致病性真菌常见的有毛霉菌、新型隐球菌、曲霉菌、放线菌、白念珠菌等。大多数真菌的细胞壁是由纤维蛋白和明角质混合组成，含有多糖，故用高碘酸无色品红法均能染成红色。近年来由于抗生素、激素、化疗和免疫抑制剂的广泛应用，导致真菌病发病率增高，更需要真菌染色来协助病理诊断。

1. 过碘酸-Schiff（PAS）染色 试剂配制及染色方法详见本章第四节糖原染色。

［染色结果］

真菌呈红色，细胞核呈蓝色（彩图15）。

2. Grocott六胺银染色

［染色原理］

动画：新型隐球菌、霉菌六胺银染色机制

真菌内的多糖化合物被铬酸氧化，生成醛类化合物，暴露的醛基将六胺银中的银还原成黑色的金属银。

［试剂配制］

（1）六胺银原液：

3%六次甲基四胺水溶液	100 mL
5%硝酸银水溶液	5 mL

用时将两液混合。

（2）六胺银染液：

六胺银原液	25 mL
硼砂（四硼酸钠）水溶液	2 mL

　　蒸馏水　　　　　　　　　　　　　25 mL

（3）亮绿染液：

　　亮绿　　　　　　　　　　　　　0.2 g

　　蒸馏水　　　　　　　　　　　　100 mL

［染色步骤］

（1）中性甲醛液固定组织，石蜡切片。

（2）脱蜡至水。

（3）5% 铬酸水溶液氧化 1 小时。

（4）自来水、蒸馏水各洗 2 次。

（5）1% 亚硫酸氢钠水溶液除铬酸 5 分钟。

（6）自来水洗 5 分钟，蒸馏水洗 3 次。

（7）六胺银染液（于 45～50℃温箱内）1 小时。

（8）蒸馏水浸洗 3 次。

（9）0.2% 氯化金调色 3～5 分钟。

（10）蒸馏水洗。

（11）2% 硫代硫酸钠 5 分钟。

（12）自来水、蒸馏水洗。

（13）亮绿染色液 30 秒。

（14）流水洗。

（15）无水乙醇脱水（Ⅰ）（Ⅱ）（Ⅲ）各数秒钟，二甲苯透明（Ⅰ）（Ⅱ）（Ⅲ）各 1～2 分钟。

（16）中性树胶封固。

［染色结果］

真菌呈黑色，背景呈淡绿色（彩图 16）。

第六节　神经组织染色

　　神经组织主要由神经细胞和神经胶质细胞，以及神经纤维和神经胶质纤维组成。神经细胞和神经胶质细胞在形态结构和生理功能方面是完全不相同的。神经细胞负责接受刺激和传导兴奋，神经胶质细胞、神经胶质纤维负责支持、保护和营养神经细胞，填充神经细胞间的空间。

　　神经细胞又称为神经元，分为胞体和胞突两部分。胞体包括胞核和胞质，胞体的形态和大小不一，核内有一个大的核仁。胞质内含尼氏体、神经原纤维和脂褐素等；胞突又分为树突和轴突。树突为一种从胞体分出似树枝状的突起，常一枝分为两枝，枝又分枝，树突内有神经原纤维和尼氏体；轴突为一种从胞体分出细长的突起，一个神经细胞只有一个轴突。

　　HE 染色难以显示神经组织的一般结构，要观察神经细胞和神经胶质细胞的结构变

动画：神经元的基本结构

化，必须用特殊染色才能显示出来。神经组织染色可显示尼氏体、神经纤维及神经髓鞘等。本节主要介绍显示尼氏体、神经纤维及神经髓鞘的染色方法。

一、尼氏体染色

尼氏体是分布于神经细胞的胞质内的三角形或椭圆形小块状物质，能被碱性染料如硫堇、亚甲蓝、甲苯胺蓝和焦油紫等染料染成紫蓝色。各种神经细胞都含有尼氏体，但其形状、数量及分布可不相同。尼氏体除分布于神经细胞的胞质之外，还扩散在树突中，但在轴突以及胞体的轴丘中是没有尼氏体的。

尼氏体的化学成分大概是一种含有铁质的核酸蛋白，这说明尼氏体是神经细胞内合成蛋白质的主要部位。神经细胞在兴奋传导过程中，不断地消耗某些蛋白质类物质，尼氏体可合成新的蛋白质，以补充这个过程的消耗。当神经细胞受刺激后，胞体内的尼氏体即显著减少甚至消失。因此，尼氏体可因生理状态的改变而变化。

显示尼氏体的染色法有多种，如硫堇法、焦油紫法、甲苯胺蓝法、缓冲亚甲蓝法以及混合染色法等。

甲苯胺蓝染色

［试剂配制］

（1）1%甲苯胺蓝水溶液：

    甲苯胺蓝   1 g

    蒸馏水   100 mL

（2）各级乙醇、二甲苯。

［染色步骤］

（1）中性甲醛液固定组织，石蜡切片。

（2）脱蜡至水。

（3）放入预热至50～60℃的1%甲苯胺蓝水溶液中，浸染20～40分钟。

（4）蒸馏水洗。

（5）95%乙醇分化。

（6）无水乙醇脱水（Ⅰ）（Ⅱ）（Ⅲ）各数秒，二甲苯透明（Ⅰ）（Ⅱ）（Ⅲ）各1～2分钟。

（7）中性树胶封固。

［染色结果］

尼氏体呈紫蓝色，细胞核呈棕红色。

［注意事项］

（1）组织切片稍厚（6～8 μm）。

（2）95%乙醇分化时，可在镜下控制，以尼氏体显示清晰为度。

二、神经纤维及髓鞘的染色方法

1. Holmes 神经纤维染色

［试剂配制］

动画：尼氏体染色—缓冲亚甲蓝法

（1）缓冲液 A：

硼酸	12.4 g
蒸馏水	1 000 mL

（2）缓冲液 B：

硼酸	19 g
蒸馏水	1 000 mL

（3）浸润液：

缓冲液 A	55 mL
缓冲液 B	45 mL
1% 硝酸银	1 mL
10% 吡啶	15 mL
蒸馏水	394 mL

（4）还原液：

对苯二酚	1 g
硫酸钠	10 g
蒸馏水	100 mL

还原液可反复使用，但保存超过 1 周即失效。

［染色步骤］

（1）中性甲醛液固定组织。

（2）20 μm 或更厚的石蜡切片。

（3）脱蜡至水。

（4）浸入 20% 硝酸银溶液 2 小时（避光）。

（5）蒸馏水洗 3 次共 10 分钟。

（6）入浸润液 12 小时，37℃，浸润液不得少于 20 mL，容器密盖。

（7）用纸吸干，入还原液 10 分钟（还原液预温至 25℃效果好）。

（8）自来水洗 3 分钟，蒸馏水洗 1 分钟。

（9）0.2% 氯化金调色 3 分钟，至切片不显棕色为止。

（10）蒸馏水洗 1 分钟。

（11）2% 草酸分化 2 分钟，镜下观察轴索及背景区分明显为止。

（12）蒸馏水洗 1 分钟。

（13）5% 硫代硫酸钠固定 5 分钟。

（14）自来水洗 2 分钟。

（15）无水乙醇脱水（Ⅰ）（Ⅱ）（Ⅲ）各数秒，二甲苯透明（Ⅰ）（Ⅱ）（Ⅲ）各 1～2 分钟。

（16）中性树胶封固。

［染色结果］

神经纤维黑色，背景灰紫色。

［注意事项］

2% 草酸分化时，需在镜下控制，轴突浸润由浅红、深红至黑色为止。

2. Weil 髓鞘染色

［试剂配制］

（1）Weil 苏木精：

10% 纯乙醇性苏木精	5 mL
4% 铁明矾	50 mL
蒸馏水	45 mL

（2）Weigert 分化液：

硼砂	2 g
铁氰化钾	2.5 g
蒸馏水	200 mL

［染色步骤］

（1）中性甲醛液固定组织，石蜡切片。

（2）脱蜡至水。

（3）蒸馏水洗 2 次。

（4）Weil 苏木精浸 15 分钟，45～50℃。

（5）自来水洗 15 分钟。

（6）4% 铁明矾分化至灰白质分辨明显，必要时用 Weigert 分化液补充分化。

（7）自来水洗 2～3 分钟。

（8）无水乙醇脱水（Ⅰ）（Ⅱ）（Ⅲ）各数秒，二甲苯透明（Ⅰ）（Ⅱ）（Ⅲ）各 1～2 分钟。

（9）中性树胶封固。

［染色结果］

髓鞘呈蓝黑色，背景呈浅灰色。

第七节　组织内铁、钙的显示

一、铁的显示

病理组织中的铁质主要是以含铁血黄素的形式存在，以三价铁为主，其形成是由于吞噬细胞作用于血红蛋白的结果。含铁血黄素不溶于碱性溶液而溶于酸性溶液。组织中大量出现含铁血黄素属病理现象，见于陈旧性出血灶、脾淤血、肺淤血及肿瘤导致的出血等。

显示含铁血黄素的方法主要为普鲁士蓝反应法，此法敏感可靠，实用简便，较为常用。

普鲁士蓝反应法

[染色原理]

盐酸与含铁血黄素中的三价铁反应形成三氯化铁，三氧化铁与亚铁氰化钾反应生成蓝色的亚铁氰化铁，即普鲁士蓝反应。

[试剂配制]

（1）Perls 溶液：1% 亚铁氰化钾、20% 盐酸，用时等量混合，静置 5 分钟后即可使用。

（2）0.5% 碱性品红：

碱性品红	0.5 g
50% 乙醇	100 mL

[染色步骤]

（1）中性甲醛液或 95% 乙醇固定组织，石蜡切片。

（2）脱蜡至水。

（3）蒸馏水洗 2 次。

（4）Perls 溶液浸 10～30 分钟。

（5）蒸馏水洗。

（6）0.5% 碱性品红对比染色。

（7）95% 乙醇分化。

（8）无水乙醇脱水（Ⅰ）（Ⅱ）（Ⅲ）各数秒，二甲苯透明（Ⅰ）（Ⅱ）（Ⅲ）各 1～2 分钟。

（9）中性树胶封固。

[染色结果]

含铁血黄素呈蓝色，其他组织浅红色或其他对比颜色（彩图 17）。

[注意事项]

（1）Perls 溶液一定要现配，不能久用。

（2）使用分析纯级试剂，因粗制的试剂中含有铁质。

（3）器皿应洁净，切片洗涤应用蒸馏水，以防止出现假阳性结果。

二、钙的显示

钙在人体内大量存在，主要构成骨骼，作为支持人体的支架。钙在人体分泌、运送、肌肉收缩、神经传导等功能中也起重要的作用。钙在机体内以两种形式存在，一种是离子钙，存在血液循环内，即血钙；另一种是结合钙，和蛋白、碳酸或磷酸结合而沉着在组织内。除骨骼和牙齿外，正常时钙渗透在所有组织和细胞中，一般不以固体状态出现在组织内。但在某些情况下，钙析出成固体并沉着于组织内，则为病理性钙盐沉着。组织中病理性钙盐沉着多见于结核干酪样坏死灶、脂肪坏死、各种组织坏死灶及肿瘤组织内。沉着的钙盐主要是磷酸钙，其次是碳酸钙。

这些钙盐沉着的机制仍不清楚，可能与局部碱性磷酸酶活性升高有关。该酶能水解有机磷酸酯，使局部磷酸增多，易于形成磷酸钙沉着。有人认为这些钙盐沉着又与局部 pH 变动有关，即变性、坏死组织的酸性环境首先使局部钙离子浓度增高（钙盐在酸性溶液中易溶解），后来由于病变组织碱性增加，钙盐便析出沉着。

在 HE 染色中，钙盐和苏木精结合形成蓝紫色的色淀。钙盐在微量时，有时和细菌不易区别，但钙盐的颗粒粗细不一。

硝酸银法

［试剂配制］

（1）1% 硝酸银溶液：

| 硝酸银 | 1 g |
| 蒸馏水 | 100 mL |

（2）2% 硫代硫酸钠液：

| 硫代硫酸钠 | 2 g |
| 蒸馏水 | 100 mL |

［染色步骤］

（1）中性甲醛液固定组织，石蜡切片。

（2）脱蜡至水。

（3）蒸馏水洗 1 次。

（4）切片入 1% 硝酸银溶液，置于阳光处作用 15～60 分钟。

（5）蒸馏水洗 3 分钟。

（6）2% 硫代硫酸钠液浸 2 分钟。

（7）自来水冲洗 5 分钟。

（8）苏木精液浸 4～6 分钟。

（9）稍水洗。

（10）1% 盐酸乙醇分化。

（11）自来水冲洗 10～15 分钟。

（12）伊红液浸 2～3 分钟。

（13）稍水洗。

（14）无水乙醇脱水（Ⅰ）（Ⅱ）（Ⅲ）各数秒，二甲苯透明（Ⅰ）（Ⅱ）（Ⅲ）各 1～2 分钟。

（15）中性树胶封固。

［染色结果］

钙盐呈褐色至深黑色，细胞核呈蓝色，背景呈红色。

［注意事项］

组织中钙盐容易被酸性溶液溶解，固定时宜选用中性甲醛液固定。

技 术 要 领

(1)胶原纤维染色切片应稍厚(6 μm)；维多利亚蓝 B 染液应盛入染色缸内进行浸染。

(2)醛品红弹力纤维染色时用 70% 乙醇浸洗至切片不再脱色为止。

（3）Gomori 银染色方法中氯化金调色和硫代硫酸钠固定的时间不宜过长，以免导致纤维退色；高锰酸钾和草酸的处理时间也不宜过长，以免导致切片脱落。

（4）Masson 复合染色液经磷钨酸分化时需在显微镜下控制，直至肌纤维清晰为止。

（5）PTAH 染色法是进行性染色，不要过染，最好在镜下随时观察着色程度。

（6）配制油红-O 染液时可稍加温使其溶解；染细胞核时，可将苏木精液等量稀释后使用效果会更好。

（7）过碘酸氧化是 PAS 染色成败的关键，温度以不高于20℃为宜，时间以5～10分钟为宜。

（8）Ziehl-Neelsen 抗酸杆菌染色时，苯酚复红液需加热至37～40℃进行染色；盐酸乙醇分化应严格掌握，一般分化至切片组织稍带淡红色为止。

（9）尼氏体染色组织切片应稍厚（6～9 μm）；95% 乙醇分化时，可在镜下控制，以尼氏体显示清晰为度。

（10）普鲁士蓝反应切记要使用分析纯级试剂，器皿应洁净，切片洗涤应用蒸馏水以防止出现假阳性结果。

思考题

1. 用于区分胶原纤维、弹性纤维、网状纤维的特殊染色方法有哪些？其染色结果是什么？染色中应注意哪些事项？

2. 横纹肌常用的染色方法是什么？注意事项有哪些？

3. 脂质染色的应用范围有哪些？其染色结果是什么？染色中要注意哪些事项？

4. 糖原和黏液物质染色的应用、染色方法、染色结果及注意事项有哪些？

5. 幽门螺杆菌的经典染色方法是什么？

6. 抗酸杆菌的常用染色法、染色结果及注意事项是什么？

7. 常用的真菌染色方法有哪些？

8. 尼氏体的染色方法及注意事项有哪些？

9. 神经纤维与髓鞘的染色方法有哪些？

10. 组织中铁、钙的显示方法有哪些？染色结果如何？应注意什么？

第九章自测题

（贾新涛）

第十章 细胞学检验技术

第十章
思维导图

学习目标

1. 掌握病理细胞标本的采集、固定、制片方法以及细胞学检验中染液的配制及染色过程。

2. 熟悉病理细胞学检验的概念，应用范围及注意事项；常用细胞学检查方法、液基薄层细胞制片技术和涂片的识别。

3. 了解细胞包埋技术和细胞学检验的质量控制。

知识链接

细胞学的发展简史

1838—1839 年，德国人 Schwann 和 Schleiden 提出"整个动物和植物乃是细胞的集合体，它们依照一定规律排列在动植物体内"，建立了细胞学说。

1858 年，德国病理学家 Virchow 提出"一切病理现象都是基于细胞的损伤"，创建了细胞病理学。1928 年，希腊医生 Papanicolaou 宣布用细胞学方法可以诊断肿瘤。

如何运用细胞检验的方法来发现细胞病变，进而诊断疾病和肿瘤呢？

第一节 概　　述

动画：细胞学检查工作流程

微课：细胞学检查技术基本概念

细胞病理学又称诊断细胞学或临床细胞学，是通过观察细胞的结构和形态来研究和诊断疾病的一门科学，是病理学的分支学科之一，与活体组织检验关系十分密切。临床上根据细胞标本来源不同，细胞病理学检验目前可分为脱落细胞学检验和细针穿刺吸取细胞学检验两类。前者以生理或病理情况下脱落的细胞作为研究对象，如胸腔积液、腹水、胃液、尿液、痰液等。后者是用特制针具穿刺病变部位取得细胞作为研究对象，如从淋巴结、甲状腺、乳腺肿块等取得细胞成分。用各种方法采集的细胞标本，常规都要经过涂片、固定、染色，用光学显微镜观察细胞形态，然后做出诊断等技术流程。

细胞学的检查方法简便，易掌握，结果又较为可靠，目前已成为临床恶性肿瘤早期诊断的重要方法之一，被广泛地应用于临床检查和肿瘤普查。

一、应用范围

1.诊断某些良性病变 如宫颈涂片，诊断滴虫性阴道炎；淋巴结穿刺诊断慢性淋巴结炎等。

2.用于阴道脱落细胞学检验 可判断女性雌激素水平，来了解卵巢功能状态和确定卵巢排卵时间。

3.用于癌瘤治疗后的随诊观察 判断肿瘤切除或放疗后的疗效以及有无复发和转移等。

4.发现癌前病变 及时治疗癌前病变，干预癌变过程。

5.用于诊断癌瘤，适于防癌普查 如利用脱落细胞学检验进行大规模人群的肿瘤普查，便于早期发现、早期诊断、早期治疗恶性肿瘤。细胞学检验除了可以初步判断肿瘤的性质和恶性肿瘤的病理分类外，还因其检查方法简单易行，常可反复多次地进行检验，可以帮助确定和修正治疗方案，评价疗效和判断肿瘤是否复发、转移等。

二、细胞学检验的优点与不足

1.优点

（1）方法简单易学，容易掌握。

（2）设备简单，容易推广，费用低。

（3）安全，患者痛苦少或无痛苦，可反复取材检验，无不良反应。

（4）制片技术简捷，报告快速，出报告时间短。

（5）癌细胞检出率较高，如技术条件好，采集细胞方法正确，某些肿瘤阳性率可达80%~90%。对某些无明显临床表现的恶性肿瘤，如隐性肺癌，能够得到早期诊断。

（6）可以对某些器官局部（如子宫颈）进行多位点的脱落细胞学检查。

2.不足

（1）取材不准，涂片过厚过薄，影响诊断结果。

（2）对黏膜表面的脱落细胞和体腔抽出液中的脱落细胞，难以分辨其微细结构。

（3）标本采集的是散在细胞成分，不能全面观察病变组织的结构层次，因此不利于对肿瘤做组织学分型。

（4）在某些情况下，不能确定肿瘤发生的具体部位，如尿液中检出癌细胞，很难知道其是来自肾、输尿管还是膀胱。不能判断肿瘤浸润的程度和病灶范围。

（5）脱落细胞易退变，易受人为因素影响。

三、注意事项

随着细胞学检验技术的迅猛发展，其应用范围日益扩大，临床医师对细胞学诊断的要求和期望也日益增高。因此，做好细胞学检验，必须注意以下问题。

1.正确采集标本 是细胞学诊断的基本条件。只有采集到病变细胞，才能做出可靠而准确的诊断，如宫颈癌绝大多数起源于子宫颈管的柱状上皮和鳞状上皮交界处，因此采集标本时必须充分暴露子宫颈外口，首先用棉签拭净黏液，然后用宫颈刮片做360°旋转拭刮，最后将所得标本涂片、固定。

2.保证制片质量　质量上乘的涂片是细胞学诊断的重要保证。质量好的涂片必须满足以下要求。

（1）厚薄适当，分布均匀。如涂片过厚会导致细胞互相重叠；而涂片过薄会使细胞数量过少，二者均能影响诊断的准确性。

（2）及时固定，是保证涂片染色后细胞结构清晰，胞核、胞质色泽分明的重要前提。

（3）涂片无人为因素的影响，杜绝在制片过程中因处理不当而出现一些不应有的变化。

（4）涂片中细胞成分过多时，应设法溶解红细胞，使其他细胞更为突出和清晰。

3.认真阅片　提高镜下阅片水平是细胞学诊断的关键。由于细胞学检验本身的局限性，癌细胞数量很少或只局限于涂片的某一区域，因此观察涂片必须认真细致，有耐心，不要漏掉任何一个可疑的细胞。

4.努力学习，善于总结，不断提高细胞学检验的诊断水平　细胞学诊断只能是在对涂片进行全面、客观地观察、分析和思考之后做出的。由于细胞学检验细胞成分少，缺乏组织结构的改变，因此，细胞学检验的工作者必须全面掌握和了解各器官和组织正常细胞、良性病变细胞、恶性肿瘤细胞以及放疗和化疗后细胞的形态特点和病理变化，才能做出正确的诊断。在遇到疑难病例难以确诊时，应该重复检查，动态观察，通过反复观察、比较，或做特殊染色及特殊检查，也可建议患者做病理活检，最后确定诊断，切不能因为患者家属、临床医师等急催报告而勉强诊断。有下列情况之一者应重复检查。

（1）涂片中只有少数可疑癌细胞，难以做出结论性诊断的病例。

（2）细胞学诊断与临床诊断明显不相符合的病例。

（3）标本中坏死细胞较多或结构清楚的细胞较少，难以确定诊断或分型的病例。

（4）涂片取材不当或制片技术不佳等。

5.加强与临床的联系　临床病史及有关影像学检查和化验结果，是细胞学检验做出正确诊断的重要参考依据。因此，询问患者病史，并结合临床各种检验诊断结果，才能做出正确诊断。

6.应用推广新技术　常规涂片染色是细胞学检验工作者做出诊断的基础。但是由于许多肿瘤细胞分化差，细胞的形态特征不典型，一般常规染色往往难以判断，尤其是癌细胞的分型，常规染色区分较为困难。恶性淋巴瘤各种淋巴细胞的分型，则需要借助免疫组织化学检查结果才能明确；胸膜间皮瘤和转移性腺癌鉴别，有时需要电镜观察才能肯定。因此，只有广泛地应用特殊染色、免疫组织化学和电镜等新技术，才能促进细胞学检验水平不断提高。

第二节　标本的采集和制作

一、标本采集

标本采集是脱落细胞学检验成功与否的重要环节。取材的好坏直接关系到检查的准确性，因此必须熟练掌握采集标本的原则和方法。

（一）标本采集的原则

1. 采集目标细胞要尽可能直接从病变区域采集细胞，这对采集来自表面结构的细胞是比较容易做到，但对于发生在内脏的肿块，用细针吸取细胞进行活检，就存在着一定的难度，为此有必要与仪器定位结合，在 B 超、CT 或 X 射线透视引导下，直接达到病灶吸取病变细胞。

2. 采集的标本要新鲜，要防止细胞的自溶或腐败。

3. 采集标本时要避免污染，减少干扰物（如血液、黏液等）的混入。

4. 采集的方法应简便、轻柔，要减少受检者痛苦，避免引起并发症，防止病变（特别是肿瘤）的进一步播散。

（二）标本采集的方法

1. 直视采集法 即在肉眼直视下，利用刮片轻刮、吸管吸取等方法直接采集标本，如外阴、阴道、阴道穹隆、宫颈、鼻腔、鼻咽、口腔、皮肤等部位。对于食管、胃、气管、支气管以及结肠等部位，可借助内镜在病灶处直接刷取标本。

2. 摩擦法 是运用海绵、线网套、气囊等特制的器具，在可疑或病变部位的表面，通过摩擦的方法采集标本，属于创伤性检查。如食管拉网就是用拉网通过摩擦的方法来采集食管黏膜上皮细胞，进行食管癌普查和初筛，这一方法为食管癌的防治做出了重要的贡献，尤其适合在基层医疗单位防癌普查中广泛应用。

3. 穿刺抽吸法 主要利用穿刺针进行抽吸，采取细胞标本。可专门抽吸积液，如胸腔积液、腹腔积液、心包积液、脑脊液等。也可用细针穿刺实体组织，如在肿大淋巴结，肝、脾、胰腺中的肿块，体表的肿块等，采取细胞或细小体积的组织标本。

4. 灌洗法 是向空腔脏器器官（如胃、肠等）或腹腔、盆腔内灌注一定量的液体进行冲洗或振动，致使黏膜细胞脱落，达到采集标本的目的。

由于标本采集多在临床门诊或各科室中进行，容易受到各种因素的干扰，因而经常出现标本质量不良的情况，病理检验人员应该与相关科室保持沟通与联系，对标本的采集问题提出建议，以提高采集标本的质量。

二、涂片

细胞学检验标本的制作一般采用涂片的方法，即将采集来的样品直接涂抹到载玻片上。良好的涂片质量是保证正确诊断的重要条件之一，也是细胞学检验最基本的技能之一，必须熟练掌握。

（一）涂片操作注意事项

1. 操作要轻巧，避免人为损伤脱落细胞。

2. 厚薄要适宜。涂片太厚，细胞容易重叠，不利于镜检；涂片太薄，片中细胞数量太少，容易漏诊。

3. 涂片应均匀。细胞成分应涂布在玻片的 2/3 范围内，以利于观察和摄影，余 1/3 留作贴标签。

4. 同一标本至少一次涂 2 张涂片，要做好标记，刻写编码，防止错号与漏诊的发生。

（二）涂片操作方法

动画：非黏液性标本涂片操作方法——推片法

1. 推片法　通常把标本低度离心或自然沉淀后推片。方法是两手各持一张玻片，甲玻片前部涂有样品，然后将样品处与另一手上玻片之间形成 40° 左右夹角，将载玻片上的细胞标本匀速推动，做成细胞涂片（图 10-1）。注意：因癌细胞体积较大，常位于细胞涂膜的尾部，因此推片时不要将尾部推出玻片外。

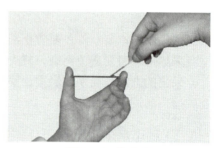
图 10-1　推片法

动画：黏液性标本涂片操作方法——拉片法

2. 涂抹法　为细胞学标本最常用的方法，常用棉签棒、针头或吸管将标本均匀地涂抹于玻片上。应注意：涂片动作应轻柔利索，沿一个方向，一次涂抹而成，一般有往复涂抹法和转圈涂抹法。

3. 拉片法　常把小滴状标本，置于两张载玻片之间，稍加压力反向拉开，即成两张厚薄均匀的涂片。拉片法适用于痰、胸腔积液、腹腔积液和穿刺细胞标本。

4. 喷射法　适用于液体标本。方法是在距离玻片 2～3 cm 的高度处，用配有细针头的注射器将标本均匀、反复地喷射在玻片上。此法适用于各种吸取液体标本的制作。

微课：细胞学涂片的制备

5. 印片法　此法为活体组织检查的辅助方法。方法是将小块新鲜的病变组织在玻片的不同部位，印按 3～4 次后拿开。

三、固定

固定（fixation）的主要目的在于保持细胞的自然形态，防止细胞自溶或细菌性腐败，使细胞内蛋白质、糖等成分易于着色。

（一）常用固定液

1. 95% 乙醇固定液　是最常用的固定液，适合大规模防癌普查时使用，但渗透性较差。如加入 1% 冰醋酸，可增强固定效果，并有对抗乙醇固定的收缩作用。

2. 乙醚乙醇固定液　此固定液渗透性强，固定效果好，适于一般细胞学染色，如巴氏染色和 HE 染色。

配方：

95% 乙醇	49.5 mL
乙醚	49.5 mL
醋酸	10 mL

3. 三氯甲烷乙醇固定液　又称卡诺（Carnoy）固定液，穿透力强，固定效果好。由于试剂价格较高，配置麻烦，一般只用于核酸染色、糖原染色和黏蛋白染色等特殊

染色。

配方：

100% 乙醇	60 mL
氯甲烷	30 mL
醋酸	10 mL

4.甲醇　固定效果好，结构清晰，常用于瑞氏、MGG 或免疫组织化学染色的自然干燥涂片的预固定。

（二）固定方法

1.带湿固定法　即涂片尚未干燥时即进行固定的方法，适用于痰、宫颈刮片及食管拉网涂片的固定，不适用于太稀薄的标本。可将涂片直接浸入容器的固定液中浸泡（浸入法）10～30 分钟，但是细胞容易脱落，引发交叉污染，因此固定时应该分瓶固定，固定液回收时要过滤，多数标本用此法固定。或把涂片平放在染色架或桌面上，把固定液滴加在涂片上盖满涂片膜（滴加法），此法可防止细胞脱落，常用于需做瑞氏或 MGG 染色的胸腔积液、腹腔积液、尿液及穿刺细胞涂片。

2.干燥固定法　待涂片自然干燥，再滴加或浸入固定液进行固定。

动画：浸泡湿固定法

（三）注意事项

（1）固定液要根据染色要求，选用合适的固定液。如巴氏或 HE 染色，应选用 95% 乙醇固定；进行 MGG 染色可选甲醇固定液；而瑞氏染色则以自然干燥固定为宜。

（2）防止交叉污染，保持固定液浓度。当乙醇固定液浓度低于 90% 时，要及时更新固定液。

（3）液体标本涂片后，应将其在空气中放置片刻，待涂膜周边稍干而中央尚未干时再浸入固定液固定（潮干固定），如等全部细胞干燥后再固定，染色后细胞肿胀、核染色质结构模糊不清，此称为人为退变，将严重影响诊断结果。

（4）标本固定时间因涂片多少与固定液不同而异，一般固定不少于 15 分钟。固定时间一到要及时染色。穿透力强的固定液固定后不可过夜染色。

四、染色

染色的目的是利用一种或多种染料使细胞着色，显示不同颜色，以便细胞形态结构在显微镜下易于观察。

细胞涂片常用的染色方法有 HE 染色法和巴氏染色法。一般染色后即可镜检。对阳性或认为有保存价值的涂片需要加盖玻片进行封固保存。

（一）巴氏染色法

［染色特点］

巴氏（Papanicolaou，Pa）染色法主要有苏木精、橘黄-G、伊红、亮绿、俾斯麦棕等染料。其中苏木精染细胞核，其他染料与细胞质中不同化学成分结合染细胞质。特点是对细胞具有多种染色效果，色彩丰富而鲜艳，细核结构清晰，胞质透明性好，颗粒分明，由于染色效果好，是细胞病理学染色常用的主要方法之一。本法多用于观察女性雌激素对阴道上皮的影响，其不足之处则是操作程序复杂。

[染液配制]

1. Harris 苏木精染液的配制　配制方法同组织染色。

2. 橘黄-G 染液的配制　橘黄-G 0.5 g，溶于 5 mL 蒸馏水→加无水乙醇 95 mL →加磷钨酸 0.015 g。

3. EA-36 染液的配制

材料：0.5% 亮绿 45 mL，0.5% 伊红 Y 水溶液 45 mL，0.45% 俾斯麦棕水溶液 10 mL，磷钨酸 0.2 g，碳酸锂饱和液 1 滴（先配制原液）。

（1）亮绿液：亮绿 0.5 g →溶于 5 mL 蒸馏水中→再加无水乙醇至 100 mL。

（2）俾斯麦棕液：俾斯麦 0.5 g →溶于 5 mL 蒸馏水中→再加无水乙醇至 100 mL。

（3）伊红 Y 液：伊红 Y 0.5 g →溶于 5 mL 蒸馏水中→再加无水乙醇至 100 mL。

临用前，将亮绿液 45 mL，伊红 Y 液 45 mL，俾斯麦棕液 10 ml 混合后，再加入磷钨酸 0.2 g，饱和碳酸锂水溶液 1 滴共同组成 EA-36 染液。

[染色步骤]

1. 固定涂片　15～30 分钟。

2. 渐进脱水　将已固定涂片依次进入→ 80%、70%、50% 乙醇液各脱水 1 分钟→水洗。

3. 染细胞核　置涂片入 Harris 苏木精液 5 分钟。

4. 分色　浸入 0.5% 盐酸乙醇分化液数秒后→流水冲洗。

5. 渐进脱水　涂片依次经 70%、80%、90% 乙醇液内各脱水 1 分钟。

6. 染细胞质

（1）浸入橘黄-G 染 1～2 分钟→进入 95% 乙醇液Ⅰ、Ⅱ各 1 分钟。

（2）用 EA-36 染色 5 分钟→进入 95% 乙醇液Ⅰ、Ⅱ各 1 分钟。

7. 脱水透明　涂片→进入无水乙醇Ⅰ、Ⅱ→二甲苯Ⅰ、Ⅱ。

8. 封片　中性树胶封固。

[染色结果]

1. 上皮细胞　细胞核呈深蓝色、核仁红色，细胞质颜色随细胞类型和分化程度而不同，可呈橘黄、粉红或蓝绿色。

2. 红细胞　鲜红色。

3. 白细胞　细胞质呈淡蓝色，细胞核呈深蓝黑色。

4. 黏液　淡蓝色。

（二）瑞氏染色法

[染色特点]

瑞氏（Wright）染色法操作简便，易于推广。最常用于血液、骨髓的涂片染色，在胸腔积液、腹腔积液穿刺细胞涂片中可用于鉴别诊断淋巴瘤。其染色的细胞结构清晰，

微课：巴氏染色法操作步骤

微课：巴氏染色法

能较好地显示细胞质及其中的颗粒，经过乙醇固定，细胞不收缩，体积可比 HE 染色的细胞约大 0.5 倍。但对较厚的涂片染色不佳，故一般不适用于痰和宫颈涂片的染色。

［染液配制］

1.瑞氏染液配制　瑞氏染粉 1 g 置研钵中，加甲醇少许，充分研磨，当染料溶解后，置棕色玻璃瓶内，再同上依次加入甲醇研磨，直至 600 mL 甲醇用完，染液置瓶内密封保存。

2.磷酸缓冲液配制　1% 磷酸氢二钠 20 mL，1% 磷酸二氢钾 30 mL，加蒸馏水至 100 mL，调整 pH 为 6.4～6.8。

［染色步骤］

（1）将自然干燥的细胞涂片水平置于染色架上。

（2）滴加瑞氏染液于涂膜上，以盖满涂膜为宜（保持湿润）。

（3）30 秒至 1 分钟后滴加磷酸缓冲液（染液量的 1～3 倍），用气囊吹匀。

（4）10～30 分钟后，流水冲去染液。

（5）趁湿加盖玻片或待干后镜检。

［染色结果］

细胞核染紫红色，细胞质染紫蓝色，黏液染粉红或淡蓝色。

（三）迈-格-吉染色法

迈-格-吉（May-Grunwald-Giemsa，MGG）染色法由 May-Grunwald 和 Giemsa 两种染料组成。前者化学名为曙红亚甲蓝Ⅱ，由伊红和亚甲蓝组成，对细胞质着色较好；后者对细胞核着色较好。因此 MGG 染色，兼有瑞氏、吉氏两种染色法的优点，常用于细胞涂片染色。此外，也能清楚地显示细菌、真菌及胆固醇结晶。MGG 染色涂片可保存十余年而不退色。

［染液配制］

1.迈-格-吉（MGG）染液　迈-格染料 1 g，吉氏染粉 0.5 g，甘油 70 mL，甲醇 600 mL，配制方法如瑞氏染液，密封保存于棕色玻璃瓶内。

自制迈-格染粉法：伊红 1 g，亚甲蓝 1 g，加蒸馏水 100 mL，搅匀后静置 3 天，过滤取其沉淀，用蒸馏水洗 3 遍，温箱烤干即成，也可用瑞氏粉（曙红-亚甲蓝Ⅰ）代替。

2.磷酸缓冲液　同瑞氏染色法。

［染色步骤］

（1）干燥的细胞涂片水平置于染色架上。

（2）滴加 MGG 染液在涂膜上，以盖满涂膜为宜（保持湿润）。

（3）30 秒至 1 分钟后滴加磷酸缓冲液（染液量的 1～3 倍），用气囊吹匀。

（4）10～30 分钟后，流水冲去染液。

（5）趁湿加盖玻片或待干后镜检。

［染色结果］

MGG 染色法将细胞核染成紫红色，细胞质和核仁染成紫蓝色。

（四）苏市精-伊红染色

苏木精-伊红染色又称 HE 染色，适用于各种细胞的染色，是细胞学检验中最常采用的染色方法。步骤与组织切片染色基本相似，但是不需经过脱蜡处理，涂片固定后，即可直接染色，时间也相应缩短。本法操作简便，染色效果也好，只是细胞质色彩不丰富，不宜用于观察阴道涂片的激素水平测定。

第三节　常用细胞学检查方法

一、食管、胃脱落细胞学检查

（一）食管脱落细胞学

微课：食
管脱落细
胞学检查

[标本采集]
主要方法有食管拉网法和食管镜下刷片法。

1. 食管拉网法　是临床常用于采集食管脱落细胞标本的方法，为食管癌的早期诊断及癌前病变的筛查，提供了良好的标本采集方法，对食管癌的防治具有独特作用。特点是设备和操作简便，安全，经济，阳性率高，特别适合基层医疗单位进行大规模食管癌普查。此外，通过分段拉网，可对 X 射线和内镜观察不到的早期微小肿瘤做到早期发现和定位诊断。

（1）采集器具

1）双腔橡胶管采集器：是一条 Y 形双腔管，分为一个主管及两个分管，主管长 65 cm，直径 0.3 cm，每隔 5 cm 有一刻度作标记。在远端有一柱形气囊，分为大、中、小三型（表 10-1），外套一细棉线网套。近端有两个分管，较粗的分管为抽吸胃液用；较细的分管直通气囊，作为气囊充气用，临床可根据患者食管及其阻塞情况选用气囊型号。

表 10-1　不同规格气囊适用对象

气囊规格	大号	中号	小号
长度	5 cm	4 cm	1.5 cm
直径	2 cm	1 cm	0.6 cm
可容空气量	10～12 mL	6～8 mL	2～3 mL
适用对象	能正常进食	能进食半流质者	只能进食流质者

2）单腔塑料管采集器：用聚乙烯制成的长 60 cm 的塑料管，在距远端 0.5 cm 处开有一小孔，然后加小号气囊和网套。这种采集器有一定坚韧性，易通过病变区，适用于体质差的患者。但是操作时动作要轻柔，防止用力过猛而导致食管穿孔。

3）带胶囊海绵球采集器：直径 2.5 cm 的海绵球，缚以长 70 cm 的 4 号腈纶线，将其压缩于长 2 cm、直径 0.7 cm 的药用胶囊内，被检者一手拉住线头末端，用凉开水连胶囊一起吞服到 60 cm 刻度处。10 分钟后胶囊溶解，将海绵球拉出涂片即可。此法简便，易做到一人一套采集器。

（2）拉网方法：以做 3 次为宜。

拉网网囊前端：第一次吞咽到达部位距切牙 20 cm；第二次到达部位距切牙 25 cm；第三次到达部位距切牙 30 cm。

每次网囊的上半部和下半部都要分别涂片并做好标记。根据每次涂片上下端检查的阳性结果，就可以确定肿瘤的部位（网囊近端宜重点涂片，以提高阳性检测率）。

（3）禁忌证：食管静脉曲张、食管溃疡、胃及十二指肠溃疡伴出血、疾病晚期或长期不能进食而体质极度衰弱、急性咽喉炎、严重心脏病、高血压患者等，以及临床医师认为不适宜的患者。

2. 食管镜下刷片法 此法刷片应该由消化专科医师操作为宜。

采集标本后要立即直接涂片 4～6 张，如有血丝或陈旧性血液，应重点涂片。用乙醇乙醚固定液带湿固定 15～30 分钟，然后染色镜检。

（二）胃液脱落细胞学检查

［标本采集］

主要有 3 种方法。

1. 冲洗法 有人工加压冲洗和电动胃机冲洗法等。将冲洗采集的胃液进行离心后，取沉淀物涂片、固定。

2. 摩擦法 包括网套气囊法（与食管拉网取材相似）、海绵摩擦法和胃刷摩擦法等，采集标本后直接涂片固定。

3. 胃镜直视下细胞收集法 有直视下刷拭、冲洗和吸引 3 种方法，本法取材部位准确，阳性检出率高。胃癌普查时常采用直视下冲洗法。

［检查步骤］

1. 抽取第一液 让患者饮下含蛋白酶 10 mg 的温开水 300～400 mL 或生理盐水后，经口腔置入胃管达距门齿 60 cm 左右为止，嘱患者采取平卧或左侧卧位，用 100 mL（或 50 mL）注射器，反复加压冲洗胃腔，同时轻轻按摩上腹部或转换体位，然后将胃内液体及胃内容物全部抽出丢掉。

2. 抽取第二液 向胃内注入生理盐水或林格液 300～400 mL，再用力反复抽注，并让患者转动体位或按摩上腹部使胃腔各部充分水洗，随后将胃内冲洗液抽出。

3. 抽取第三液 将 pH 5.6 的醋酸缓冲液 300～400 mL 注入胃内，以同样的方法进行冲洗后，抽出胃内冲洗液为第三液。

4. 离心 将抽出的第二、第三液立即冷却，以每分钟 3 000 r 离心 5 分钟，弃去上清液，取出沉淀物涂片，稍干即固定。

电动洗胃机冲洗法操作简便，冲洗液喷射充分均匀，阳性检出率高，因此临床应用更为广泛。

[注意事项]

胃冲洗时，检查前准备要充分，胃内不能有食物残留；冲洗时，要保持压力适宜、恒定；患者体位一般采取左侧卧位进行冲洗，医师要根据病变部位调整放置胃管的位置和深度；从胃冲洗到涂片固定最好在 10 分钟内完成。冲洗液应为新配制的，温度要适宜，操作要迅速准确，防止脱落细胞发生人为的变化或破坏。如果抽出的胃冲洗液内有多量新鲜血，要及时调整压力，改变胃管的深度和位置并变换体位。临床检查与 X 线检查高度怀疑是胃癌，而冲洗液检查为阴性时，应考虑重新检查。

二、支气管、肺脱落细胞学检查

支气管、肺脱落细胞学检查是肺癌早期诊断的重要方法。肺癌是发生于支气管黏膜上皮、腺体和肺泡上皮的恶性肿瘤，其发病隐匿，早期常无明显临床表现，易被忽视，确诊病例多为晚期肺癌。肺癌早期的临床诊断主要采用 X 线照片、CT 扫描、支气管镜和细胞学检查等。其中以细胞学检查方法最为简单且无痛苦，能及早查出早期肺癌。细胞学检查包括痰脱落细胞学检验法（简称痰检法）、支气管镜刷取或冲洗法、经胸腔细针穿刺法等。其中痰检法阳性检出率非常高，是确诊肺癌的主要方法之一。

除肺癌外，支气管、肺脱落细胞学检查对于肺内其他恶性肿瘤或其他良性病变的诊断也可提供重要的参考依据。

[标本采集]

1. 自然咳痰法　患者早晨咳痰之前要漱口、刷牙，以避食物残渣和细菌的污染。要指导患者用力咳痰，反复几次同样动作，将咳出的痰液吐入标本盒内，立即制片。应连续送检 3 天，以提高痰检的阳性率。

2. Saccomanno 法　让患者把痰液咳入 1.2 cm × 3.5 cm 的塑料试管内，试管内装有 50 mL 固定液（固定液组成：50% 乙醇 48 mL，50% 聚乙二醇 1 mL，利福平注射液 1 mL）。

方法：摇动试管使液体混合，然后将混合液放入离心管内，用搅拌机进行 3～4 秒高速搅拌混合，如果混合液仍是颗粒状，再继续搅拌 2～3 秒直至达到浑浊、均匀一致状态，再以每分钟 1 500 r 离心 15 分钟，取沉淀物涂片。本法制备的涂片细胞成分多，细胞散在。

3. 超声波喷雾吸入引痰法　适用于不能自然咳痰的患者。超声雾化器产生的气溶胶雾滴很微细，可以深达细支气管和肺泡（喷雾液组成：1% 薄荷高渗盐水）。

方法：要求患者晨起空腹，排尽鼻腔、口腔和咽喉的分泌物。引痰时，患者应张口深吸气，由鼻孔出气。吸入雾化剂 10～15 分钟，随时将痰咳入玻璃平皿内。

[选材与涂片]

1. 选材　痰液是从各个支气管所汇集的分泌物，痰液性状与痰检阳性率关系密切，因此观察和挑选有诊断意义的痰液很重要。从病变处来的痰液有其特殊的性状，应仔细挑选有诊断意义的痰液。

方法：在充足的日光或光线下认真观察痰液的性状。如痰液内混有大量食物残渣、唾液，属于不满意标本，应弃之，再取材。肺部来源的痰液，一般比较黏稠或有黏液丝。多数病例痰液中癌细胞的数量不多，且常局限在痰液的某一部分，因此应认真选取痰液中适当的成分。首先要将痰液平铺在玻璃平皿中，用竹签或眼科镊子把痰液拨开，用放大镜在黑色背景下仔细观察，选取带血丝的痰液、鲜血旁的黏液、灰白色痰丝，以及粗如细丝、呈螺旋卷曲状、牵引时可伸长、放松又缩短的痰丝，这种类型的痰液往往含癌细胞较多。蛋清状透明的黏液有时也可见大量癌细胞，也可取这种痰液做涂片检查。选材时还要注意观察有无小块脱落的组织，可取其做组织切片和用于印片。血块、脓块、无黏性的清液和泡沫等常不含癌细胞，可丢掉。

2.涂片　用竹签将有诊断价值的痰液 1 mL 左右置于玻片上，然后将无用多余痰液刮去。留黏稠液约 0.2 mL，用竹签将痰液慢慢铺开，涂膜厚度 1～2 mm（在整个玻片的 2/3 区或铺满一层黏稠的痰膜），厚薄要均匀。为提高阳性检出率，一次应涂片2～4 张。

3.痰细胞浓集　目的是去掉痰液中黏液，提取细胞成分，提高阳性检出率。其方法较多，现介绍两种。

（1）乙醇固定沉淀法：将痰液吐入盛有 50% 乙醇 40～50 mL 的瓶中，固定 30 分钟后，用电磁搅拌器搅拌打碎，然后离心沉淀，取沉淀物涂片。

（2）胰蛋白酶消化法：

1）取蒸馏水 98 mL、氯化钠 0.85 g、氯化钾 3.02 g、氯化钙 0.02 g、碳酸氢钠 0.2 g，与甲醛溶液 2 mL 混匀。使用前再加入蛋白酶（或其他溶酶）0.2 g。

2）在每份痰液内加上述消化液 25 mL，搅拌 10 分钟。

3）以每分钟 2 000 r 离心 10～15 分钟或用微孔滤膜法代替离心沉淀。

4）如怀疑结核病，可留取离心后的上清液检查结核分枝杆菌，用离心沉渣涂片后做细胞学检验。

［固定］

由于痰液标本黏稠，晃动玻片时液体不流动即可带湿固定。这种固定方法，固定效果好。固定时宜采用渗透力较强的乙醚乙醇固定液，固定 20 分钟，再放入水中 1 分钟，洗去固定液后，略加温使其干燥则着色较好，固定前切忌烘烤。

［染色］

痰液涂片标本可采用 HE 染色、巴氏染色或 Wright-Giemsa 复合染色法。

三、泌尿道脱落细胞学检查

泌尿道脱落细胞主要为来自肾、输尿管、膀胱以及尿道的脱落细胞。在男性，还有前列腺及精囊腺等处的脱落上皮细胞。尿液脱落细胞检验主要用于诊断泌尿系统恶性肿瘤，对良性病变亦有辅助诊断作用。

［标本采集］

1.尿液标本要新鲜　泌尿道脱落上皮在尿液中容易发生变性和自溶，因此，应在尿液排出后 0.5～1 小时内涂片，并立即固定。若不能及时制片，可在尿液内加入等量 95% 乙醇或尿量 1/10 的甲醛溶液。对不能到医院就诊的患者，可让其把尿排在装有聚乙二醇保存液 50 mL 的标本瓶内（配方：500 g/L 聚乙二醇水溶液 50 mL，乙醇 20 mL，

微课：泌尿道脱落细胞学检查

95% 乙醇 430 mL），要 3 天之内送检，细胞不会退变。

2. 防止污染　标本瓶必须清洁，无灰尘和异物。女性患者要避免阴道分泌物的污染，故要在清洁外阴后采集中段尿送检，必要时可导尿收集尿液。

3. 尿量充足　尿液内细胞量一般较少，标本又要经离心处理，所以一次收集尿量不能少于 50 mL。如涂片中细胞很少，可采集一次全程尿做细胞学检查。

〔采集方法〕

1. 自然排尿　一般晨取中段清洁尿。怀疑有尿道肿瘤者，要收集前段初始尿；怀疑有膀胱肿瘤者，要收集末段排空尿。膀胱按摩能增加尿液中的脱落细胞成分。

2. 导尿管导尿　本法多用于怀疑患有肾盂或输尿管肿瘤的患者。自然排尿尿液内细胞太少，不能明确诊断或难以确定肿瘤发生部位时，可在膀胱镜下做输尿管导尿。

3. 膀胱冲洗　用冲洗液（糜蛋白酶 10 mg 溶于 200 mL 生理盐水中）冲洗膀胱 5～6 次，获取冲洗液制片。此法对膀胱憩室内癌、原位癌或鳞癌可获得较满意的效果。

4. 细胞刷片　在膀胱镜直视下，对可疑病灶刷取细胞成分，其准确率高。

〔制片方法〕

1. 离心沉淀法　尿液中细胞成分较少时，采用二次离心浓集法处理效果较好，步骤如下。

（1）将尿液摇匀后，倒入 4～6 支离心管内，以每分钟 1 500 r 离心 5～10 分钟。

（2）取出离心管，倾去上清液后，把各离心管沉淀物集中于同一试管内，再以同样条件离心 5～10 分钟。

（3）再次取出离心管倾去上清液，摇匀后立即涂片。如细胞成分多，可取一滴推成薄片；如细胞成分仍较少，则取 2～3 滴加在载玻片的偏中位，用竹签向两边涂开，制成厚片，厚度以略能流动为度。每份标本涂片 4～6 张，待风干后，立即浸入固定液中固定。

〔注意事项〕

（1）为了防止涂片脱落，可在沉淀物内滴加血清 1 滴，或在玻片上先涂抹少量蛋白甘油，随后进行涂片。

（2）沉淀物中含大量红细胞时宜采用快速推片，使上皮细胞聚集在标本片尾部，便于观察。

（3）当尿内含大量盐类结晶或胶冻样物时，会影响镜检，可先用 0.5 mol/L NaOH 或 0.5 mol/L 盐酸滴入尿液中，调节尿液的 pH 至 6.0，使盐类结晶溶解。然后，离心沉淀，在沉淀物内加入 95% 乙醇 5～10 mL 静置 5 分钟，固定细胞。最后，加入蒸馏水轻轻振动试管使胶冻样物溶解，再离心留沉淀物制片。

2. 自然沉淀法　用毛细吸管吸取尿液底部的沉淀物放入沉降筒中，尿中的细胞成分在重力作用下自然沉降，尿中的水分不断被滤纸吸干，30 分钟内沉降吸收完成。取出标本片，风干后即可固定染色。

四、女性生殖道脱落细胞学检查

女性生殖道包括外阴、阴道、子宫。通过对女性生殖道脱落细胞学检查，对女性生

微课：女性生殖道良性病变的细胞形态

殖道肿瘤早期防治有着重要的意义。

［标本采集］

1.宫颈刮片法　在宫颈外口刮片采集宫颈黏膜脱落细胞是诊断宫颈癌的重要方法。首先用棉棒拭净宫颈口的分泌物，然后用木制小脚刮板在宫颈外口做360°旋转拭刮，将所得成分涂片、固定，亦可在糜烂等可疑病变部位直接涂片。本法应用广泛，临床多应用于宫颈癌检查。

2.阴道后穹隆吸取法　用带橡皮球的吸管在阴道后穹隆吸取液体成分，将吸取物喷在玻璃片上，向一个方向轻轻涂抹，及时固定。此法癌细胞较少而炎性细胞较多，且伴有不同程度变性，故涂片不宜太厚。

女性检测内分泌水平时，取材最佳部位在阴道侧壁的上 1/3 处，其次是阴道后穹隆部位；未婚女性宜在小阴唇内侧壁取材。

［注意事项］

（1）采集标本必须避免接触宫颈。近期内无论是局部还是全身均不能应用对阴道上皮有影响的药物；如炎症明显，则不能用于评价激素水平。

（2）涂片厚薄要均匀，涂片上细胞不能少于 300 个。

（3）一般多用巴氏染色，亦可用邵氏染色。

微课：女性生殖道恶性肿瘤的细胞形态

五、浆膜腔积液脱落细胞学检查

浆膜腔积液是胸腔、腹腔或心包腔中存在的过多液体，其脱落细胞学检验主要用以寻找有无肿瘤细胞。浆膜腔积液脱落细胞学检验不但能鉴别积液中的良恶性肿瘤细胞，还可根据脱落细胞的形态推测肿瘤的原发病灶，其临床诊断阳性检出率可达70%～90%，很少有假阳性，是一种很好的诊断方法。

［标本采集］

标本送检量一般以 100～200 mL 为宜，积液抽出后首先要观察颜色、性状并记录下来。

因积液在离体后其中各种细胞会很快自溶破坏，严重影响诊断结果，故抽出的积液必须立即送检，一般不得超过 0.5～1 小时。

［标本保存］

如穿刺积液不能立即送检测，需做如下处理。

（1）在标本内加入约为标本总量 1/20～1/10 的 40% 甲醛溶液固定。

（2）加与标本等体积的 50% 乙醇充分混合。

（3）置 4～6℃冰箱保存，但不能超过 4 小时。

（4）如积液内含有较多纤维蛋白原，抽出后容易凝固，影响细胞学检查，可在抽取的标本中加入相当于 1/10 标本总量的 0.106 mol/L 枸橼酸钠溶液，混匀后送检。

［制片步骤］

（1）倒掉标本瓶上部液体，取出 20～40 mL 底部沉淀物，分置入 2～4 个离心管中，用离心机以每分钟 3 000 r 离心 10～15 分钟。

（2）取出离心管，倒掉上清液，将沉淀物吸至玻片上，用吸管在与玻片平行方向轻

微课：浆膜腔积液正常及良性病变的脱落细胞学检查

微课：浆膜腔积液中恶性肿瘤的细胞形态

轻擦涂，使沉淀物在玻片上均匀分布、厚度适宜，待稍干后固定、染色。制片 4～6 张。

[固定与染色]

涂片制好后，平放待水分蒸干，至标本片尾部或边缘开始变干，晃动玻片无液体流动时浸入 95% 乙醇固定 10～15 分钟，然后染色。可选择巴氏染色或 HE 染色。

第四节　液基薄层细胞制片技术

微课：液基薄层细胞检查技术

液基薄层细胞制片技术是指通过特制取样器，采集标本，将细胞 100% 保存于细胞保存液内，再通过技术手段，去除红细胞、黏液等非诊断成分，通过不同原理的制片技术将细胞均匀、薄层的涂布在载玻片上。

液基薄层细胞制片技术包括膜式液基薄层细胞制片技术（TCT）和比重离心沉淀式细胞制片技术（LCT）两种类型。本技术可应用于所有传统脱落细胞学检查，包括妇科涂片、体液标本（如尿）、体腔渗出／漏出液（如胸腔积液、腹水、脑脊液等）、痰液、支气管冲洗液、食管拉网式标本以及细针穿刺细胞标本的检测等。另外，还可用于免疫组织化学、分子原位杂交、显微测量以及流式细胞学检查等。

一、标本采集

采集标本以宫颈标本为例，应先用棉签将宫颈口表面的黏液尽可能地擦拭干净，再用专用的一次性取样器导入宫颈管，在宫颈移行区（鳞状上皮细胞与柱状上皮细胞交接区），按顺时针方向缓慢旋转 5 圈以上。然后，将取样器前端的刷头放入装有保存液的小瓶中漂洗，拧紧瓶盖。这样采集的标本几乎全部被收集到保存液中。保存液中的细胞在常温下可保存 3 周，在冰箱中保存时间可更长。

标本采集的注意事项：① 取样前应先用棉签将宫颈口表面的黏液尽可能地擦拭干净。② 取材时要施加一定的力度，朝一个方向旋转 5 圈以上，施加力度不够或表面黏液过多时，刷头会在黏液表面打滑，取到的成分全是黏液（非诊断成分），细胞成分少。③ 取样后将刷头在细胞保存液内反复刷洗 5～8 次，将细胞洗入保存液内，丢弃刷头，盖紧瓶盖。如果刷头丢至保存液内，盖紧瓶盖后，应立即摇动，将刷头上细胞洗脱，避免细胞黏附在刷头表面，导致后续震荡不能从刷头上脱落并且易成块。

视频：TCT标本瓶

二、细胞混匀

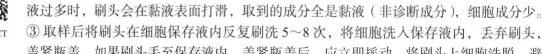

将装有标本的细胞保存液瓶放在标本混匀器上，震荡、混匀 1～2 分钟（使脱落细胞充分洗脱在细胞保存液中）。在自动制片过程中，将过滤器安装到旋转头下方，将保存液安放到标本瓶座上，启动程序，高速电机带动过滤器在瓶里以每分钟 3 700 r 的速度自转，分散黏液，混匀细胞，但又不损伤细胞，并保存成团的细胞如颈管细胞或化生细胞不被打散。

视频：TCT制片

三、细胞采集

细胞混匀后，过滤器停止转动，负压管开始抽吸，标本瓶中的液体穿过过滤膜被吸入过滤器，其中的细胞贴附在过滤膜外表面。过滤膜上均匀分布着许多微细的小孔，足以保证细胞成分甚至黏滞在一起的霉菌孢子等不被穿过。机器通过传感器检测过滤器内液体流速来控制负压抽吸过程。

视频：TCT
震荡机

四、细胞转移

过滤膜被细胞覆盖后，过滤器提起并旋转 180°，过滤膜与上方平置玻片相对，二者接触后，过滤膜内微弱正压及玻片与细胞间正、负电荷的作用，膜上的细胞被转移到玻片上直径 20 mm 特定区域上，形成细胞薄层。每小时可处理约 30 份标本。

动画：液基薄层细胞制片技术—自然沉降法

通过上述细胞的混匀、采集和转移等自动制片程序制成细胞薄层玻片，会自动抛入玻片杯内，取出玻片，放入染色架内，然后进行固定、染色、封片、镜检。

液基薄层细胞制片技术的优点：采用的是软质毛刷，创伤较少；黏液等非诊断成分极少；薄层分布，片面清晰，细胞不重叠，不易变形，标本均匀；在检查高度和低度病变方面比传统宫颈涂片准确度明显提高且有可重复性。因此，大大地提高了宫颈癌的检出率和组织活检的确认率。其缺点是检查费用高。

视频：超薄式细胞自动制片机

第五节　细胞包埋技术

细胞包埋技术是使细胞固定化的一种技术方法。固定化细胞技术是指通过物理或化学的方法将分散、游离的细胞固定在某一限定空间区域内，以提高细胞的浓度，使其保持较高的生物活性并反复利用的方法。

一、直接法

直接法即细胞石蜡包埋法。将采集标本（如胸腔积液、腹腔积液）30 分钟内进行预处理，用一次性吸管吸取沉淀部分 30 mL 置于塑料离心管中，以每分钟 2 500 r 离心 10 分钟，弃掉上清液，根据沉淀量将约 2 倍左右 95% 乙醇加入离心管中，以每分钟 2 500 r 再次离心 10 分钟，弃去上清液，将沉淀物取出，用滤纸包裹后放入包埋盒，再经 10% 中性甲醛固定，常规脱水、透明、浸蜡、包埋制成石蜡块。常规石蜡切片备用。

如胸腹腔积液离心沉淀物较少时，可增加胸腔积液、腹腔积液用量及离心次数，以保证足够的沉淀物数量。

二、琼脂法

琼脂法是利用琼脂作为细胞与细胞间连接的"支架"，类似于活组织中细胞与细胞之间的各种间质，使散在的细胞和残留小组织联结成团，再进行脱水、透明、浸蜡、包埋制块切片的方法。其特点是细胞切片形态规则，细胞结构清楚，图像背景清晰。

（一）琼脂法包埋的注意事项

1.标本必须新鲜，满足普通涂片制片后，剩余标本必须有足够的细胞量。

2. 尽量不做预处理，预处理时间尽量要短，尽快固定。

3. 采用悬浮固定可以减少福尔马林固定时间，降低对后续免疫组化的影响。

4. 用伊红将细胞着色，易于切片识别细胞块的位置。

5. 琼脂融化温度必须低于90℃，滴加液态琼脂后，尽快混匀，高速离心。

6. 振数不宜过高，避免残存组织结构破坏，离心保证低速长时，避免红细胞碎片混入沉淀物中。

7. 脱水时间要适宜，时间太长细胞块易破裂，时间太短影响后期的浸蜡。

8. 包埋时应把锥形琼脂块纵切以增大包埋表面积，保证切片上细胞量。

（二）琼脂法包埋的操作步骤

1. 将送检标本静止30分钟，满足常规涂片后，取50 mL样本，以每分钟2 500～3 000 r离心5分钟，弃上清液，留沉淀物。

2. 若标本为血性，应进行预处理，沉淀物用冰醋酸乙醇液（5 mL冰醋酸，95 mL 25%乙醇）以每分钟1 000振震荡清洗5～10分钟，然后再以每分钟1 000～1 500 r离心10分钟，弃上清液，留沉淀物。

3. 向沉淀物中加入10%中性福尔马林20 mL，细胞悬浮固定1小时，以每分钟2 500～3 000 r离心5分钟，吸干上清液，保留沉淀物。

4. 再向上述沉淀物中滴加少许伊红做标记，将离心管置于45℃水浴中预热10分钟后，滴加少许融化的琼脂，摇动试管使其充分混合，再以每分钟3 000 r离心5分钟，静置30分钟使细胞凝固成团块，细胞密度在靠近离心管尖底部最高，将离心管底部置于水浴中5～10分钟，离心管倒置，轻轻敲出琼脂块，将琼脂块切成适当大小，将细胞密度相对较低的琼脂块切除。

5. 用包埋纸将琼脂块包埋，用梯度乙醇脱水，二甲苯透明，浸蜡后包埋成块进行切片染色镜检。

三、蛋清法

蛋清法是指将送检胸腹水标本静置20分钟后，取容器底部液体放入4支10 mL离心管中离心5分钟，倒去部分上清液，合为1支继续离心5分钟，再倒去上清液，然后加入蛋清1～2 mL，轻轻摇动，使细胞团悬浮于蛋清中，再加入80%的乙醇（约为蛋清混合液体积的5倍），混匀后离心10分钟，弃掉上清液，此时沉淀物已形成类圆柱形固体，沿管壁轻轻加入10%中性福尔马林固定2～4小时后，按常规取材、脱水、包埋、切片备用。

其方法包埋细胞阳性检出率高，又环保。

四、戊二醛法

戊二醛法是细胞交联固定化方法中常用的一种方法。交联固定化法是指利用双功能或多功能试剂，直接与细胞表面的反应基团（如氨基、巯基、咪唑基和酚羟基等）发生反应，形成共价键，使细胞彼此交联，形成网状结构，即成固定化细胞。最常用的试剂有戊二醛、双偶氮联法等。应用戊二醛交联固定化细胞，然后用包埋纸包埋，用梯度酒精脱水，二甲苯透明，浸蜡后包埋成块进行切片。这种方法固定化的细胞因化学反应强烈，对细胞活性影响很大，常常会毒害活细胞，在应用中受到一定的限制，因此很少应用此法固定化细胞来进行细胞包埋切片。

五、冷冻法

冷冻法是利用冷冻组织包埋剂（OCT）可溶于水的性能，尝试将其作为浆膜腔积液离心沉淀后细胞的支架，再经过脱水、透明、浸蜡形成细胞块，此方法操作简便，既富集了细胞，提高了恶性肿瘤细胞阳性检出率，同时也有利于恶性肿瘤类型的鉴别。其操作步骤如下。

1. 制备细胞沉淀物　首先将收集的浆膜腔积液室温静置10～15分钟，取底部液体50 mL，装入50 mL塑料尖底离心管内，以每分钟2 115 r离心10分钟，弃去上清液，留下细胞沉淀物。

2. 细胞沉淀物除血处理

（1）轻度血性标本处理：① 将10%中性福尔马林3 mL注入50 mL塑料尖底离心管底部，微型震荡仪震荡30秒。② 注入盛有2 mL细胞分离提取液的5 mL一次性塑料尖底离心管中。③ 以每分钟2 115 r离心5分钟，弃上清液，留下细胞沉淀物。

（2）重度血性标本处理：① 将20 mL细胞保存液注入盛有细胞沉淀物的50 mL塑料尖底离心管底部。② 加入50%乙醇20 mL，微型震荡仪震荡30秒；震荡均匀，以每分钟2 115 r离心10分钟，弃上清液，留下细胞沉淀物。

3. 冷冻组织包埋剂（OCT）包埋法　① 将上述细胞沉淀物，用10%中性福尔马林3 mL稀释，微型震荡仪震荡30秒。② 移入一次性的5 mL软塑料平底离心管中，以每分钟2 115 r离心5分钟，弃上清液，留下细胞沉淀物。③ 取适量OCT，用一次性吸管将其推入塑料平底离心管底部，盖住细胞沉淀物。④ 用剪刀在离心管底部剪开一个小口，在贴近OCT离心管处剪断离心管，形成一个模型。⑤ 将底部开口的模型，置入塑料包埋盒中，按常规组织块进行固定、脱水、浸蜡、包埋、切片、HE染色及免疫组化染色等。

第六节　涂片的识别

细胞涂片的标本是在不同疾病状态下获得的，细胞涂片制成后即可进行镜检，在显微镜下观察细胞形态和结构的变化，识别涂片中各种细胞成分，根据典型细胞做出细胞学诊断，是病理细胞学检验的主要目的。因此，涂片的识别是细胞学检验的基础。

一、涂片中的背景成分

涂片中除脱落细胞以外的物质统称为背景成分，对细胞学诊断有一定的提示作用。

微课：正常细胞学形态

微课：良性病变的细胞学形态

常见的背景成分有两类。

1. 非上皮来源的细胞成分　在涂片内，常可见红细胞、白细胞、浆细胞、组织细胞、巨噬细胞及多核巨噬细胞等。这些细胞均称为背景细胞，在涂片的鉴别诊断方面有较大的意义。一般情况下，如果在背景成分中出现较多的红染无结构的坏死组织碎片，首先应该考虑恶性肿瘤，其次是结核性病变。如有大量中性粒细胞和坏死白细胞，则一般多为炎症性病变。

2. 其他物质　涂片中，有时可以见到大小不等深蓝色颗粒或团块状的苏木精沉淀、浅紫红色条状、片状或云雾团块状的黏液，以及棉花纤维等污染物质。

二、炎症时的脱落细胞

动画：上皮细胞的增生

在脱落细胞学中可将炎症分为急性、亚急性、慢性、肉芽肿性炎症四种类型，不同类型炎症具有不同的脱落细胞形态特点及背景成分，分述如下。

1. 急性炎症　脱落细胞以变性、坏死为主，上皮细胞明显肿胀退变。背景成分中有较多坏死组织碎片、纤维蛋白以及大量的中性粒细胞和巨噬细胞，且吞噬活跃。

动画：上皮细胞的再生

2. 亚急性炎症　涂片中除有退变的上皮细胞和坏死组织碎屑，还有增生的上皮细胞及中性粒细胞、淋巴细胞。

3. 慢性炎症　主要以细胞的增生、再生及化生为主，涂片中变性、坏死的细胞成分减少，可见较多成团增生的上皮细胞，其核稍有增大，核仁明显，细胞质呈嗜碱性。炎细胞以淋巴细胞、浆细胞为主，有时可见较多的巨噬细胞。

动画：上皮细胞的化生

4. 肉芽肿性炎　是一种特殊类型的慢性炎症，在脱落细胞学检验中最常见的肉芽肿性炎是结核病，其涂片中可见到构成结核结节的各种成分，如上皮样细胞、朗格汉斯巨细胞、干酪样坏死物质及淋巴细胞等。但要明确诊断，还必须要检查见致病原体（需特殊染色）。

三、核异质

动画：细胞坏死

核异质是指脱落细胞的核发生异常改变，但细胞质分化尚正常。核异质表现为核的大小、形态异常，核染色质增多，分布不匀，核膜增厚，核边界不整齐等，可出现双核与多核。核异质细胞形态上介于良性细胞和恶性细胞之间，所以又称间变细胞，相当于病理组织学上的不典型增生。核异质细胞常按细胞异型的大小，又分为轻度、中度和重度核异质细胞。

动画：细胞凋亡

1. 轻度核异质细胞　细胞核轻度增大，约较正常大 0.5 倍，轻度或中度畸形，可见双核或多核，核染色较深，但核染色质颗粒细致、均匀，偶见个别细胞呈粗颗粒状，一般多见于鳞状上皮的表层和中层细胞。由于常在慢性炎症时出现，又称炎症性核异质细胞。多数轻度核异质细胞在外因去除后可恢复正常。

2. 中度核异质细胞　形态特征介于轻度和重度之间。

3. 重度核异质细胞　细胞核体积增大，比正常大 1～2 倍，有中度以上的畸形，染色质颗粒较粗，核染色较深。由于形态上很接近于癌细胞，而且也有可能发展为癌，所以又称癌前核异质。重度核异质细胞常见于底层细胞和部分中层细胞。

当发现核异质细胞时，一定要认真检查有无癌细胞，以免漏诊。临床可根据核异质的程度，建议活检，或治疗后随访、定期复查确诊。

四、肿瘤细胞形态

细胞学检验主要是通过观察恶性肿瘤细胞异型性大小而做出良、恶性肿瘤的诊断。恶性肿瘤依据分化程度不同，又分为高分化、低分化和未分化三种类型。由于细胞学检验往往是单个散在的细胞出现在涂片中，因此掌握良性与恶性肿瘤细胞的形态学特征，是提高细胞学检验质量的关键因素。

（一）恶性肿瘤细胞的形态特征

1.核的异型性　是诊断性恶性肿瘤细胞的依据。

（1）核体积增大：除未分化癌的小细胞类型外，恶性肿瘤细胞核酸代谢旺盛，核多出现体积明显增大，一般为正常细胞的1～5倍，个别可达10倍。

（2）核质比例增大：核质比例增大是恶性肿瘤细胞最重要的形态特征，且分化越低，核质比例增大越明显。

（3）核大小不等：极性消失，癌细胞聚集成堆。

（4）核畸形：恶性肿瘤细胞核可呈方形、长形、三角形、蝌蚪形、梭形等，有时核膜凹陷呈分叶状或折叠状，但分化高的腺癌细胞可无明显核畸形。

（5）核染色加深：癌细胞核的染色质增多、粗糙，常聚集在核膜下，使核膜增厚，核染色加深。

（6）核仁明显增多：癌细胞生长快，核仁明显增多，体积变大。

（7）多核：恶性肿瘤生长迅速，核分裂旺盛易形成多核瘤巨细胞。

（8）裸核：恶性肿瘤细胞生长快易发生退变，细胞质溶解，形成裸核。

（9）异常核分裂：有时涂片内可见到异常核分裂象，如不对称分裂、三极分裂、四极分裂、多极分裂和不规则分裂等。

2.细胞质的异型性　细胞质可反映细胞的分化倾向，并决定细胞的大小和形态。恶性肿瘤细胞的胞质一般有以下特征。

（1）细胞分化越差，胞质越少。

（2）细胞质多少不等，致使恶性肿瘤细胞形状不一、大小不等（即多形性），如鳞癌细胞可出现圆形、梭形、蝌蚪形等，腺癌细胞可出现大空泡状细胞或印戒细胞。

（3）细胞质嗜碱性增强。由于恶性肿瘤细胞的细胞质中核糖体增多，故细胞质嗜碱性增强，略呈蓝色即红中带蓝、深染。

（4）细胞质内有时可见吞噬的异物，如血细胞、细胞碎片等。偶见一个肿瘤细胞内含有另一个肿瘤细胞，称为"封入细胞"。

3.癌细胞团　癌是上皮组织发生的恶性肿瘤。癌有成巢状排列的形态特征。但癌细胞的黏聚力明显低于正常细胞，故易成团脱落。成团脱落的癌细胞大小不等、形状各异，排列紊乱，极性消失；由于细胞核增大，有时可见癌细胞的核相互挤压而形成镶嵌状结构。因此，癌细胞团较散在分布于涂片中的癌细胞更具有诊断价值。

4.涂片中的背景特点 恶性肿瘤易发生出血坏死，故涂片背景中常常可见到较多的红细胞、坏死组织、纤维素和吞噬细胞等。在这种背景中较易找到癌细胞，此背景被称为"阳性背景"。在临床脱落细胞学检查中，这是诊断恶性肿瘤的参考依据之一。

（二）常见癌细胞的形态特征

1.鳞癌 起源于鳞状上皮，亦可起源于发生鳞状上皮化生的柱状上皮。鳞癌细胞具有核大小不一，核畸形明显，核染色质增多、增粗，核质比例失调等形态特征（彩图 18）。

根据细胞分化程度不同，鳞癌细胞又可分为高分化鳞癌和低分化鳞癌细胞。

（1）高分化鳞癌细胞：在涂片中相当于表层的癌细胞，体积较大，细胞质较丰富。常单个散在分布，数个成团时，细胞扁平、过界清楚。多数癌细胞的细胞质有角化，染色鲜红（巴氏染色为橘红色），无角化的细胞质染暗红色或绿色。癌细胞核染色质粗，深染如煤块状或墨水滴状。核仁多不明显。癌细胞形态多样，呈巨大的圆形、不规则纤维形、长梭形、蝌蚪形。癌细胞的多形性、角化和癌珠形成是高分化鳞癌的标志。

（2）低分化鳞癌细胞：在涂片中多见，相当于中层和底层的癌细胞，体积较大分化者小，无角化。细胞多以单个或成团出现，以小圆形细胞为主，亦可呈多边形、星形，胞质少、嗜碱性、核大于正常基底层细胞 1～2 倍，大小不一，偶有畸形，核膜增厚，核仁明显，有时可见巨大的核仁。

2.腺癌 起源于腺上皮和柱状上皮的恶性肿瘤。腺癌细胞有分化黏液的功能，根据腺癌细胞的大小，细胞内黏液的多少以及排列方式，又可分为高分化腺癌和低分化腺癌两种类型。

（1）高分化腺癌：癌细胞体积较大，细胞质丰富，有黏液空泡。核大，多呈圆形或卵圆形，核染色质粗颗粒状、染色深，核仁巨大。癌细胞单个或成排脱落，常形成不规则腺样结构。

（2）低分化腺癌：癌细胞小，细胞质少，嗜酸性黏液空泡较少见。癌细胞多成团，互相重叠，细胞质分界不清，融合呈桑葚样结构。核大小不一、形态不规则，核染色质粗糙，核膜明显。

3.未分化癌 较难确定癌细胞组织发生，是分化程度极差、恶性程度最高的癌。又分大细胞未分化癌和小细胞未分化癌两型。

（1）大细胞未分化癌：癌细胞体积较大，呈不规则圆形、卵圆形或长形。细胞质量中等，嗜碱性。在涂片中常聚集成团，也可散在分布，核大小不一，畸形明显。核染色质增多、粗糙，染色很深，有时可见大核仁。

（2）小细胞未分化癌：癌细胞很小，为不规则圆形或卵圆形，似裸核。核大小不一，呈圆形、梭形、瓜子仁形，染色质增粗，不均匀，有时深染似墨滴。核仁可有可无。小细胞未分化癌应与淋巴细胞鉴别，因淋巴细胞退化时，细胞亦可增大并有畸形（表 10-2）。

表 10-2 鳞癌细胞、腺癌细胞和未分化癌细胞的鉴别

癌细胞类型	鳞癌细胞	腺癌细胞	未分化癌细胞
细胞分布	常散在，细胞边界一般较清楚	常成团，细胞边界不清楚	成堆、成群、细胞边界不清楚
细胞排列	单个出现或呈簇状	呈腺腔样排列倾向	典型呈葡萄状排列
细胞形态	形态多样，常出现不规则形、多边形、梭形等	多呈圆形或卵圆形	畸形或圆形，卵圆形
细胞质	厚实，具角化倾向	薄，常有分泌空泡	很少或看不见
细胞核	核畸形	圆形或卵圆形，核膜厚而不匀	圆形、梭形或瓜子仁形
核染色质	染色质呈块状深染常呈墨水滴样	染色质呈颗粒状，排列疏松	粗颗粒、分布不匀
核仁	一般难以见到，低分化鳞癌可见明显核仁	核仁大而明显	常见到核仁，小细胞型、未分化癌核仁不明显

4. 癌与肉瘤的细胞学区别　癌与肉瘤均为恶性肿瘤，由于组织来源不同，因此细胞形态各有特征（表 10-3）。

表 10-3 癌与肉瘤的区别

区别	癌细胞	肉瘤细胞
组织来源	上皮组织	间叶组织
细胞分布	成团，多呈巢状，分布不均	常松散分布
细胞形态	形态、大小相差悬殊，具多形性	形态、大小较为一致，呈单一性特点
核染色质	呈粗颗粒状或固块状，分布不匀	粗网状、分布为匀
核仁	较少或不明显	较多或明显

　　细胞学检验关键与核心的问题是正确区分良性肿瘤细胞和恶性肿瘤细胞，正确区分核异质细胞和恶性肿瘤细胞。核异质细胞不是恶性肿瘤细胞，只是细胞核发生了异常改变，但细胞质尚属正常的细胞，与恶性肿瘤细胞有很多相似之处，如核增大、大小不一，核染色质增多、增粗，核畸形，核质比例失调等。核异质细胞相当于病理组织学上的不典型增生，所以又称间变细胞。核异质细胞包括真正的核异质细胞、部分形态异型性比较明显的炎症变性上皮细胞和数量少、形态又不够典型的癌细胞，因此当发现核异质细胞时，要抓住鉴别诊断的基本要点，认真区分炎症性核异质细胞和癌前核异质细胞，认真检查有无癌细胞，定期复查或进行活检以防漏诊、误诊。

第七节　细胞学检验的质量控制

细胞学检验除受检验者的经验和水平因素影响外，观察时遗漏视野、标本取材不准、编号错误等均可引发假阳性或假阴性。另外，标本污染、不新鲜，细胞发生自溶或腐败，染色过深或过浅时，也会影响诊断结果。当肿瘤细胞分化好、与正常细胞不易区分时，正常上皮细胞经放疗和化疗作用后有明显形态学改变时也能导致误诊的发生。

因此，临床细胞学检验工作者，要严格控制检验程序和保证涂片质量，以保证细胞学诊断的正确性，杜绝由于错诊和误诊等造成医疗事故发生。下列几项是目前病理细胞学检验质量控制的重要措施，要严格执行。

一、严格管理

病理细胞学检验要建立完善系统的管理程度，严格管理，从标本接收、编号、记录、涂片、固定、染色、镜检、报告、归档等技术流程入手，建立和健全各种规章制度，严格遵守操作程序。

细胞学检验必须严格执行技术操作规程。做到正确采集标本、涂片，防止涂片过厚或过薄。保证及时固定，染色透明清晰、层次分明，无染色过深或过浅现象，避免假阳性和假阴性的发生。在固定染色的过程中要防止细胞被污染，定期过滤、更新固定液和染色液。减少人为因素的影响，减少技术差错。

二、坚持复查制度

阳性病例和可疑病例要多人会诊，反复观察，尽量减少误诊。如遇以下情况必须复查。

（1）涂片中发现可疑细胞，难做出诊断。

（2）涂片中坏死细胞过多或细胞成分太少。

（3）细胞学检查诊断与临床诊断明显不符。

（4）按细胞学诊断治疗，病情无明显好转或反而恶化的。

（5）诊断明确，但病情突然明显恶化的。

（6）怀疑技术工作中有差错时，如编号错误、涂片被污染、细胞自溶、染色过深或过浅等。

三、建立室内和室间质控联系

室内质控是细胞学检验质量保证的基础，而室间质控则是室内质控的继续和补充，为保证临床细胞学检验的准确无误，我们要建立细胞学检验的室内和室间质控标准和管理制度，完善多个医疗机构科室之间的质控网络体系。如建立实行双人复检、多人会诊制度；建立岗位责任，检验结果定期抽查、核对制度；规定具体的试剂配制及定期更换条例；制作详细的操作卡片；尽量从管理制度上杜绝质量事故的发生，使实验室工作中每个与质量有关的问题都查有记录,有专人管理,有章可循。

技术要领

(1)固定时间已到,又不能及时染色时,最好用甘油保存涂片。

(2)在玻片上涂布细胞时,勿用力挤压与摩擦,防止细胞由于挤压而发生变形和损伤。

(3)气温低时,苏木精不易着色,可加温着色,但不要超过50℃。

(4)分色的目的是使核质对比更鲜明,固定时间切勿过长,分色完毕要立即流水冲洗,以免退色。

(5)EA配制完毕和每次染片前应用滤纸调试。

思考题

1.名词解释:固定、核异质、封入细胞、阳性背景。

2.简述细胞学检验应用范围和优缺点。

3.细胞学检验取材、涂片、固定过程中应该注意哪些问题?

4.叙述巴氏、瑞氏、迈-格-吉染液的配制、染色步骤与染色结果。

5.简述标本采集和固定的方法。

第十章自测题

(崔茂香)

第十一章　细胞和组织化学技术

学习目标

第十一章
思维导图

1. 掌握核酸的显示技术和碱性磷酸酶、酸性磷酸酶、葡萄糖-6-磷酸酶、γ-谷氨酰转肽酶、非特异性酯酶、琥珀酸脱氢酶的显示方法。

2. 熟悉细胞和组织化学方法的基本技术和注意事项、光镜酶组织化学技术的基本程序、酶组织化学技术的染色方法。

3. 了解细胞和组织化学方法的范围和种类、酶的种类。

导　言

1830 年，比利时植物学家 Raspail 发表了论著《在生理学中使用显微镜观察化学物质》，标志着组织化学技术的诞生。随着显微镜和组织学染色技术的发展，组织和细胞化学技术在病理学研究包括临床病理诊断工作中得到了较广泛的应用。

第一节　概　述

细胞和组织化学是以细胞学、组织学为基础，运用物理和化学的技术方法显示细胞、组织结构中的各种化学成分，并对这些化学成分进行定量、定性和定位分析的技术。细胞和组织化学研究的主要目的，是从分子水平上研究疾病状态下细胞组织的代谢、功能和形态变化的规律，揭示疾病的本质。在病理检验中，细胞和组织化学具有辅助诊断疾病的作用。

细胞和组织化学的基本原理是运用已知的化学反应过程，使细胞组织内的各种化学物质与已知的化学试剂在原位发生化学反应，形成可见的有色沉淀物，以便于观察。用光学显微镜观察其变化者称为显微镜细胞组织化学；若为重金属沉淀，可以用电子显微镜观察，称为电镜细胞组织化学。用细胞和组织化学方法显示细胞组织结构中的各种酶，并对其进行定性、定量、定位的研究称为酶组织化学技术。

一、细胞和组织化学方法研究的范围

细胞和组织化学方法研究的内容有狭义和广义之分。狭义的细胞和组织化学方法只研究核酸和酶的显示与检测；而广义的细胞和组织化学方法则显示和检测组织细胞内的所有物质，包括蛋白质、糖、脂质、酶、核酸、生物胺、抗原、抗体、无机盐、微量元素等。由于免疫学和电镜技术的渗透，细胞和组织化学产生了免疫组织化学和电镜细胞化学等分支，它们将在后面有关章节专门介绍。本章主要介绍核酸和核仁组成区相关蛋白的显示技术以及光镜酶组织化学技术。

二、细胞和组织化学方法的分类

（一）化学方法

化学方法是指根据化学反应的原理，使某些物质经过化学反应在组织切片上生成沉淀，从而显示其定位的方法。绝大多数酶组织化学技术属于此类。

（二）类化学方法

极少数细胞和组织化学方法中染色反应具有特异性，但其机制不清楚，称为类化学方法。如 Best 胭脂红染色法中，胭脂红与糖原的特异性结合。

（三）物理学方法

物理学方法指应用某些物质的物理学特性的方法，如苏丹、油红染料溶于脂质而使脂质显色等。其作用机制不清楚。

（四）应用物理化学特性的方法

应用物理化学特性的方法指应用某些物质物理化学特性的方法，如通过改变 pH 值而改变蛋白质的等电点，使蛋白质呈现不同的电离方式，从而与不同的染色剂相结合以显示不同种类蛋白质。

（五）应用生物学特性的方法

应用生物学特性的方法是指利用生物大分子具有抗原特性以及抗原抗体反应具有特异性的免疫细胞和组织化学方法（详见第十二章）。

（六）显微烧灰法

显微烧灰法用于有机物燃烧后残留物中无机物质的检测。

三、细胞和组织化学技术的基本要求

细胞和组织化学技术的基本过程包括组织的固定、切片制作和染色。组织的固定和切片制作技术已在前面详细介绍，本章主要介绍细胞和组织化学的染色技术。另外，细胞和组织化学技术有一些基本要求，包括以下几方面。

1.要保持组织和细胞的生前结构，同时，反应产物需是有色的、不溶的、细小的沉淀物并且沉淀在原位。否则，待检物质定位的准确性就难以保证。

2.需保存细胞和组织中的化学成分以及酶的活性，以保证进行定量研究。

3.所用的方法要有高度的特异性，以显示待检物质的类属，这就要求反应过程必须是已知的，同时要掌握被检测物质的特性、存在部位、反应条件以及影响因素。

4.所用方法应有一定的灵敏性，以显示含量极微的物质。

5.实验要有可重复性。

四、细胞和组织化学方法注意事项

1.组织材料切片和染色要及时，这样才能保持组织细胞良好的形态结构。

2.选择的试剂必须是分析纯（A. R），对被检测的物质无任何影响。试剂的称量和配制要准确，酶组织化学中试剂和作用液的 pH 更需精确测量。

3.实验所用器皿要充分清洗以保持清洁。使用的蒸馏水应为双蒸水。

4.严格控制好反应物质的浓度、反应时的温度、试剂的 pH 以及反应时间，以保证良好的染色效果。

5.必须做对照实验，正确分析实验结果，注意识别假阴性和假阳性。

第二节　核酸的显示技术

核酸包括脱氧核糖核酸（DNA）和核糖核酸（RNA）。DNA 主要存在于细胞核中，RNA 则主要存在于细胞质中，核仁中也有少量 RNA。DNA 含有遗传基因，除能自我复制外，还可通过 RNA 控制蛋白质的合成。核酸的显示技术已经广泛应用于淋巴系统、骨髓以及有关脏器疾病的辅助诊断和鉴别诊断。如免疫缺陷病、自身免疫性疾病、过敏反应、恶性淋巴瘤、免疫母细胞瘤性淋巴结病、免疫母细胞瘤和组织细胞瘤的鉴别等。

一、Feulgen-Rossenbeck 改良 DNA 显示法

[染色原理]

切片先经稀盐酸处理，使细胞内 DNA 水解，DNA 分子中嘌呤碱基和脱氧戊糖之间结合断开，暴露出戊糖上的醛基，再用 Schiff 液处理，后者与醛基结合形成紫红色反应产物，从而显示出 DNA。

[试剂配制]

（1）Schiff 液（见第九章 糖原染色）。

（2）0.5% 偏重亚硫酸钠液：

偏重亚硫酸钠　　　　　0.5 g

蒸馏水　　　　　　　　100 mL

（3）0.5% 亮绿水溶液：

    亮绿   0.5 g

    蒸馏水   100 mL

（4）1 mol/L 盐酸水溶液：

    浓盐酸   8.4 mL

    加蒸馏水至   100 mL

［染色步骤］

（1）组织以甲醛液固定最佳，不能用 Bouin 液固定，石蜡切片脱蜡至水。

（2）蒸馏水漂洗。

（3）入室温的 1 mol/L 盐酸，稍洗片刻。

（4）入预热至 60℃的 1 mol/L 盐酸水解 8～10 分钟。

（5）入室温的 1 mol/L 盐酸 1 分钟，蒸馏水略洗。

（6）入 Schiff 液于室温下暗处作用 60 分钟。

（7）用 0.5% 偏重亚硫酸钠水溶液洗 3 次，每次 2 分钟。

（8）流水冲洗 5 分钟。

（9）0.5% 亮绿复染 2～3 分钟。

（10）蒸馏水稍洗。

（11）常规逐级乙醇脱水，二甲苯透明，中性树胶封固。

［结果］

DNA 被染成紫红色，细胞质及其他成分呈浅绿色。

［对照实验］

用 1 mg/ml DNA 酶，37℃，消化切片 2 小时后再染色，DNA 及细胞质均呈绿色。

［注意事项］

（1）Schiff 试剂 PH 应调整为 4.0。

（2）盐酸水解时，1 mol/L 盐酸必须事先预热至 60℃，水解时间应视固定液而定，水解不足或过长均会影响染色效果。

二、Cook 甲基绿派洛宁法

［染色原理］

甲基绿和派洛宁在水中电离后均带正电荷，前者碱性较强，带两个正电荷；后者碱性较弱，带一个正电荷。当染液 pH 为 4.2 时，DNA 和 RNA 均带负电荷，但电荷数量不同。染色时，碱性强的甲基绿与 DNA 结合而显示为绿色，派洛宁则与 RNA 结合显示为红色。

［试剂配制］

（1）2% 甲基绿水溶液：

    甲基绿   2 g

    蒸馏水   100 mL

由于商品甲基绿中含有甲基紫，需对其进行提纯，染液在临用前配制。

甲基绿提纯法：将 2% 甲基绿水溶液放入分液漏斗中，加等量的纯三氯甲烷，充分震荡，使甲基绿中的甲基紫充分溶解在三氯甲烷中，静置，待液体分为两层后放掉下层的紫色液体。按此法反复，直至三氯甲烷呈无色为止。提纯液可用等量的三氯甲烷于 4℃保存。

（2）2% 派洛宁水溶液：

| 派洛宁 | 2 g |
| 蒸馏水 | 100 mL |

派洛宁中含有杂质，需提纯，提纯方法同甲基绿。

（3）0.2 mol/L 醋酸盐缓冲液（pH4.8）：

| 0.2 mol/L 醋酸液 | 41 mL |
| 0.2 mol/L 醋酸钠 | 59 mL |

（4）甲基绿派洛宁染液：

2% 甲基绿提纯液	9 mL
2% 派洛宁提纯液	4 mL
醋酸缓冲液	23 mL
甘油	14 mL

此染液需在临用前配制。

[染色步骤]

（1）新鲜组织块经 Carnoy 液固定（甲醛液也可，但前者为佳）。

（2）石蜡切片脱蜡至蒸馏水洗。

（3）用 0.2 mol/L、pH4.8 的醋酸缓冲液洗。

（4）甲基绿派洛宁染液室温下作用 30～60 分钟。

（5）醋酸缓冲液浸洗后用滤纸吸干多余液体。

（6）丙酮液分化 20～30 秒。

（7）丙酮和二甲苯的等量混合液分化、脱水。

（8）二甲苯透明，中性树胶封固。

[结果]

DNA 染成绿色，RNA 染成红色。浆细胞的细胞质呈红色或淡红色。

[注意事项]

（1）染色以后不能用水洗。

（2）丙酮分化时间不宜过长。

（3）样品若为骨组织，应调整染液比例，增加甲基绿的含量而减少派洛宁的含量。

（4）染液 pH 必须控制在 4.8 左右，不可偏高或偏低。

第三节　核仁组成区相关嗜银蛋白的显示技术

目前认为，核仁组成区相关嗜银蛋白（AgNOR）为第 13、14、15、21 和 22 对染色体短臂 DNA 上的一些蛋白质，因其在一定条件下可用银染方法定位而得名。AgNOR 的功能可能与 rRNA 活性、核仁的发生及细胞增生有关。观察细胞中 AgNOR 的数量，对鉴别肿瘤的良恶性有重要的价值。临床病理检验工作中，可用于皮肤黑色素瘤、基底细胞癌和子宫内膜、结肠、间皮细胞、膀胱、前列腺、唾液腺、乳腺等肿瘤的诊断以及判断某些肿瘤的预后。

一、AgNOR 的石蜡切片经典染色法

［试剂配制］

（1）AgNOR 染色液：

A 液

明胶	2 g
双蒸水	99 mL
纯甲酸	1 mL

明胶加入双蒸水后加温至 60℃使之完全溶解，再加入纯甲酸摇匀待用。

B 液

硝酸银	50 g
双蒸水	100 mL

充分溶解后保存于 4℃冰箱备用。

（2）AgNOR 工作液：临用时取 A 液 10 mL、B 液 20 mL（1∶2），置于立式染色缸中充分混合后即可使用。

［染色方法］

（1）石蜡切片厚 3 μm，贴附于干净玻片上，置入 60℃烤箱内 2 小时。

（2）常规脱蜡至水。

（3）三蒸水浸洗 2～3 次。

（4）在 AgNOR 工作液中 25℃暗处浸染 30 分钟左右（第 25 分钟开始，应在镜下观察，以控制染色程度）。

（5）双蒸水浸洗 3 次。

（6）无水乙醇浸洗 2 次

（7）苯酚-二甲苯（1∶4）浸 1 分钟。

（8）二甲苯透明，中性树胶封固。

［结果］

用 100× 油镜观察细胞核和细胞质背景为淡黄色，AgNOR 呈黑色颗粒状或黑色细小点状，分散于整个核仁之中。

二、AgNOR 的石蜡切片李青改良染色法（1993 年）

［试剂配制］

（1）银染液：

A 液

明胶	4 g
1% 甲酸	100 mL

B 液

硝酸银	50 g
蒸馏水	100 mL

工作液临用时配制取 A 液 2 份、B 液 1 份（微波炉加热 3 分钟，80 W）或 A 液 1 份、B 液 2 份（微波炉加热 1.5 分钟，90 W）混匀，过滤。

（2）1% Farmer 液：

1% 硫代硫酸钠	9 份
亚铁氰化钾	1 份

用前混匀即可。

［染色方法］

（1）石蜡切片脱蜡至水。

（2）三蒸水洗 3 次，各 3 分钟。

（3）滴加银染液工作液 150～200 μL 后将切片置于湿盒内，湿盒置于微波炉内加热（3 分钟，80 W），停 3 分钟后取出（若 90 W，则加热 15 分钟，停 5 分钟后取出）。微波炉功率太大，时间太长会造成组织焦干、破碎和脱落。

（4）蒸馏水漂洗 4 次，每次 2 分钟。

（5）1% Farmer 液处理数秒，以清除背景组织吸附的银颗粒，注意密切观察颜色的变化，反应时间过长会脱去颜色。

（6）蒸馏水洗后逐级乙醇脱水。

（7）二甲苯透明，中性树胶封固。

［结果］

AgNOR 呈黑色颗粒。

三、AgNOR 染色法注意事项

（1）配制 AgNOR 染色液时，对硝酸银的质量要求高，不能潮解。

（2）明胶的质量是影响非特异性银颗粒的重要因素。

（3）AgNOR 染色过程中，需严格控制时间和温度。根据经验，温度不宜低于 20℃，室温的温度增高其染色时间就应缩短。当样本已经着色就应立即停止反应，否则会导致背景过深，甚至出现 AgNOR 的颗粒融合现象。

第四节　光镜酶组织化学技术

酶是生物体内具有催化作用的特异性蛋白质，组织细胞内的生物化学反应过程都有酶的催化作用。酶的催化作用具有高度的特异性，一种酶只能催化一种底物或一组有关物质，并在酶具有活性的时候才能发挥作用。因此，组织细胞内酶的含量和活性影响着机体的功能。

光镜酶组织化学是应用细胞内酶催化人工给予的底物并借助显色反应，再通过光学显微镜的观察，以显示组织或细胞中内源性酶的活性及定位的方法。

1868 年，Kebs 首次采用酶组织化学方法显示组织中的过氧化物酶。到目前为止，用这一技术显示的酶已经达到 100 多种。虽然免疫组织化学比酶组织化学有更多的优点，但并不能完全取代后者，在某些方面，酶组织化学仍有应用价值，尤其在病理检验领域中具有较强的实用性，可以为肿瘤的研究提供许多有价值的信息。如肝癌时，γ-谷氨酰转肽酶为阳性标志酶（γ-GT）；骨肉瘤中含有丰富的碱性磷酸酶（AKP）；骨巨细胞瘤的瘤细胞中则有较多的酸性磷酸酶（ACP）和琥珀酸脱氢酶（SDH），而 AKP 则呈阴性；用组织化学的方法显示非特异性酯酶，可以鉴别末梢血中的单核细胞，对于鉴别诊断急性单核细胞白血病和急性粒细胞白血病有一定的意义。

一、酶的种类

酶按照其催化反应的性质可分为六大类。

1. 氧化还原酶 能够转移电子、催化底物发生氧化或还原反应的酶称为氧化还原酶，又可分为氧化酶（如细胞色素氧化酶等）和脱氢酶（如乳酸脱氢酶、SDH 等）。

2. 水解酶 水解酶是一类催化水解反应的酶。属于此类酶的有 ARP、ACP 等。

3. 转换酶 转换酶是一类催化不同物质分子间的某个基团的交换或转移的酶，如 γ-GT 等。

4. 裂合酶 裂合酶能够催化一种化合物分解为两种化合物或两种化合物合成为一种化合物。此类酶包括亮氨酸氨基肽酶、碳酸酐酶等。

5. 异构酶 催化同分异构体间相互转化的酶称为异构酶，如葡糖-6-磷酸异构酶等。

6. 合成酶 合成酶是指催化两分子化合物相互结合，同时使三磷酸腺苷（或其他三磷酸核苷）分子中的高能磷酸键断裂的酶，如三磷酸胞苷合成酶。

二、酶的保存及影响酶活性的因素

（一）酶的保存

酶组织化学反应中，酶的活性是至关重要的，酶的保存既要考虑其在组织或细胞内的定位，又要考虑其活性的保持，而这两者之间往往存在着矛盾。一般情况下，固定保存了组织细胞内的形态结构，但可能导致酶的活性部分或全部丧失；在新鲜组织恒温箱切片上进行反应，常会引起组织细胞机构的破坏而影响酶的准确定位，可溶性酶可因弥散而失去活性。因此，针对不同的酶应采用合适的制片方法，使组织细胞既保存较好的形态，又适当保留酶的活性。短时间低温（4℃）固定可符合要求。此法固定时间不宜超过 60 分钟，常用固定剂为 4% 缓冲甲醛或丙酮液。

（二）影响酶活性的因素

1. 温度 大多数酶反应的适宜温度为 37℃。温度过高，大部分酶因发生变性而失活；温度较低时，酶的活性下降，但对于组织内活性强的酶则定位较好。酶组织化学反应常用的温度是 4～30℃，在此范围内，酶的活性通常随温度的升高而增强。

2. pH 酶的活性与反应液的 pH 有密切的关系，大多数酶反应最适宜的 pH 为 7.0，此时酶的活性最强。但 AKP 最适宜的 pH 为 9.2，ACP 最适宜的 pH 为 5.0。

3. 抑制剂 可使组织细胞内的酶活性减弱甚至丧失，酶抑制剂一般可分为三类。

（1）特异性抑制剂：如四异丙基焦磷酰胺（异-OMPA），其对胆碱酯酶具有特异性的抑制作用。

（2）非特异性抑制剂：加热对所有的酶都有抑制作用。

（3）竞争性抑制剂：如丙二酸钠，其对琥珀酸脱氢酶具有竞争性抑制作用。

4. 激活剂 某些化学物质可增强酶的活性，如 Mg^{2+} 可增强碱性磷酸酶的活性。

三、酶组织化学的原理

酶组织化学的原理是首先利用细胞内的酶催化分解一定的底物，生成中间产物，即初反应产物（PRP）。然后其中的一种 PRP 再与辅助物经一步或二步反应生成有色不溶的终反应产物（FRP）。FRP 沉积在原位而显示酶的存在。一般通过光学显微镜观察，显示酶的组织化学反应主要有以下几种。

（一）金属离子沉淀反应

此反应是通过酶分解底物产生的 PRP 与金属结合形成沉淀，利用金属自身具有颜色或通过显色反应，进而显示酶的存在。

此反应常用的底物有甘油磷酸酯、β-甘油磷酸钠；常用的金属有金、银、铅等。酸性磷酸酶、ATP 酶和 5′-核苷酸酶等可用此法显示。

（二）偶氮盐偶联反应

此反应中，底物在酶的作用下，产生的 PRP 与偶氮盐结合，生成不溶的偶氮染料。偶氮盐偶联反应是显示各种酶类最重要的方法，已被广泛应用。

此反应常用的底物有萘酚、萘胺、吲哚酚和吲哚胺衍生物等。碱性磷酸酶、酯酶、肽酶等可用此法显示。

（三）靛蓝反应

此反应中，底物被酶分解为两个 PRP，其中的一个 PRP 在一定的条件下可形成不溶的靛蓝，从而显示酶的定位。

此反应常用的底物有吲哚酚酯等，可用来显示胆碱酯酶、非特异性酯酶、磷酸酶、糖苷酶等。

（四）四唑反应

此反应中，底物被某些氧化酶或脱氢酶氧化后，产生的氢传递给四唑盐，后者还原后形成有色的沉淀物。

此法可显示单胺氧化酶和几乎所有的脱氢酶。

四、酶组织化学技术的染色方法

大多数酶促反应的合适温度是37℃，一般需要放在孵育箱内进行。温度高可使孵育液蒸发，加上大多数试剂的价格比较高，只能用小量作用液，故酶组织化学技术的染色方法不同于一般组织化学及其他病理切片常用的染色方法。

（一）盖玻片染色缸法

该方法将组织切片粘贴于盖玻片上，可明显减少作用液的用量，适用于金属沉淀反应。由于玻片薄，在非自动吸片的切片机内切片时，贴片有一定困难。

（二）滴加作用液法

此法亦可节省作用液，但覆盖不均匀，作用液容易流到整个载物片，甚至流出片外。将组织周围擦干或用专用蜡笔（PAP笔）把组织片圈起来，可以得到改善。在采用此法时，为防止作用液蒸发干涸，需将切片放在有盖的湿盒内。

（三）漂浮法

漂浮法的优点是切片与作用液能充分接触，作用时间可以缩短。此法适用于已经固定组织的冷冻切片。

（四）环、框技术

用直径小于载物片、高2 mm的环或框罩住切片，环或框与载物片接触处涂上凡士林。作用液滴在环或框内，盖上盖玻片以防止作用液蒸发。

（五）半透膜技术

该技术用于显示部分或完全可溶性酶。将半透膜（透析带）用蒸馏水浸湿后紧绷在直径2～4 cm、高5 cm的圆筒的一端，使膜成为圆筒的底，将切片贴在膜面上，作用液2～3 mL倒入圆筒中，使切片和作用液之间有半透膜相隔，作用液各成分能透过半透膜，与切片中的酶作用而在原位沉淀显色；酶不能弥散进入作用液，可有效地防止弥散假象。作用后，剪开半透膜，将切片连同半透膜平铺在载物片上。

五、光镜酶银织化学技术的基本步骤

1. 石蜡切片脱蜡至水，冷冻切片固定后水洗。
2. 孵育液孵育。
3. 洗涤切片。
4. 金属置换（金属阳离子沉淀法）。
5. 洗涤切片。
6. 显色。

7. 洗涤、封固光镜观察。

六、常用酶组织化学技术

（一）碱性磷酸酶的显示方法

碱性磷酸酶（AKP）广泛存在于机体组织，如毛细血管和小动脉的内皮、肝细胞毛细胆管膜、肾近曲小管的刷状缘、肾上腺、膀胱、乳腺及卵巢等处。AKP 在碱性环境下催化醇或酚类磷酸酯的水解，其最适 pH 为 9.2~9.4。AKP 可以被金属阳离子（如 Mg^{2+}、Mn^{2+} 等）和某些氨基酸激活，被氰化物、砷酸盐等抑制。

显示 AKP 的常用方法是金属沉淀的钙钴法和偶联法。前者所用试剂比较便宜且容易购买，方法简单，但可能出现假阳性；后者所需试剂较难购买，但方法灵敏，而且因为正常组织内没有萘酚，故不会出现假阳性。

1. Gomori-Takamatsu 钙钴法

［染色原理］

在 pH9.4 和 Ca^{2+} 存在的条件下，给切片加入甘油磷酸酯（或其他磷酸单酯），如组织中含 AKP，则释放出磷酸酯，后者可与 Ca^{2+} 结合，形成磷酸钙，经硝酸钴置换钙后形成磷酸钴，最后经显色磷酸钴转变为黑色的硫化钴沉淀：甘油磷酸酯→磷酸酯＋Ca^{2+}→磷酸钙→磷酸钴→硫化钴（黑色）。

［试剂配制］

作用液（pH 为 9.4）：

2% 巴比妥钠	10 mL
3% β-甘油磷酸钠	10 mL
2% 无水氯化钙	20 mL
2% 硫酸镁	1 mL
蒸馏水	5 mL

［染色方法］

（1）将未固定的组织恒冷箱冷冻切片，厚 8 μm。

（2）用新配制的作用液孵育切片，37℃，10 分钟。

（3）流水冲洗 5 分钟。

（4）入 2% 硝酸钴液浸 5 分钟。

（5）蒸馏水洗。

（6）入 0.5% 硫化铵液浸 1 分钟。

（7）蒸馏水洗。

（8）甘油明胶封固，观察。

［结果］

酶的活性及存在部位见硫化钴黑色沉淀。

［对照实验］

（1）空白对照：对照切片用的作用液中不含 β-甘油磷酸钠，而用等量的蒸馏水代替，其他条件和步骤与实验切片完全相同。

（2）阴性对照：将对照切片先放入 89～90℃热水中处理 10 分钟，然后按实验步骤进行。

两种对照实验结果均应为阴性。

2. Gomori 改良钙钴法　此法可用于经过固定和包埋的组织。

［固定和包埋］

（1）取薄片组织置于 4℃冰箱中的丙酮液内固定 18～24 小时（固定 4～6 小时后更换一次冷丙酮液）。

（2）入无水乙醇Ⅰ、Ⅱ级各 30 分钟。

（3）入无水乙醇和二甲苯的等量混合液 30 分钟。

（4）二甲苯Ⅰ、Ⅱ级各 30 分钟。

（5）以 52～54℃石蜡于 56℃温箱内浸蜡Ⅰ、Ⅱ级各 30 分钟。

（6）石蜡包埋。

［试剂配制］

（1）孵育液（pH9.0～9.4）：

2%β-甘油磷酸钠水溶液	25 mL
2% 巴比妥钠水溶液	25 mL
2% 硝酸钙水溶液	8 mL
2% 氯化镁水溶液	2 mL
丙酮	40 mL

（2）2% 硝酸钴-丙酮溶液：

硝酸钴	2 g
40% 丙酮水溶液	100 mL

［染色方法］

（1）石蜡切片厚 4～6 μm，37℃温水中贴片，并置于 37℃温箱内烘干 2～3 小时。若不立即染色，应放入冰箱内保存。

（2）二甲苯脱蜡 2 次，纯丙酮洗 2 分钟，40% 丙酮洗 1～2 分钟。

（3）入孵育液，置于 37℃温箱内孵育 0.5～2 小时。

（4）40% 丙酮液稍洗。

（5）2% 硝酸钴-丙酮液作用 3～5 分钟。

（6）40% 丙酮液冲洗。

（7）1% 硫化铵-丙酮液作用 1 分钟。

（8）40% 丙酮液洗去多余硫化铵液。

（9）常规脱水、透明，中性树胶封固。

［结果］

黑色沉淀表示碱性磷酸酶活性所在。

［对照实验］

同 Gomori-Takamatsu 钙钴法。

3. Lojda 改良 Burstone 偶联偶氮法

[试剂配制]

（1）六偶氮对品红液：

A 液

盐酸对品红	400 mg
蒸馏水	8 mL
浓盐酸（36%）	2 mL

充分混合直至溶解，过滤备用。

B 液

40% 亚硝酸钠液

临用前将两液等量混合

（2）作用液：

萘酚 AS-BI 磷酸钠	10～25 mg
二甲基亚砜	0.5 mL
Tris-HCl 缓冲液（pH8.2～9.2）	50 mL
六偶氮对品红液	0.5 mL

调 pH 至 9.4，过滤后使用。

[染色方法]

（1）冷冻切片或石蜡切片脱蜡至水。

（2）37℃或室温下作用液孵育 5～60 分钟。

（3）蒸馏水洗。

（4）室温下 4% 甲醛固定 15～120 分钟。

（5）自来水洗，流水洗。

（6）1% 甲基绿浸 5～10 分钟。

（7）蒸馏水洗，甘油明胶封固。

[结果]

酶活性处见红色无定形沉淀物，细胞核呈蓝绿色。

[注意事项]

（1）对照实验可用加热法或作用液中不加萘酚 AS-BI 磷酸钠，结果均呈阴性。

（2）作用液孵育时间应随组织的不同而异，如肾、肠需 5 分钟，肝则需 60 分钟等。

（二）酸性磷酸酶的显示

酸性磷酸酶（ACP）在酸性条件下催化醇和酚类磷酸酯的水解，其最适 pH 为 4.8～5.2。ACP 广泛地分布于机体各组织，主要位于溶酶体内，也有少数位于内质网。正常时，前列腺含量最高。前列腺癌和其他脏器的转移性前列腺癌时呈强阳性；霍奇金淋巴瘤、胃癌、肺癌、乳腺癌、舌的表皮样癌也可呈强阳性；而 Ewing 瘤、成骨肉瘤等呈阴性。

1. Hoht 与 Bitensky 改良硝酸铅法

［染色原理］

ACP 作用于底物（甘油磷酸酯），产生的磷酸根与 Pb^{2+} 结合生成磷酸铅，再经硫化铵显色生成黑色的硫化铅：甘油磷酸酯→磷酸根 +Pb^{2+} →磷酸铅→硫化铅（黑色）

［试剂配制］

作用液：

硝酸铅	0.53 g
3% β-甘油磷酸钠溶液	40 mL
0.05 mol/L 醋酸缓冲液（pH5.0）	400 mL

将硝酸铅和 3%β-甘油磷酸钠溶液加入 0.05 mol/L 醋酸缓冲液中，37℃放置 24 小时，产生一些沉淀后冷却，过滤使用。

［染色方法］

（1）未固定新鲜组织冷冻切片厚 6～8 μm。

（2）37℃作用液孵育 5～40 分钟（不同组织孵育时间不同，如分泌期子宫内膜需 5 分钟，而增生期子宫内膜则需 40 分钟）。

（3）蒸馏水充分洗涤。

（4）0.5%～1% 硫化铵浸 2 分钟。

（5）蒸馏水充分洗涤。

（6）甘油明胶封固观察。

［结果］

黑色或棕黑色沉淀显示酶活性处。

［对照实验］

经过加热处理或在作用液中加入 0.01 mol/L 氟化钠（ACP 抑制剂），结果均呈阴性。

动画：酸性磷酸酶萘酚 AS-TR 磷酸酯法染色机制

2. Leder-Stutt 改良萘酚 AS-TR 磷酸酯法

［试剂配制］

（1）对品红盐酸液：

对品红	1 g
2 mol/L 盐酸	25 mL

混合后轻轻摇动使之完全溶解，静置 2 天后 4℃冰箱保存。

（2）亚硝酸钠液：

亚硝酸钠	0.4 g
蒸馏水	10 mL

临用前配置。

（3）Michaelis 巴比妥醋酸盐缓冲液（pH7.6）。

（4）六偶氮对品红液：将 6 滴对品红盐酸液缓慢滴入 1 mL 亚硝酸钠液中，同时不断摇动，静置 2 分钟使之充分偶氮化，再加入巴比妥醋酸盐缓冲液 30 mL（pH7.6），最后用 2 mol/L 的盐酸将 pH 调整为 5.0～5.1。

（5）萘酚 AS-TR 磷酸酯液：

萘酚 AS-TR 磷酸酯　　　　　10 mg

二甲基甲酰胺　　　　　　　1 mL

（6）孵育液：

萘酚 AS-TR 磷酸酯液　　　　1 mL

六偶氮对品红液　　　　　　30 mL

［染色方法］

（1）新鲜组织低温恒冷切片（用液氮快速冷冻效果更佳）厚 4～6 μm，风干后入丙酮液固定 10 分钟。

（2）把切片放入孵育液（预热至 37℃）中，于 37℃恒温箱孵育 30～90 分钟。

（3）流水冲洗。

（4）Mayer 苏木素复染细胞核或用 1% 甲基绿复染。

（5）流水冲洗 15 分钟。

（6）常规脱水、透明，中性树胶封固。

［结果］

酸性磷酸酶活性处呈红色，细胞核呈蓝色（Mayer 苏木素复染）或绿色（1% 甲基绿复染）。

［对照实验］

（1）将切片放入 80～90℃热水中处理 10 分钟后再进行孵育，或孵育液中加入 0.01 mol/L 氟化钠，结果均应为阴性。

（2）取孵育液 2 份各 10 mL，分别加入 0.01 mL 酒石酸钠和甲醛原液 0.15 mL，两孵育液分别孵育相同的连续切片，如前者阴性而后者阳性，显示该酸性磷酸酶来源于前列腺。

（三）葡萄糖-6-磷酸酶的显示

葡萄糖-6-磷酸酶简称 G-6-P 酶，是肝细胞特有的功能性酶，分解糖原为葡萄糖进入血流，对维持血糖浓度的相对恒定有非常重要的作用。当此酶缺乏时，糖原沉积在肝脏等器官，称为肝糖原沉积症。G-6-P 酶在 pH 为 6.0 时活性最强，在 pH 为 8.0 时最稳定，而在 pH 为 5.0 时易变性，组织化学反应则用 pH 为 6.5～6.7。

G-6-P 酶的染色原理是此酶分解葡萄糖-6-磷酸产生磷酸，后者与铅离子结合，在酶活性部位生成磷酸铅，再经过硫化铵处理，形成棕黑色的硫化铅沉淀。

1. Chiquoine 硫化铅法

［试剂配制］

（1）3% 甲醛-0.04 mol/L 磷酸缓冲液（pH7.0）：

多聚甲醛（不含甲醇）　　　　　　　3 g

0.04 mol/L 磷酸缓冲液　　　　　　　100 mL

（2）作用液：

0.125% D-葡萄糖-6-磷酸钠	20 mL
0.2 mol/L Tris-马来酸缓冲液（pH6.5）	20 mL
3% 硝酸铅	3 mL
蒸馏水	7 mL

充分混合，预温 10～15 分钟，过滤（马来酸可用盐酸代替）。

［染色方法］

（1）新鲜组织恒冷箱切片：① 直接作用；② 3% 缓冲甲醛固定 10 分钟，4℃，蒸馏水洗 5 次。

（2）作用液 20 分钟，37℃（临用时配制）。

（3）蒸馏水洗多次。

（4）0.5% 硫化铵 1 分钟。

（5）蒸馏水洗。

（6）甘油明胶封固。

动画：葡萄糖-6-磷酸酶硝酸铅法染色机制

［结果］

G-6-P 酶活动处有棕色硫化铅沉淀。

2. Wachstein-Meisel 硝酸铅法

［试剂配制］

（1）0.1 mol/L Tris-马来酸缓冲液（pH6.7）。

（2）0.125% 葡糖-6-磷酸液：葡糖-6-磷酸二钠盐 5 mg，蒸馏水加至 4 mL。

（3）2% 硝酸铅液：硝酸铅 2 g，蒸馏水加至 100 mL。

（4）孵育液：0.125% 葡糖-6-磷酸液 4 mL，0.1 mol/L Tris-马来酸缓冲液（pH6.7）4 mL，2% 硝酸铅液 0.6 mL，蒸馏水 1.4 mL。依次混合后过滤。

［染色方法］

（1）新鲜组织低温恒冷切片（液氮快速冷冻效果更好），厚 4～6 μm。

（2）入预温的孵育液，37℃，10～20 分钟。

（3）蒸馏水洗 2 次，每次 1 分钟。

（4）1% 硫化铵处理 1 分钟。

（5）流水冲洗 5 分钟，再用蒸馏水洗。

（6）10% 中性甲醛液固定 10 分钟。

（7）流水冲洗 5 分钟，再用蒸馏水洗。

（8）甘油明胶封固。

［结果］

G-6-P 酶活动处有棕黄色至棕黑色颗粒状沉淀。

［对照实验］

（1）另配孵育液，其内省去葡萄糖-6-磷酸，代之以等量的蒸馏水，结果应为阴性。

（2）切片固定于 10% 甲醛液 1 小时后再进行孵育，因为酶被灭活，结果为阴性。

（3）以 0.125%β-甘油磷酸钠代替葡萄糖-6-磷酸配制孵育液，以排除酸性磷酸酶，因 G-6-P 酶不能水解 β-甘油磷酸钠，结果为阴性。

（四）γ-谷氨酰转肽酶的显示

γ-谷氨酰转肽酶（γ-GT）属于转移酶类，在氨基酸吸收的过程中，γ-GT 催化 γ-谷胱甘肽中的 γ-肽链水解。γ-GT 在肝、肾、肠、胰等脏器中含量较为丰富。显示 γ-GT 的方法由 Albert 等于 1961 年创立，故称为 Albert γ-GT 法。其原理是以 γ-L-谷氨酰-α-萘胺为底物，生成的萘胺与重氮盐结合形成不溶的偶氮染料。

［试剂配制］

作用液：

γ-L-谷氨酰-α-萘胺	10 mg
双甘氨肽	10 mg
0.1 mol/L 磷酸缓冲液（pH7.2）	8 mL
生理盐水	2 mL
坚牢蓝 B	20 mg

［染色方法］

（1）组织经过骤冷，恒冷箱式切片机切片，一般不用固定。

（2）作用液孵育，37℃，30～60 分钟。

（3）蒸馏水洗或生理盐水洗。

（4）2% 硫酸铜浸洗 2 分钟。

（5）蒸馏水洗。

（6）苏木精染细胞核。

（7）甘油明胶封固、观察。

［结果］

酶活性处呈橘红色，细胞核呈蓝色。

［对照实验］

作用液中免去 γ-L-谷氨酰-α-萘胺底物及硫酸铜（抑制剂），对照结果为阴性。

（五）非特异性酯酶的显示

非特异性酯酶能水解短链脂肪酸的酯，主要定位于溶酶体和内质网，少量存在于线粒体和胞液，肝、肾、胰和小肠具有较高的酶活性。非特异性酯酶在单核巨噬细胞含量最丰富，在 T 淋巴细胞及其肿瘤细胞呈局限性点状阳性。

1. Lojda-Fric 偶联法

［试剂配制］

作用液：

28%Na_2HPO_4	50 ml
六偶氮对品红液	1.5～4.5 ml

混合后用 NaOH 调 pH 至 6.5，再加入萘酚 AS-D10 mg（用 0.5 ml～1 ml 上甲基甲酰胺溶解），充分混合，过滤。

［染色方法］

（1）小块组织骤冷恒冷箱切片，可用甲醛钙液于 4℃固定 5 分钟，然后蒸馏水洗。

（2）入作用液，室温 10～60 分钟；37℃ 10～45 分钟。

（3）蒸馏水洗。

（4）4% 甲醛固定几小时，室温。

（5）流水洗 10 分钟，蒸馏水洗。

（6）2% 甲基绿（经三氯甲烷提纯过）5～10 分钟。

（7）蒸馏水洗，甘油明胶封固。

［结果］

酶活性处呈红色，背景呈黄色，细胞核呈绿色。

2. Gomori 醋酸-α-萘酯固蓝 B 盐法

［试剂配制］

（1）0.1 mol/L 磷酸盐缓冲液（pH7.4）。

（2）孵育液：

醋酸-α-萘酯	5 mg
丙酮	0.2 mg
磷酸盐缓冲液（pH7.4）	10 mL
固蓝 B 盐	10 mg

先将醋酸-α-萘酯溶于丙酮，加入磷酸盐缓冲液，充分搅匀，直到生成的混浊物大部分消失为止，最后加入固蓝 B 盐，彻底溶解后过滤。此液应在临用前配制。

（3）核固红染液：

核固红	0.1 g
5% 硫酸铝液	100 mL

加热溶解，冷却后过滤。

［染色方法］

（1）新鲜组织低温恒冷切片（液氮快速冷冻效果更好），厚 4～6 μm，贴于玻片，风干；或用冷甲醛钙固定 15 分钟，蒸馏水洗 2 次。

（2）入孵育液于室温（20～25℃）孵育 5～15 分钟。

（3）流水冲洗 1 分钟。

（4）核固红复染 5～10 分钟。

（5）甘油胶封固。

［结果］

酶活性处呈紫黑色，细胞核呈红色。

［注意事项］

（1）配制孵育液时，一定要临用前才加入固蓝 B 盐，并彻底搅拌溶解，过滤后即孵育切片。

（2）本法显示非特异性酯酶作用快且较敏感，但形成的颗粒较粗。

3. Holt-Withers 溴吲哚酚法

［试剂配制］

（1）0.05 mol/L Tris-盐酸缓冲液（pH7.2）。

（2）0.05 mol/L 铁氰化钾液铁：氰化钾 1.64 g，蒸馏水 100 mL。

（3）0.05 mol/L 亚铁氰化钾液：亚铁氰化钾 2.11 g，蒸馏水 100 mL。

（4）0.1 mmol/L 氯化钙液：水氯化钙 1.11 g，蒸馏水 100 mL。

（5）孵育液：

邻-乙酰基-5-溴吲哚酚	1.3 mg
无水乙醇	0.1 mL
0.05 mol/L Tris-盐酸缓冲液（pH7.2）	2 mL
0.06 mol/L 铁氰化钾液	1 mL
0.05 mol/L 亚铁氰化钾液	1 mL
0.1 mol/L 氯化钙液	1 mL
蒸馏水	5 mL

先把无水乙醇加入邻-乙酰基-5-溴吲哚酚，充分溶解后，依次把其余试剂加入，混合后过滤。

［染色方法］

（1）新鲜组织低温恒冷切片。

（2）入孵育液于室温（20～25℃）10～60 分钟，要求定时取出水洗后在镜下控制为宜。

（3）蒸馏水洗 2 次。

（4）核固红复染 5～10 分钟。

（5）稍水洗，再用蒸馏水洗。

（6）甘油明胶封固。

［结果］

特异性酯酶活性处呈靛蓝色，细胞核呈红色。

（六）琥珀酸脱氢酶的显示方法

琥珀酸脱氢酶（SDH）存在于所有有氧呼吸的细胞，其中以心肌、肾曲小管上皮细胞及肝细胞含量最丰富。SDH 最适的 pH 为 7.6，因为其对固定剂很敏感，故要求新鲜组织低温恒冷切片。一般采用 Nachlas 硝基蓝四唑法。

［试剂配制］

（1）0.1 mol/L 磷酸缓冲液（pH7.6）。

（2）0.1 mol/L 琥珀酸钠液：琥珀酸钠 2.7 g，蒸馏水 98 mL。

（3）孵育液：

0.1 mol/L 琥珀酸钠液	5 mL

0.1 mol/L 磷酸缓冲液（pH7.6）　　　　5 mL

硝基蓝四唑（NBT）　　　　　　　　　5 mg

将 NBT 先加入磷酸缓冲液中，用玻棒搅拌使之完全溶解后再加入琥珀酸钠液，混合后即成。此液可提前一日配制。

［染色方法］

（1）新鲜组织低温恒冷箱切片（用液氮快速冷冻效果更佳）厚 3～4 μm，贴于盖玻片，风干。

（2）入孵育液于室温（20～25℃）孵育 10～60 分钟，观察切片蓝色不再加深为止。

（3）蒸馏水稍浸洗。

（4）10% 甲醛钙固定 10 分钟。

（5）流水冲洗 3 分钟。

（6）常规脱水、透明，中性树胶封固。

［结果］

酶活性部位呈蓝紫色颗粒。

思考题

1. 细胞和组织化学技术需要注意的问题有哪些？

2. Feulgen-Rossenbeck 改良 DNA 显示法的基本原理是什么？操作步骤如何？

3. 酶组织化学技术的基本步骤如何？

4. 请说出核酸的显示技术。

5. 请问酸性磷酸酶和碱性磷酸酶的显示方法有哪些？

6. 请说出葡萄糖-6-磷酸酶、γ-谷氨酰转肽酶的显示方法。

7. 请问非特异性酯酶、琥珀酸脱氢酶的显示方法是什么？

第十一章自测题

（雷雨广）

第十二章 免疫细胞和组织化学技术

第十二章
思维导图

学习目标

1. 掌握免疫细胞和组织化学常用技术的染色方法和注意事项。
2. 熟悉免疫细胞和组织化学方法的基本原理、标准化染色的程序。
3. 了解免疫细胞和组织化学方法的优点和分类。

知识链接

1941年,Coons等用荧光素标记肺炎链球菌黏多糖抗体,检测出小鼠肺组织中肺炎链球菌的相应抗原,创立了免疫荧光技术。因此,Coons被认为是免疫细胞和组织化学技术的创始人。

1968年,日本学者中根一穗创立了酶标记抗体技术,1974年Sternberger在此基础上建立了辣根过氧化物酶-抗过氧化物酶(PAP)技术;1975年Koehler和Milstein发明了单克隆抗体并因此获得诺贝尔奖。1981年,许世明等建立了亲和素-生物素(ABC)法。随后,免疫金-银染色法、免疫电镜技术和原位分子杂交免疫组化技术等相继问世。近年来,免疫组化技术又有新的发展,如Envision二步法、催化放大系统(CSA)等方法的建立,使免疫组化染色更加简便、灵敏度更高。

免疫组化技术已经成为疾病诊断和研究的重要技术手段之一,在提高病理诊断的准确性等多方面发挥着重要的作用。

第一节 概 述

免疫细胞和组织化学技术又称免疫细胞化学,习惯简称为免疫组化,是指用标记的特异性抗体（或抗原）在组织细胞原位通过抗原抗体反应,对相应抗原（或抗体）以及其他物质进行定性、定位、定量测定的一项新技术。

一、基本原理

免疫组化技术利用抗原与抗体特异性结合的特点,先将组织或细胞中的某种物质作为抗原或半抗原注入另一种动物体内，使之产生与该抗原相应的特异性抗体；将抗体从动物血清中提出，结合上某种标记物，即成为标记抗体。用标记抗体与组织切片标本孵育（染色），抗体则与细胞中相应抗原发生特异性结合，结合部位被标记物显示，借助显微镜（包括电子显微镜）可以观察到该物质的分布、含量。组织或细胞内凡是能作为抗原或半抗原的物质都可用免疫组化的方法进行检测，如多肽、蛋白质、受体、多糖、酶、激素、病原体等。

二、免疫组化技术的特点

1.特异性强　抗原抗体反应是特异性最强的反应之一，免疫组化技术所用的抗体是特异性强的多价或单价抗体，具有高度的抗原识别能力，在抗原识别上可达到单个氨基酸的水平，这是其他组织化学技术难以相比的。

2.敏感性高　现代免疫组化技术通过采用一些新方法最大限度地保存细胞和组织内待检物质的抗原性，或采用各种增敏方法，使用高度敏感和高亲和力的抗体，以保证可检测出细胞内超微量的抗原成分。

3.方法步骤统一　免疫组化技术的方法很多，但其基本程序相同，所以只要掌握了一种技术的方法步骤，可以举一反三完成其他方法。

4.定位、定性和定量相结合，形态和功能代谢相结合　免疫组化技术通过抗原抗体反应及显色反应，可以对组织和细胞内的物质进行准确的定位和定性。目前，随着流式细胞术等与免疫组化技术的结合，定量分析也已成为可能。由于对抗原的准确定位，免疫组化技术可同时对不同抗原在同一组织或细胞中进行定位观察，进而可以进行形态与功能相结合的研究，既保持了传统形态学对组织和细胞的观察客观、仔细的优点，又克服了传统免疫学反应只能定性和定量，而不能定位的缺点，这是免疫组化技术最大的特点。

三、免疫组化技术分类

1.按标记物的不同分类

（1）免疫荧光细胞化学技术。

（2）免疫酶细胞化学技术。

（3）亲和免疫细胞化学技术。

（4）免疫胶体金-银化学技术。

（5）电镜免疫细胞化学技术。

（6）免疫铁蛋白化学技术。

2.按染色方法分类

（1）直接法：又称一步法，用标记抗体与组织中的相应抗原直接结合，操作方法简便，特异性高，但敏感性较差，此法可用于检测未知抗原。

（2）间接法：又称二步法，先用未标记的具有特异性的第一抗体与样品中的相应抗原结合，然后再以标记的第二抗体与特异性的第一抗体结合。第二抗体是用第一抗体作为抗原注入另一动物体内诱导产生的抗体，然后再结合以标记物。通过这样的放大

微课：免疫组化染色方法的分类

作用，使抗原分子上的标记物大大地增多，故间接法较直接法的敏感性大为增高，高5~10倍，故应用更为广泛。

（3）桥连法（多步或多层法）。

（4）双标记或多重标记法。

四、免疫组化的标准化染色程序

动画：荧光

石蜡切片脱蜡至水→灭活内源性过氧化物酶，缓冲液冲洗→非免疫血清封闭孵育→抗原修复，缓冲液洗涤→加第一抗体，孵育，缓冲液洗涤→加第二抗体，孵育，缓冲液洗涤→加酶结合物，孵育，缓冲液洗涤→加酶底物，显色，衬染→脱水，透明，封固，观察。

动画：荧光素

第二节　免疫荧光组织化学技术

动画：荧光分类

免疫荧光组织化学技术是根据抗原抗体反应的原理，先将已知的抗原或抗体标记上荧光素制成荧光标记物，再用这种荧光标记物与细胞或组织内的相应抗原（或抗体）起反应。在细胞或组织中形成的抗原抗体复合物上含有荧光素，利用荧光显微镜观察标本，荧光素受激发光的照射而发出明亮的荧光，从而确定抗原或抗体的性质、位置，并可以利用定量技术测定其含量。用荧光抗体检查相应抗原的方法称为荧光抗体法；用已知的荧光抗原标记物检查相应抗体的方法称为荧光抗原法。

免疫荧光组化技术染色方法有直接法、间接法、补体法和双重荧光标记法。

动画：激发光

一、直接法

动画：荧光淬灭

直接法是免疫荧光组化技术最简单和基本的方法。把荧光抗体（或抗原）滴加于待检标本片上，直接与细胞或组织中相应抗原（或抗体）结合，洗涤后在荧光显微镜下即可见抗原（或抗体）存在部位呈现特异性荧光（图12-1）。此法常用于细菌、病毒等的快速检查和淋巴细胞表面抗原与受体的鉴定。该法简单快速，特异性强，非特异性反应低。但敏感性较差，抗原量要求高，很难获得各种市售标记抗体。

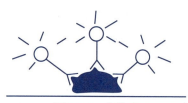

图 12-1　直接法

动画：荧光素标记抗体

［试剂配制］

（1）PBS（0.01 mol/L，pH7.2）：NaCl 8 g，Na_2HPO_4 0.5 g，NaH_2PO_4 0.2 g，加蒸馏水至1 000 mL，溶解后，用pH计或精密试纸测定pH。

（2）碳酸盐缓冲液（0.5 mol/L，pH9.5）：$NaHCO_3$ 3.7 g，Na_2CO_3 0.6 g，加蒸馏水至100 mL。

（3）50%甘油缓冲液：甘油（分析纯）20 mL，加碳酸盐缓冲液（0.5 mol/L，pH9.5）20 mL，充分混合，待气泡消失后即可使用。

［操作步骤］

（1）不同样品按不同抗原要求固定，石蜡切片常规脱蜡至水，用 0.05% 胰蛋白酶消化 20 分钟。

（2）PBS 洗涤，吹干。

（3）滴加荧光抗体，37℃，30～60 分钟；或 4℃过夜。

（4）PBS 洗涤 2 次，每次 5 分钟。

（5）50% 缓冲甘油封固。

（6）荧光显微镜观察。

［对照试验］

（1）标本自发荧光对照：标本只加 PBS 或不加 PBS，缓冲甘油封片，荧光显微镜观察，应呈阴性荧光。

（2）阳性对照：将已知的阳性标本用直接法染色后，结果应为阳性。

二、间接法

用已知抗体检测未知抗原时，先用特异性抗体（第一抗体，简称"一抗"）与相应抗原结合，再用荧光素标记的抗特异性抗体（第二抗体，简称"二抗"）与特异性抗体结合，在荧光显微镜下可见抗原抗体反应部位呈现明亮的特异性荧光（图 12-2）。

用已知抗原检测未知抗体时，先用特异性抗原与细胞或组织内抗体反应，再用此抗原的

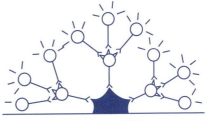

图 12-2 间接法

特异性荧光抗体与结合在细胞内抗体上的抗原相结合，抗原夹在细胞抗体与荧光抗体之间。间接法因二抗的放大作用敏感性大大增高，但可能出现非特异性反应。

［操作步骤］

（1）石蜡切片常规脱蜡至水，用 0.05% 胰蛋白酶 37℃消化 20 分钟；冷冻切片直接进入下一步。

（2）PBS 洗涤。

（3）滴加一抗于切片上，放入湿盒，37℃，45 分钟。

（4）PBS 充分洗涤，擦去标本周围液体。

（5）在切片上滴加荧光素标记的二抗后放入湿盒，37℃，30 分钟。

（6）PBS 洗涤 2 次，每次 5 分钟。

（7）50% 缓冲甘油封固。

（8）荧光显微镜观察。

如果用已知抗原检查患者血清中相应的抗体，则需预先制备好抗原切片（冷冻切片或涂片），多用于自身抗体的检查。如检测抗核抗体，则须先制备鼠肝冷冻切片，之后的操作步骤为：①抽取患者静脉血 2 mL，自然析出或离心取得血清。②将患者血清用 PBS 1∶5 稀释后加到抗原片上，湿盒内 37℃，30 分钟。③PBS 洗切片，擦去标本周围

液体，加荧光素标记的羊抗人 IgG（1：20），湿盒内 37℃，30 分钟。④ PBS 洗涤，蒸馏水洗涤。⑤缓冲甘油封固。⑥荧光显微镜观察。

[对照试验]

（1）自发荧光对照：同前。

（2）荧光抗体对照：标本只加间接荧光抗体染色，结果应为阴性。

（3）阳性对照：同前。

微课：免疫荧光染色间接法

三、补体法

（一）直接检查组织内免疫复合物法

将抗补体 C_3 的荧光抗体与组织切片中结合在抗原抗体复合物上的补体反应，形成抗原抗体补体复合物-抗补体荧光抗体复合物，在荧光显微镜下呈现阳性荧光的部位就是免疫复合物的存在处，此法常用于肾穿刺组织活检诊断等（图 12-3）。

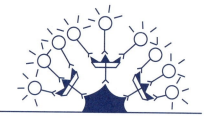
图 12-3　补体法

（二）间接检查组织内抗原法

将新鲜补体与一抗的混合液加在抗原标本切片上，经 37℃孵育后，如发生抗原抗体反应，补体就结合在抗原抗体复合物上，再用荧光素标记的抗补体抗体与结合的补体反应，形成抗原-抗体-补体-抗补体荧光抗体的复合物。此法的优点是只需一种荧光抗体即可适用于各种不同种属来源的一抗。

[操作步骤]

（1）涂片或冷冻切片固定。

（2）PBS 充分冲洗，吹干。

（3）取适当稀释的一抗和补体的等量混合液（此时二者各再稀释一倍）滴于切片上，置于湿盒内，37℃，孵育 30 分钟。

（4）PBS 振洗 2 次，每次 5 分钟，吸干标本周围水液。

（5）滴加经适当稀释的抗补体荧光抗体，37℃湿盒内孵育 30 分钟。

（6）PBS 振洗 2 次，每次 5 分钟，蒸馏水洗 1 分钟。

（7）缓冲甘油封固，观察。

[对照试验]

（1）自发荧光对照。

（2）荧光抗体对照。

（3）补体对照：取新鲜豚鼠血清 1：10 稀释后作用于标本，洗后再用抗补体荧光抗体染色，结果应为阴性。

（4）抑制试验：标本加灭活的第一抗体，再加 1：10 稀释的新鲜豚鼠血清孵育，再加未标记的抗补体血清与抗补体荧光抗体等量混合液，结果应为阴性。

虚拟仿真：乙肝荧光检查

（5）阳性对照。

第三节　免疫酶组化技术

免疫酶组化技术是通过运用抗原抗体特异性反应，借助酶组织细胞化学的手段，检测抗原或抗体在组织细胞内存在部位的一门新技术。其基本原理是预先将抗体与酶联结，制成酶标抗体，再利用酶对底物的特异性催化作用，生成有色的不溶性产物或具有一定电子密度的颗粒，然后借助光镜或电镜进行观察，以对细胞内或细胞表面的抗原或抗体进行定位。本方法敏感性高，染色标本可长时间保存，已成为免疫组化最常用的方法之一。

用于免疫酶组化技术标记的酶有：辣根过氧化物酶（HRP）、碱性磷酸酶（AKP）、葡萄糖氧化酶（GOD）等。

免疫酶组化技术的染色方法按照酶是否预先与抗体通过共价键连接在一起可分为酶标抗体法和非标记抗体酶法两类，前者常用的有直接法和间接法；后者有 PAP 法等。

一、直接法

直接法的基本原理是将酶标记的特异性抗体直接与待检测组织细胞内的特定抗原结合，再通过与酶的底物作用生成有色的不溶性产物，沉积在抗原抗体反应部位，从而对抗原进行定性、定位以及定量研究。

直接法具有操作简便、快速、特异性强、非特异性背景反应低等优点，常应用于检查肾活检标本中的抗体或补体成分，亦用于系统性红斑狼疮等结缔组织疾病的检查。

[操作步骤]

（1）石蜡切片常规脱蜡至水。

（2）用 3% H_2O_2 或 0.5% H_2O_2 甲醇液处理切片 5 分钟，以封闭内源性酶的活性。

（3）PBS 洗，吹干。

（4）抗原修复。

（5）无关动物正常血清（适当稀释）孵育切片 20～30 分钟，以阻断组织与抗体的非特异性结合，降低背景染色。

（6）甩去正常动物血清，加适当稀释的酶标抗体，湿盒内，37℃反应 20～60 分钟或 4℃过夜。

（7）PBS 充分冲洗。

（8）0.04%～0.05% DAB H_2O_2 液显色 5～10 分钟。

（9）缓冲液洗，流水洗涤。

（10）苏木精复染细胞核。

（11）脱水，二甲苯透明，中性树胶封固。

视频：免疫组化仪

动画：抗原

动画：抗原决定簇

动画：抗体

动画：抗体分类

动画：血清封闭

动画：常用酶标记抗体

动画：HRP 显色机制

二、间接法

间接法基本原理是先用特异性抗体（一抗）与组织中的抗原反应，再用酶标记的抗特异性抗体（二抗）与一抗反应，形成抗原-抗体-酶标抗体复合物，最后通过酶的底物显色。

由于对于同一种属动物不同种类的第一抗体，只要用一种酶标抗体就能显示不同特异性抗原的存在。因此，间接法与直接法相比更具有实用性，在酶标抗体染色中最为常用。

［操作步骤］

（1）～（5）同直接法。

（6）加适当稀释的特异性抗体，湿盒内，37℃反应30～60分钟或4℃过夜。

（7）PBS洗后，加酶标抗体，湿盒内，37℃孵育30分钟。

（8）～（12）同直接法（7）～（11）。

三、PAP法

PAP法基本原理是特异性抗体（一抗）与组织中的抗原结合后，将桥抗体（二抗）结合其上，桥抗体再与酶及其抗体制成的复合物（PAP）连接起来，最后经过底物的呈色反应将抗原显示出来（图12-4）。

PAP法具有抗体活性高、灵敏度高、背景染色低的特点，特别是近几年，由于PAP试剂盒的商品化，在科研和临床病理诊断中有着广阔的应用前景。

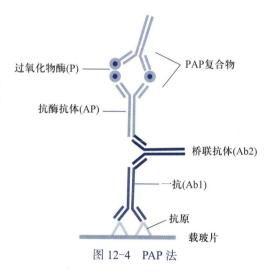

图12-4　PAP法

［染色步骤］

（1）～（5）同直接法。

（6）加适当稀释的一抗，湿盒内温育30～60分钟。

（7）缓冲液洗涤。

（8）加二抗，湿盒内温育30分钟。

（9）缓冲液洗涤。

（10）滴加PAP复合物，37℃，孵育30分钟。

（11）～（15）同直接法（7）～（11）。

四、双桥PAP法

该法是PAP法的改良方法，操作与单桥法基本相似，所不同的是切片经单桥PAP复合物孵育后，漂洗，再孵育桥抗体和PAP复合物（均可稀释1倍），即切片经两次桥抗体、两次PAP孵育。

双桥法可结合更多的 PAP 于抗原分子上，从而使敏感性增强，对于组织细胞中微量抗原的检测具有实用价值。

第四节　亲和免疫组化技术

亲和免疫组化技术是利用两种物质之间的高度亲和特性，将酶、荧光素等标记物与亲和物质连接，对抗原或其他靶物质进行定位和定量的方法。亲和免疫组化技术的发展使免疫组化反应的灵敏度得到进一步提高，非特异反应大为降低，实用性更强。

目前被发现的有高度亲和能力的物质有抗生物素-生物素、植物凝集素与糖类、葡萄球菌 A 蛋白与 IgG、激素与受体等。

一、ABC 技术

生物素即维生素 H，是一种小分子的维生素，分子量为 244。抗生物素又称为亲和素或卵白素，是一种碱性蛋白，分子量为 6.8×10^4，属于糖蛋白。抗生物素与生物素具有极高的亲和力。利用上述特性，可以建立抗生物素-生物素免疫染色系统。

ABC 技术是美籍华人许世明等于 1981 年在 BRAB 法和 LAB 法的基础上改良而建立的技术，其原理是先将生物素与 HRP 结合，形成生物素化的 HRP，再与卵白素按一定比例混合，即形成 ABC 复合物。然后，将生物素化的二抗与特异性一抗结合，再与 ABC 复合物连接，形成抗原-特异性抗体-生物素化二抗-ABC 复合物，最后进行显色反应定位（图 12-5）。

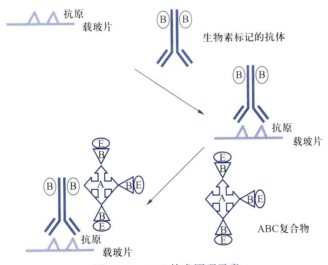

图 12-5　ABC 技术原理示意

［操作步骤］

（1）石蜡切片常规脱蜡至水。

（2）用 3% H_2O_2 或 0.5% H_2O_2 甲醇液处理切片 5 分钟，以封闭内源性酶的活性。

（3）PBS 洗，吹干。

（4）抗原修复。

（5）无关动物正常血清（适当稀释）孵育切片 20～30 分钟，以阻断组织与抗体的非特异性结合，降低背景染色。

（6）加一抗，4℃过夜，或 37℃ 30～60 分钟。

（7）PBS 洗涤。

（8）加生物素化二抗孵育 30 分钟，37℃。

（9）PBS 洗。

（10）加 ABC 复合物（使用前 30 分钟将等量的抗生物素和酶标生物素混合并稀释成 1∶100 溶液使用），孵育 30～60 分钟。

（11）PBS 充分冲洗。

（12）0.04%～0.05% DAB H_2O_2 液显色 5～10 分钟。

（13）缓冲液洗，流水洗涤。

（14）苏木精复染细胞核。

（15）脱水，二甲苯透明，中性树胶封固。

［注意事项］

1. 内源性生物素活性及其消除　生物素是一种辅酶，存在于某些组织和细胞内，在应用 ABC 技术染色时会与抗生物素结合而产生非特异性染色。因此，对抗生物素结合活性较高的器官和组织如肝、肾、脂肪组织和乳腺，在应用 ABC 技术前应预先以 0.01% 的抗生物素和 0.01% 的生物素溶液分别作用 20 分钟左右，以消除内源性抗生物素结合活性，每次作用后用 PBS 洗 5 分钟，更换 3 次。

2. ABC 复合物的配制　非常重要，生物素与亲和素一定要按照试剂盒要求的比例混合。

3. ABC 试剂保存　温度以 4℃为佳，据报告保存可达两年，仍能获得满意的效果；而在 -20℃，生物活性在短期内即被破坏。

二、链霉菌抗生物素蛋白-过氧化物酶连接法（SP 法）

SP 法又称为标记的链霉卵白素-生物素（LSAB）法。其染色原理和操作步骤与 ABC 技术相同，只是用链霉菌抗生物素蛋白代替了 ABC 复合物中的抗生物素，即将生物素化的 HRP 和链霉菌抗生物素蛋白混合，形成 SP 复合物，再用生物素化的二抗将特异性一抗和 SP 复合物连接起来，最后用底物显色剂显色，从而显示抗原的位置。

三、葡萄球菌 A 蛋白（SPA）免疫酶法

SPA 能与某些哺乳动物 IgG 的 Fc 段非特异性结合，也能与人的 IgG_1、IgG_2 和 IgG_4 结合。另外，酶、荧光素、胶体金等可以标记在 SPA 上，使之成为免疫组化中有用的工具。如 SPA 可用在 PAP 法中代替桥抗体；标记 SPA 可直接检测组织细胞内的 IgG 成

分或免疫复合物。SPA 免疫酶法具有操作简便、染色时间短、灵敏度高和背景着色浅的优点（图 12-6）。

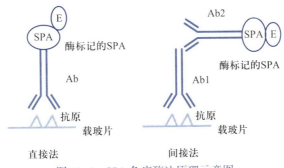

图 12-6　SPA 免疫酶法原理示意图

［操作步骤］
（1）～（7）同 ABC 技术。
（8）酶标 SPA，适合温育 30 分钟。
（9）～（13）同 ABC 技术（11）～（15）。

第五节　免疫组化染色中常见问题及其处理

免疫组化技术在病理诊断工作中的应用日渐增多，对其质量的要求也随之提高。虽然免疫组化技术操作并不复杂，但要做好免疫组化的染色，需要注意以下几方面的问题。

一、组织处理

组织标本的取材和固定是否及时是防止组织自溶和抗原丢失的关键，也是做好免疫组化染色的第一步。

1.取材　离体组织取材最好在 2 小时内。取材时，要一刀切开组织，以减少对组织的挤压。组织块大小、厚度要适中，厚度一般不要超过 0.2 cm，以利于组织的均匀固定。

2.固定　用于免疫组化的固定剂很多，最好根据抗原的耐受性选择相应的固定液，但在临床病理的实际工作中，通常是在常规 HE 染色后决定是否进行免疫组化染色，固定剂一般都是用 4% 甲醛液，此时，固定时间最好在 12 小时以内，否则，随固定时间的延长，组织抗原的检出率会逐渐下降。另外，组织固定后要充分冲洗，去除固定剂，以免固定剂对染色造成影响。

3.脱水、透明、浸蜡　脱水、透明要充分，浸蜡的时间和温度需严格控制，不能过度，否则既影响抗原定位的准确性，又因组织硬、脆而致切片不完整，染色时容易脱片。一般组织块无水乙醇脱水共 3 步，每步 1 小时；二甲苯透明 15～30 分钟；浸蜡及包埋用石蜡温度不超过 60℃，常用低熔点的软蜡包埋。

二、制片

（一）载物片的处理

在免疫组化染色中，如果载物片没有处理好，很容易发生脱片。可以根据情况，选择下列一种方法预先处理载物片。

1. 多聚左旋赖氨酸法　一般用分子量为 30 000 左右的多聚左旋赖氨酸，溶液浓度为 0.5%。也可用市售的浓溶液以蒸馏水稀释 10 倍使用，稀释后的溶液若置于 4℃ 冰箱保存，可反复使用 1 个月。处理时将洗净、干燥的载物片浸泡于稀释后的多聚左旋赖氨酸溶液数十秒或提拉十次，沥干，室温下晾 12～24 小时或在 45℃ 烤箱内烘干。处理后的玻片可长期保存使用。此法可用于多种检测方法，且粘贴效果好，但价格较高。

2. 明胶硫酸铬钾法　将 2.5 g 明胶加入 500 mL 蒸馏水中，加热，完全溶解且冷却后再加入 0.25 g 硫酸铬钾，搅拌，充分溶解后即可使用。将切片浸泡在上述溶液中 2 分钟，取出，控尽液体后入温箱烤干备用。此法简单而且价格便宜，适用于大批量染色。但液体配制时间过长，呈黏稠状或颜色变蓝则不可再用。

3. 氨丙基-乙氧基甲硅烷（APES）法　此法所用溶液需现用现配。将洁净的载物片入 1∶50 丙酮稀释的 APES 液中，浸泡 20 秒后取出，稍停片刻，再入丙酮液或蒸馏水中以洗去未结合的 APES，晾干后即可使用。

（二）切片

切片刀要锋利，切成的切片要完整，应无皱褶、无刀痕，否则，染色时可出现假阳性。切片厚度一般在 3～5 μm，太厚会影响对染色结果的判断，染色时还容易发生脱片。

三、染色

在免疫组化染色过程中，要注意以下几方面的问题。

（一）去除内源性酶及内源性生物素

进行免疫组化标记的组织自身含有一定的内源性酶和内源性生物素，内源性酶也能催化底物，使之显色，从而影响免疫组化的特异性。因此，在标记抗体的过氧化物酶进入组织切片之前要设法将组织内的各种内源性酶灭活，以保证免疫组化染色的特异性。

1. 去除内源性酶　使用 H_2O_2 可以去除大部分内源性酶。此法容易操作，但应注意 H_2O_2 浓度不能过高，一般为 3%；作用时间不宜过长，最好室温 10 分钟。

2. 去除内源性生物素　正常组织细胞中也含有生物素，尤其是肝、脾、肾、脑、皮肤等组织中含量更高。在应用亲和素试剂的染色中，内源性生物素可结合抗生物素，形成抗生物素复合物，导致假阳性。因此，在用此类方法染色前，可以先用 0.01% 抗生物素溶液在室温下处理切片 20 分钟，以消除内源性生物素的活性。

3. 灭活内源性碱性磷酸酶　将左旋咪唑（24 mg/mL）加入 pH 为 7.6～8.2 的底物液中，能除去部分内源性碱性磷酸酶。

（二）抑制非特异性背景着色

非特异性背景着色最常见的情况是抗体吸附到组织中高度荷电的胶原和结缔组织上。为了防止这种情况的发生，最好的办法是用特异性抗体来源的同种动物灭活的非免疫血清在特异性抗体之前进行处理，以封闭荷电点，阻止一抗与之结合。但一般实验室常用的是 2%～10% 羊血清或 2% 牛血清白蛋白，在室温下作用 10～30 分钟。须注意此种结合是不牢固的，所以不要冲洗，倾去余液后直接加一抗。使用多克隆抗体，更易产生背景着色，在稀释抗体时可使用含 1% 非免疫血清的 pH 为 7.4 的 PBS 液。

（三）缓冲液

抗原抗体反应最合适的 pH 为 7.2～7.6。免疫组化最常用的缓冲液是 0.01 mol /L pH 为 7.4 的磷酸盐缓冲液（PBS），其简易配制方法为：将 NaH_2PO_4 1 g、Na_2HPO_4 15.6 g、NaCl 2.5 g 分别加入 5 000 mL 蒸馏水中即成。若采用 AKP 作为标记物底物，用 0.02 mol/L pH 为 8.2 的 TBS 缓冲液较好。

（四）抗原修复

甲醛在固定组织时会封闭部分抗原决定簇，因此，在染色时，有些抗原需要先进行修复或暴露，以利抗原抗体最大限度地结合，增强特异性染色。目前，常用的抗原修复方法有以下几种。

1. 胰蛋白酶法　主要用于细胞内抗原的修复。一般使用的浓度为 0.1%（0.1 g 胰蛋白酶加入 pH7.8 的 0.1% 无水 $CaCl_2$ 水溶液中溶解即可），37℃，作用 20～40 分钟（时间长短取决于组织经甲醛固定时间的长短及被检测抗原）。

2. 胃蛋白酶法　主要用于细胞间质和基底膜抗原的修复。一般使用的浓度为 0.4%（0.4 g 胃蛋白酶溶于 0.1 mol/L 盐酸水溶液中），37℃，作用 10～30 分钟。

3. 热诱导的抗原修复（HIAR）　对大多数抗原有效，对核抗原的修复作用尤其明显。最常用的抗原修复液是 pH6.0 的枸橼酸缓冲液或 pH8.0 的 EDTA 缓冲液。修复液的 pH 非常重要，同一种修复液修复抗原能力随着 pH 升高而增强。最佳 pH 范围为 6.0～10.0，绝大多数抗原在此范围内都能进行有效的修复。在进行 HIAR 时，应防止切片的干燥，加热要达到规定的温度，保温时间要足够，对于一些不需要抗原修复的抗体最好不进行 HIAR 处理，否则，对染色无益。但有些抗体则需要联合应用多种修复方法。HIAR 方法有以下几种。

（1）水浴加热法：将脱蜡至水的切片放入盛有修复液的容器中，再放入加热煮沸的热水中，当修复液温度达到 95℃左右计时 15 分钟，自然冷却，PBS 洗 3 分钟，3 次。

（2）微波加热法：将脱蜡至水的切片放入修复液中，置微波炉加热，使温度达 96℃左右，计时 10 分钟，微波炉中停留 2 分钟，室温自然冷却，PBS 洗 3 分钟，3 次

（使用者要摸索出自己实验室微波炉的设置条件，目前市场上已有专门为免疫组化设计的医用微波炉）。

（3）高压加热法：将修复液在高压锅中煮沸，脱蜡至水的切片插在染色架上，放入锅中（修复液要淹没切片），盖上锅盖并扣上压力阀，计时 2 分钟，停止加热，自然冷却或冷水冲淋锅体冷却至室温，取出切片，蒸馏水冲洗后，PBS 洗 3 分钟，2 次。

（五）抗体的选用、分装、稀释及保存

抗体是免疫组化技术中最重要的试剂。使用新的抗体前，应该了解其工作浓度范围，还应根据实验室的条件，确定最佳稀释度，以获得最强的特异性染色和最弱的背景染色。另外，还要注意抗体的保存，防止抗体的效价过快地降低。

1. 抗体的选用　一般来说，多克隆抗体的抗原专一性较差，非特异性反应较明显，但其价格低廉，效价较高，稀释度一般在（1 : 100）～（1 : 1 000），适应性强。单克隆抗体的抗原专一性强，质量和效价稳定，非特异性反应较少，但其价格高，效价较低，稀释度一般在（1 : 50）～（1 : 100）。目前，市场上有分装、稀释的抗体出售，这种抗体有使用经济的优点，但其效价不稳定，不易长期保存。因此，应根据实际情况选用合适的抗体。

2. 抗体稀释　抗原抗体的结合反应与两者之间的分子比例有密切的关系，如果抗体分子过多，阳性反应反而减弱，甚至呈假阳性。因此，选择适当的抗体稀释度，不仅能节省抗体，而且还可以获得满意的染色效果。

（1）影响抗体稀释度的因素：①抗体的浓度（滴度）。抗体的浓度越高，稀释度就越高。②抗体溶液中非特异性蛋白的含量。非特异性蛋白也能吸附在组织结构上，引起背景的非特异性染色。因此，宜选用效价高、稀释度高的抗体，以减低背景染色。③孵育时间。如适当延长孵育时间，抗体的稀释度可相应提高。④染色方法。免疫组化染色方法的灵敏度高，所用抗体的稀释度也可随之提高。

（2）抗体最佳稀释度的测定方法：为准确了解抗体的稀释度，可以将抗体按不同浓度稀释，对已知阳性抗原切片进行染色，然后根据特异性染色和背景染色的深浅，以"+"的多少表示，可分为 ++++、+++、++、+，阴性以"-"表示。一般地，在某一稀释度时特异性染色较强而无背景染色，则该稀释度是较理想的稀释度。测定方法有以下两种。

1）直接测定法：适用于在已知二抗或三抗稀释度的情况下检测一抗的最佳稀释度。具体方法是将一抗按 1 : 50、1 : 100、1 : 200、1 : 400、1 : 500 等浓度稀释，分别滴加在切片上染色，同时设阴性对照。染色结果见表 12-1。

表 12-1　一抗最佳稀释度直接测定法

一抗稀释度	特异性染色强度	非特异性染色强度
1 : 50	++++	++
1 : 100	++++	++

一抗稀释度	特异性染色强度	非特异性染色强度
1∶200	++++	++
1∶400	+++	+
1∶500	++	
阴性对照	−	−

从表中结果可以看出，当一抗稀释到 1∶400 时特异性染色呈强阳性，背景染色减少，其最佳稀释度应该在（1∶400）～（1∶500）。同样，再做 1∶420、1∶440、1∶460、1∶480、1∶500 稀释后染色，即可找出该抗体的最佳稀释度。

2）棋盘测定法：当一抗、二抗或三抗的最佳稀释度都未知时，需采用此法进行测定。如表 12-2 所示，将一抗和二抗分别按不同的滴度稀释，对已知的阳性切片进行染色。

表 12-2　一抗与二抗最佳稀释度棋盘测定法

二抗稀释度	一抗稀释度			
	1∶50	1∶100	1∶200	1∶400
1∶100	++++（++）	++++（+）	+++（−）	+（−）
1∶200	++++（+）	+++（−）	++（−）	++（−）
1∶400	++++（−）	+（−）	−（−）	−（−）

注：括号内为背景染色强度。

从表中结果可以看出，当一抗稀释度在（1∶50）～（1∶100），二抗稀释度在 1∶200 左右可获得最佳的染色效果。同样，再将一抗做 1∶60、1∶70、1∶80、1∶90、1∶100 稀释，即可找到其最佳稀释度。

在实际工作中，二抗或三抗的稀释度按照说明书使用即可，一抗的稀释度则应根据各实验室的情况，用直接测定法测定其最佳稀释度，说明书只能作为参考。

3）抗体稀释液的配制：取 0.05 mol/L pH 为 7.4 的 TBS 100 ml，加热到 60℃，再加入明胶 0.1 g，搅拌溶解，冷却至室温后，再加入 1.0 g 牛血清蛋白和 0.2 g NaN₃，溶解后，过滤分装，4℃保存，可用 1 年。

3. 抗体的分装和保存　购入的抗体除非只够数次用量，一般需要分装在小型塑料离心管中，也可分装在塑料管或安瓿中，根据月需要量，每安瓿含 5～20 μL 抗体。除留下一支现用外其余应放入低温冰箱保存（−20℃以下），一般可保存数年有效，即使过了有效期，效价有所下降，也仍能使用。在短期内使用的抗体也要避免反复冻融，以免抗体效价降低。稀释的抗体在 4℃可保存 1～3 天，时间过长，效价会明显下降。近年来，一些公司有即用型抗体（预稀释抗体）出售，由于其采取了特殊的稳定性处理，4℃可保存 1 年以上，比较适合基层医院使用。

（六）孵育方法及时间

抗体孵育应在特制的湿盒内进行，以免切片因水分蒸发、干燥而导致染色失败。孵育温度为室温或 37℃，孵育时间常为 1 小时左右，可根据抗体的效价和检测方法的灵敏度进行适当的延长或缩短，延长孵育时间可在 4℃冰箱过夜。近年来，由于微波技术在免疫组化染色中的应用，使得抗体孵育时间大为缩短，提高了检测速度。

（七）显色

显色是免疫组化染色最后的关键步骤。一般地，HRP 的显色采用 DAB 或 AEC 显色系统。要想获得最佳的显色效果，必须在显微镜下严格控制，以检出物显色最强而背景不显色为最终点。DAB 配制好后应在 30 分钟内使用，而其作用时间不宜超过 10 分钟（最好在 5 分钟以内），不管是否阳性都应及时终止反应。一些含内源性酶较多的组织用 DAB 显色时极易出现背景色，更应尽早在镜下控制，以达到最佳的染色效果。AEC 显色系统的缺点是易溶于有机溶剂，故封片时应以水性封片剂为主，但染色的切片不能长久保存。

免疫组化常用的显色剂有以下两种。

1.3，3′ 二氨基联苯胺（DAB） 一定要在临用前配制，配制时取 DAB 25 mg 加入 50 mL 0.05 mol/L pH 为 7.6 的 TBS 中，待完全溶解后，用滤纸过滤，显色前再加入 30% H_2O_2 3 μL。染色时阳性部位呈棕色，一般以苏木素复染。配制 DAB 时要注意以下几点：①DAB 有致癌性，称取时应戴手套，切勿吸入和与皮肤接触。②除要新鲜配制外，DAB 在使用前一定要过滤，否则，未溶解的 DAB 颗粒会沉积在组织内而影响结果的观察。③DAB 和 H_2O_2 的浓度都不能过高，否则可增加背景染色。

2.3-氨基-9-乙基卡巴唑（AEC） 配制时取 AEC 4 mg 溶解于 1 mL 二甲基甲酰胺中，加入 14 mL 0.1 mol/L pH 为 5.2 的醋酸缓冲液，再加入适量的 H_2O_2 过滤，去掉沉淀物。染色时阳性部位呈红色。若以苏木素或亮绿衬染，则效果更好。配制时要注意 AEC 粉末勿吸入或接触皮肤。由于此反应的终产物可以溶于乙醇，故需用甘油明胶封片，且不能长期保存。

四、其他常见问题

（一）对照试验的设置

没有对照试验的免疫组化结果是毫无意义的。只有进行对照试验，才能排除假阳性和假阴性。在实际工作中可用染色组织切片中不含抗原的组织作为阴性对照；用含抗原的正常组织作为阳性对照。这种自我对照具有节约的意义。观察染色结果时，先观察对照组织的结果，如阳性对照组织中阳性细胞呈强阳性、阴性对照细胞呈阴性、内源性酶阴性、背景无非特异性染色，则本次试验的全部试剂和全过程技术操作准确无误，待检组织中的阳性细胞也就是可信的结果。常设的对照如下。

1. 空白对照　一抗由 PBS 取代，结果应为阴性。

2. 阴性对照　用已知抗原阴性的标本与待检标本同时染色，结果应为阴性。

3. 阳性对照　用已知含有待检测抗原的切片与待检标本同样处理，做免疫组化染色，结果应为阳性，称为阳性对照。

4. 吸收试验阴性对照　用过量的已知相应的纯化抗原与一抗反应，抗体结合位点全部被抗原结合，这种被抗原吸收的抗体不能再与组织内的抗原发生反应，用其做免疫组化染色，结果应为阴性。此种对照因抗原来之不易，较少使用。

5. 替代对照　用一抗动物免疫前血清或同种动物与待测抗原无关的抗体替代一抗，结果应为阴性。

6. 自身对照　在同一切片上，将不同组织成分中的阳性或阴性结果与检测目的物进行对照比较，如 actin、CD34 在正常组织中的血管壁肌层应为阳性；desmin 可以与血管壁及肌束对照等。如果应为阳性的组织呈阳性，表明免疫组化技术正确，如呈阴性，则表明染色技术有问题或免疫试剂质量有问题。

（二）结果的判断

免疫组化结果的判断尚无统一标准，一般有两种方法：一种方法是以检测结果阳性细胞指数来定性，即以一个视野中的阳性细胞数与总细胞数的百分比，再取 10 个相同视野算得平均指数；第二种方法是以染色阳性强度和阳性检出率相结合而定，一般来说，阳性细胞数少于 25 为阴性，25～50 为 +，50～75 为 ++，多于 75 为 +++。第二种方法容易出现人为误差。有条件的实验室若能以图像分析系统对检测结果进行定量分析则更为准确。

（三）假阳性、假阴性和背景着色的原因

影响免疫组化染色结果的原因很复杂，在实际工作中经常会出现假阳性、假阴性和背景着色等问题，应该对此进行分析，并针对其原因进行改进。

1. 假阳性的原因

（1）抗体与非待检抗原发生交叉反应，在使用多克隆抗体时更容易出现。

（2）抗体浓度过高。

（3）组织对抗体的非特异性吸附，特别在有大片组织坏死或组织中有较多富含蛋白性液体时容易发生。

（4）内源性酶的作用。

（5）判断失误，将肿瘤组织中残留正常组织的免疫组化阳性结果误认为是肿瘤组织的染色反应。

（6）外源性和内源性色素的干扰。

2. 假阴性的原因

（1）组织内待测抗原已被分解破坏或抗原含量过低。

（2）抗体稀释不当，浓度过低。

（3）抗体失活或效价过低，敏感性差。

（4）抗体孵育时间过短，抗原抗体未充分结合。

（5）染色过程中，切片未放入湿盒内，组织过于干燥。

（6）其他染色操作失误，随意省略步骤等。

3. 背景染色的原因

（1）组织标本陈旧，固定不及时或时间过长。

（2）切片过厚，脱蜡不彻底。

（3）内源性酶封闭不完全。

（4）非免疫血清封闭不正确。

（5）一抗浓度过高。

（6）PBS 冲洗不干净。

（7）DAB 的配制和使用不当，尤其是浓度过高。

技 术 要 领

1. 载物片要进行防脱片处理。

2. 染色步骤应遵照规范完成，不可随意减少或改变。

3. 选择适当的抗体稀释度；试剂的配制和使用要按要求进行。

4. 孵育时间的长短应视实际情况加以适当调整。

5. 显色时，最好在镜下控制，以获取最佳的染色效果。

思考题

1. 免疫组化技术有哪些优点？

2. 什么是 ABC 技术？简述其染色步骤。

3. 免疫组化染色过程中应注意哪些问题？

第十二章自测题

（王　宁）

第十三章　电子显微镜技术

第十三章
思维导图

学习目标

1. 熟悉透射电镜和扫描电镜生物样品制备技术、电镜低温制样技术、电镜细胞化学的基本方法以及免疫电镜胶体金标记技术。

2. 了解电镜的类型、基本结构以及成像原理。

导　言

众所周知,利用光学显微镜可以观察细胞的微观结构,那么,有无什么方法能让我们观察到比细胞更加微小的结构即超微结构呢? 1932 年德国科学家 Max Knoll 和 Erns 发明了电子显微镜,它将人类的视线带到超微世界中。因此,电子显微镜被誉为"超微观世界的眼睛"。

随着电镜制造技术的不断进步,样品制备技术的新发展,超微结构的研究不断出现新的飞跃。扫描电镜和冷冻蚀刻技术的应用,使超微结构的研究从平面结构向立体结构方向深入;免疫电镜技术、电镜细胞化学技术以及电镜放射自显影技术的应用,将细胞的形态、功能和代谢密切结合,取得了显著的成绩;电镜技术与计算机的结合,在超微结构定量测定方面也取得了进展。超高压电镜的出现,还为观察活细胞创造了条件。

电子显微镜的出现和应用,使人类对疾病的认知领域扩大到细胞膜、细胞质内的各种细胞器和细胞核的细微结构及其病理变化,并由此产生亚细胞结构病理学,揭开了人类在亚细胞水平上认识和研究疾病的新篇章。

第一节　概　　述

电子显微镜简称电镜,是利用电子射线来代替可见光制成的显微镜。光学显微镜的分辨本领因可见光波长的限制, 其分辨极限是 0.2 μm,有效放大倍数一般不超过 2 000 倍。电子显微镜的电子射线波长比可见光短很多, 故其分辨率更高、放大倍数更大。目前使用的电子显微镜分辨本领最佳可以达到 0.14 nm, 有效放大倍数可达到 100 万倍。电镜的应用对于揭示细胞的结构和功能产生了巨大的作用,电镜检查已经成为临床病理检验中的重要组成部分。

一、电镜的类型

电镜按结构和用途可分为透射式电镜、扫描式电镜和一些专用电镜。其中透射电镜是使用最早、应用最广、分辨本领最高的电镜。

1.透射电镜　是通过收集直接透过样品的电子并使它们成像的一类电镜。透射电镜主要用来观察细胞内部及断裂面复型膜的平面超微结构，是目前病理学诊断和研究中最常用的一类电镜。

2.扫描电镜　是通过收集样品表面散射出来的电子而成像的一类电镜，主要用来观察细胞表面及断裂面的立体结构。

3.专用电镜　是为了满足特殊需要而研制的专门用途的电镜，如超高压电镜、扫描探针电镜、分析电镜等。

二、电镜的基本结构

电镜与光镜的基本原理是相同的，不同的是光镜的照明源是可见光，而电镜的照明源是电子束。不同类型的电镜其构造有所不同，通过对透射电镜结构的了解，我们可以初步掌握电镜的基本结构。透射电镜由电子光学系统、真空系统和电源系统三部分组成。

1.电子光学系统　是电镜的主体，主要由电子照明系统（电子枪、聚光镜），成像系统（样品架、物镜、中间镜、投影镜），观察记录系统（荧光屏、照相机）等组成，这些部件通常是自上而下地装配在一个筒状柱体（即镜筒）内。

2.真空系统　由机械真空泵、扩散泵和真空阀门等构成，并通过抽气管道与镜筒相连接。真空系统的作用是排除镜筒中的空气，使镜筒达到真空状态，以确保电子枪发射的高速电子不会与气体分子发生碰撞而产生电子散射，从而达到保证成像质量的目的。

3.电源系统　主要由高压电源、透射电源、发生器、稳流器和各种调节控制单元等组成。

三、电镜的成像原理

电镜的成像原理与光镜有相似之处。电子枪类似于光学显微镜的光源，当灯丝中有电流通过时，其中的电子由于剧烈的热运动而脱离灯丝，在高电压的作用下，这些电子高速地奔向电子枪的阳极，电子在通过阳极上的小孔后经电子透镜的作用而聚焦。聚焦后的电子束以较高的速度照射样品时，电子与样品中的原子发生碰撞，运动方向改变而发生散射。由于样品中不同结构的原子密度不同，散射电子的能力也不相同，散射电子能力大的部分透过去的电子就少，能力小的部分透过去的电子就多，如果透过的电子束射到涂有荧光物质的荧光屏上，就形成明暗不同的黑白影像。如果电子影像射到照相干板或胶卷上，就可以使干板或胶卷感光，成为永久性记录。电镜的电子图像不能为肉眼所见，必须要由荧光屏将其转变成为荧光图像或者拍成照片才能为肉眼所见。

扫描电镜的成像原理与透射电镜有所不同，它是通过检测器收集样品表面散射的电子后将其转变为电流信号，再传送到显像器转变为图像。

第二节 透射电镜与超薄切片技术

透射电镜是以电子束透过样品经过聚焦与放大后所产生的物像，投射到荧光屏上或照相底片上进行观察。电子束投射到样品时，可随组织构成成分的密度不同而发生相应的电子发射，如电子束投射到质量大的结构时，电子被散射的多，因此投射到荧光屏上的电子少而呈暗像，电子照片上则呈黑色，称为电子密度高。反之，则称为电子密度低。透射电镜因电子束穿透样品后，再用电子透镜成像放大而得名（图13-1）。

透射电镜的分辨率为0.1～0.2 nm，放大倍数为几万至几十万倍。由于电子易散射或被物体吸收，故穿透力低，必须制备超薄切片（通常为50～100 nm）。

透射电镜生物样品制备技术主要有超薄切片术和超薄切片染色技术。

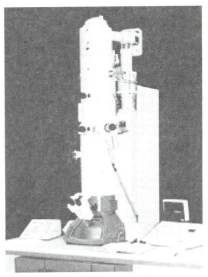

图13-1 透射电镜

一、超薄切片术

超薄切片术的基本程序是：取材→前固定→漂洗→后固定→漂洗→脱水→浸透→包埋→修块→半薄切片→光镜定位→超薄切片→染色→电镜观察。制备超薄切片与制备光镜石蜡切片的技术流程基本相同，但由于超薄切片的特殊性（超薄切片的厚度只有石蜡切片的1%）和电子显微镜的高分辨本领，对操作要求更为细致、更为严格，为了获得理想的超薄切片，操作者必须严格遵守操作规程，十分认真地对待每一个步骤，任何环节的疏忽都有可能使制片失败。

（一）组织样本超薄切片的制备

1.取材 在4℃下，准确取样，大小为1 mm×1 mm×1 mm左右。

2.前固定 在0～4℃下，将待检组织块固定于2%～4%戊二醛磷酸钠缓冲液（pH值7.2～7.3）中，浸泡30～90分钟；也可通过血管灌注，将1%～2%戊二醛灌注到需要固定的组织、器官内。

3.漂洗 在4℃下，将经过戊二醛固定的组织块用0.1 mol/L磷酸缓冲液漂洗1小时或过夜，其间换液3次。

4.后固定 在0～4℃下，将组织块置于四氧化锇磷酸缓冲固定液中浸泡60～120分钟。

5. 脱水　组织块依次经 30% 或 50%、70%、90% 丙酮液各 10 分钟，最后进入纯丙酮（更换 3 次，共 10 分钟），总计 40 分钟。

6. 浸透　组织块依次浸入：①纯丙酮：树脂包埋剂（1∶1），室温下 1 小时。②纯丙酮：树脂包埋剂（1∶2），室温下 2 小时。③纯树脂包埋剂，室温下 3 小时以上或过夜。

7. 聚合　将充分浸透的组织块置入装满包埋剂的胶囊中，在 37℃ 烤箱内聚合 12 小时，然后在 60℃ 烤箱内聚合 24 小时。常用的树脂包埋剂有环氧树脂 618、812、Spurr、K4M 树脂等。在聚合过程中要注意保持干燥，否则，有可能导致聚合不均匀、硬度和弹性不当等，影响超薄切片。

8. 切片　用超薄切片机先做半薄切片（1 μm）或薄切片（3 μm 左右），进行光镜检查定位后再做超薄切片。

9. 捞片和染色　用镊子夹取一个铜网，将满意的切片捞在铜网的中央，然后先后用 2% 醋酸铀和 6% 柠檬酸铅各染色 30 分钟。

（二）血液样本超薄切片的制备

（1）取经过 1% 肝素或 5% EDTA 抗凝的静脉血 2～4 mL。
（2）每分钟 1 000～1 500 r 离心 10 分钟。
（3）尽量吸除离心后的上清液，沿管壁缓慢加入 2%～4% 戊二醛 1～2 mL，进行固定。固定 2～4 小时，使浅黄色层凝结成块。
（4）取浅黄色层凝块，切成 1 mm³ 细条，然后置入缓冲液漂洗。
（5）按组织样本超薄切片的制备方法进行后固定、脱水和包埋（注意：应将检材细条平放包埋）。

（三）骨髓样本超薄切片的制备

（1）取经过 1% 肝素或 5%EDTA 抗凝的骨髓穿刺物 0.5～1 mL。
（2）每分钟 1 000～1 500 r 离心后取髓粒。
（3）2%～4% 戊二醛磷酸钠缓冲固定液固定 2～4 小时。
（4）按组织样本超薄切片的制备方法进行后固定、脱水和包埋。

二、超薄切片染色技术

超薄切片染色技术是用高密度的重金属盐与标本的不同结构成分选择性结合，重金属盐对电子束形成不同的散射，从而增加图像的反差，使图像清晰。常用的染色剂为醋酸铀和柠檬酸铅。

（一）醋酸铀染色

醋酸铀又称醋酸双氧铀，与 DNA 及各种蛋白质有亲和力，具有良好的染色效果。铀具有放射性，操作时要注意保护，避免污染环境。常用的浓度为 2% 的 50% 乙醇溶液或 2% 的 70% 丙酮溶液。染色方法分为两种。

1. **组织块染色** 组织经固定、脱水至 70% 乙醇或丙酮时，将组织块放入 70% 乙醇或丙酮液配制的饱和醋酸铀溶液，染色时间 2 小时或置入 4℃冰箱内过夜。

2. **超薄切片染色** 在清洁的培养皿中放入牙科用石蜡片，然后将染液滴加在蜡片上，用镊子轻轻夹住载网的边缘，把贴有切片的一面朝下，放置于染液滴上，盖上培养皿，染色时间为 10～30 分钟。染色结束后，立即用双蒸水冲洗干净。

（二）柠檬酸铅染色

柠檬酸铅为全能染色剂，可以浸染所有的细胞成分，通常和醋酸铀共同使用，称为双重染色。可以明显提高切片的反差，使其在电镜下呈现的图像更加清晰。常用的有 Reynolds（1963）柠檬酸铅染色液，配置方法如下。

硝酸铅	1.33 g
枸橼酸钠	1.76 g
双蒸水	30 mL

将以上溶液倒入 50 mL 的容量瓶中，剧烈地间断摇动 30 分钟后，加入 8 mL 1 mol/L NaOH，使乳白色的混浊液立即变为无色透明的溶液，加双蒸水至 50 mL，过滤后即可使用。

柠檬酸铅染色与醋酸铀染色方法相同，染色时间为 2～5 分钟。由于铅染液很容易与空气中的二氧化碳结合形成碳酸铅沉淀，污染切片，所以在染色过程中要尽量避免与空气接触，通常采用的方法是在染色的培养皿中放置氢氧化钠，用以吸收空气中的二氧化碳，以防止污染切片。

第三节 扫描电镜技术

扫描电镜是电子显微镜的一个独立分支，具有景深好、图像层次丰富、立体感强等优点，在对样品表面形态的观察和研究方面，有很好的效果（图 13-2）。

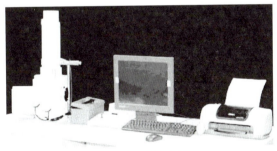

图 13-2 扫描电镜

一、扫描电镜的工作原理

扫描电镜的工作原理是用极细的电子束在样品表面进行扫描，将产生的二次电子用特制的探测器收集，形成电信号输送到显像管。

扫描电镜的电子束不穿过样品，仅在样品表面扫描激发出次级电子。放在样品旁的闪烁晶体接收这些次级电子，通过放大后调制显像管的电子束强度，从而改变显像管荧光屏上的亮度。显像管的偏转线圈与样品表面上的电子束保持同步扫描，这样显像管的荧光屏就显示出样品表面的形貌图像，在荧光屏上显示物体（细胞、组织）表面的立体构象，并可摄制成照片。

二、扫描电镜的标本制备

扫描电镜的标本制备不需要包埋、切片，其主要要求是：尽可能使样品的表面结构保存好，样品不变形和无污染，干燥，具有良好的导电性能。扫描电镜的标本制备方法和步骤如下。

1. 取材　样品大小一般可为（3～5）mm×（1～1.5）mm。

2. 清洗　采用缓冲液、有机溶剂或酶消化等方法清除或清洗附着在样本表面的黏液、血液、组织液和灰尘等。

3. 固定　用戊二醛、锇酸等固定1小时。

4. 脱水　用梯度乙醇或丙酮由低浓度至高浓度逐级脱水。

5. 置换　样品脱水至100%乙醇或丙酮后，再用纯丙酮置换15～20分钟，以使醋酸异戊酯能更好地渗入样本中。

6. 醋酸异戊酯处理　将样本用醋酸异戊酯浸泡15～30分钟，以使液态CO_2容易渗入样本中。

7. 装样　将样本从醋酸异戊酯挑入样本笼中，然后将其移入临界干燥仪的样本室内，在0℃下预冷10～15分钟，以保证液态CO_2浸入样本室。

8. 注入液态CO_2（或干冰）　依次打开CO_2钢瓶排气阀和仪器进气阀，在0～10℃下，向样本室逐渐注入液态CO_2至样本室容积的80%；关闭进气阀，停止注入。

9. 置换　在20℃下，使样本中的醋酸异戊酯与CO_2充分置换。

10. 气化　将温度旋钮调至临界温度（35～40℃），随着温度升高，CO_2由液态变为气态，界面也随之消失。当气压接近$1.013\,2\times10\,Pa$，持续5分钟后，即可排气。

11. 排气　打开流量计排气阀门，以每分钟1.0～1.5 L的速度排气，经45～60分钟排气完毕。

步骤6～11在临界点干燥仪中进行，通过以上干燥处理，使样本保持干燥。

12. 喷涂　将样本置于离子溅射镀膜仪的样本台上进行金属镀膜，以使样品表面导电，有利于形成清晰的图像。

13. 观察　将样本装入扫描电镜的样本室中进行观察。

第四节　低温电镜技术

低温电镜技术被认为是生物电子显微术中最有希望获得生物标本自然结构的手段。

其理论基础是基于防止纯水或溶液经快速冷冻后冰晶的形成。快速冷冻后样品中的水直接变为玻璃态冰，可以避免因形成冰晶造成结构损伤。该方法也避免了传统电镜制样时脱水、固定、吸附、染色、喷镀等处理对样品结构的破坏。

低温电镜技术包括快速冷冻固定、冷冻超薄切片、冷冻蚀刻等技术。

1. 快速冷冻固定技术　即采用物理的方法对新鲜的生物样品进行瞬间的快速冷冻，以达到固定样品的目的。如使用 MM80E/KF80 快速冷冻仪固定样品，冷冻速率可以达到 10^6 ℃/s。

2. 冷冻超薄切片技术　该技术用快速冷冻固定取代或减少化学固定，省去了有机溶剂脱水、树脂浸透和包埋等步骤，然后在低温下进行冷冻超薄切片。

3. 冷冻蚀刻技术　是透射电镜样品制备技术中的一种类型。由 Hall 等于 1950 年首先提出，经过几十年的发展，现已有广泛应用，是研究生物膜结构的重要方法之一。

（1）冷冻蚀刻技术基本原理：将生物样品在液氮中快速冷冻固定后放到真空喷镀仪中，样品断裂，断面上有细胞器。再升高温度使冰升华，把细胞器的膜结构暴露出来，这一步骤就称为冷冻蚀刻。向暴露的膜结构上喷镀碳-铂，从而在断裂的样品表面形成一层复型膜。在此复型膜上印下了细胞切面的立体结构。在透射电镜下观察复型膜，即可了解细胞内部和膜内部的结构。

（2）冷冻蚀刻技术制备方法：

1）取材：样品切成 3 mm×1 mm×1 mm 的小块。

2）前固定：2%～3% 戊二醛于 4℃下固定 2 小时。

3）清洗：用 0.075 mol/L 的 PBS。

4）冷冻保护：30% 甘油-生理盐水 4℃下浸泡 12 小时。

5）冷冻固定：样品放入液氮中冷冻固定。

6）断裂：在真空喷镀仪中，真空度为 $1×10^{-5}$ Torr 时，升高温度至 -110～-100℃后进行断裂。

7）蚀刻：样品继续升温至 -100～-90℃，组织表面冰升华，即蚀刻。

8）喷镀：45° 喷铂 1 次，90° 喷碳 3～5 次，形成碳-铂复型膜。

9）腐蚀：用次氯酸钠溶液。

10）捞膜：用蒸馏水清洗 2 次复型膜后捞膜到 400 目铜网上。

11）电镜观察。

第五节　电镜细胞化学技术

电镜细胞化学技术是指通过酶的特异性细胞化学反应，从而显示酶在细胞内定位的一种检验技术。它既是光镜组织化学与电镜组织化学的结合，又是生物化学与超微结构相结合的技术方法。到目前为止，在细胞超微结构上可以定位的酶已有 80 余种。

一、基本原理

电镜细胞化学技术的基本原理是在保持细胞原有超微结构的前提下，通过特定的反应，使细胞内需要显示的成分在原位形成电子密度大、可见的金属沉淀物，然后通过电镜进行观察和分析。

二、基本要求

（1）切片中的样品既要保持细胞的超微结构，又要保持酶的活性。

（2）要保证反应产物在原位并能用于观察。

（3）需要对反应物的特异性进行分析，以确定酶的特异性。

三、基本步骤

1. 取材　将组织切成 1 mm × 1 mm × 2 mm 的小块。

2. 前固定　用 2% 戊二醛（二甲砷酸钠缓冲液），pH 7.2～7.4。

3. 漂洗　0.01 mol/L 二甲砷酸钠缓冲液，pH 7.4，4℃，2 小时或过夜。

4. 预切片　震荡切片，厚度 20～40 μm。

5. 预孵　将切片浸入无底物的孵育液中，20℃，18～24 小时。

6. 孵育　将切片置入孵育液中，在恒温水浴箱中孵育。孵育的温度和时间需根据不同的反应来确定。

7. 漂洗　用与孵育液中相同的缓冲液洗 2～3 次，每次 5 分钟，再用 0.01 mol/L 二甲砷酸钠缓冲液漂洗 2～3 次，4℃。

8. 后固定　用 1% 锇酸，4℃，1 小时。

9. 脱水、包埋、切片和染色　均同常规超薄切片法。

10. 电镜观察。

第六节　免疫电镜技术

免疫电镜技术是将电镜的高分辨能力与抗原抗体反应的特异性相结合，在亚细胞水平上对抗原物质进行定位分析的一种高度精确而灵敏的方法。特异性抗体用电子致密物质如铁蛋白等标记后，与组织超薄切片中的抗原结合，在电镜下观察到标记物所在位置即为抗原抗体反应的部位。目前用于免疫电镜技术的示踪物除铁蛋白外，还有过氧化物酶和胶体金等；标记物除抗体外，还可使用葡萄球菌 A 蛋白（SPA）、生物素和亲和素、凝集素等；检测方法也改进为应用双功能抗体法、搭桥法以及不标记抗体的过氧化物酶-抗过氧化物酶（PAP）法等。

一、免疫铁蛋白技术

此项技术由 Singer 于 1959 年首创，也是最早开展的免疫电镜技术，但因其应用的局限性，现已逐渐被免疫胶体金技术取代。

二、免疫胶体金标记技术

免疫胶体金标记技术由 Faulk 和 Taylor 于 1971 年首创，它是利用胶体金在碱性环境中带有负电的性质，使其与抗体相吸附，从而将抗体标记。在电镜水平，金颗粒具有很高的电子密度，清晰可辨。因此，免疫胶体金标记法近年来被成功地应用于生物学的各个方面，并取得了可喜的进展，解决了一些过去未能解决的问题。胶体金标记抗体技术在电镜水平应用有许多优点：首先，步骤不如 PAP 法烦琐，不需用 H_2O_2 等损伤微细结构的处理步骤，对微细结构的影响较少；其次，金颗粒具有很高的电子密度，在电镜下金颗粒清晰可辨，易于与其他免疫产物相区别。因此，免疫胶体金标记技术（金标法）还可以和 PAP 法相结合进行双重或多重染色的超微结构定位。由于抗原抗体反应部位结合金颗粒数量的多少可进行粗略的免疫细胞化学定量研究。金标抗体还可加入培养液中，对培养细胞内抗原进行标记定位。由于金具有强烈的激发电子的能力，因此，不仅可以用于透射电镜的超薄切片观察，也可以用于扫描电镜对细胞表面的抗原、受体进行标记定位观察。

应用于电镜水平的免疫金染色法，可分为包埋前染色和包埋后染色，由于包埋前染色对细胞膜的穿透性差，一般只用于细胞表面的抗原标记，如需穿透细胞膜，则需辅以冻融法或加入 TritonX-100、皂素等活性剂，后者会加重细胞超微结构的破坏。因此，现较普遍采用包埋后染色，现分别介绍如下。

（一）包埋后染色法

（1）标本用 PBS 洗两次后用 0.5% 戊二醛 +2% 多聚甲醛室温固定 30～60 分钟。

（2）PBS 漂洗 5 次，每次 20 分钟。

（3）用 0.1 mol/L 甘氨酸漂洗组织 5 分钟，灭活自由醛基。

（4）用 0.1 mol/L 二甲砷酸钠缓冲液或 PBS 漂洗组织后，室温下用 1%～2% 锇酸后固定 1 小时。

（5）脱水、包埋。

（6）超薄切片　厚 50～70 nm，捞在镍网上。

（7）置 1%H_2O_2 内 10 分钟～1 小时（视树脂的硬度和切片的厚度而定），以去锇酸和增进树脂穿透性，有利抗体进入。操作时，滴入 1%H_2O_2 液 1 滴于蜡板上，将网的载片面轻浮于液滴上。对中枢神经系统切片，有人主张以 1% 过碘酸钾（KIO_4）代替 H_2O_2。

（8）去离子双蒸水洗 3～5 次。

（9）切片用 5% 正常羊血清孵育 15 分钟，以阻断对第一抗体的非特异性结合。

（10）用无钙镁 Dulbecco PBS 漂洗切片 5 次。

（11）孵育于一抗血清滴上，室温 1～2 小时。

（12）PBS 漂洗 5 次。

（13）室温下用适当稀释的胶体金探针（可以是二抗-胶体金，也可以是 SPA-胶体金）孵育 30 分钟。

（14）PBS 漂洗 5 次。

（15）用去离子双蒸水洗净。

（16）用醋酸铀硝酸铅染色后双蒸水洗净。

（17）电镜观察。

（18）对照组可省略一抗或用正常血清、无关抗体代替一抗。

（二）包埋前染色法

1. 细胞表面抗原标记法（间接法）

（1）细胞用 PBS 洗 2 次后，用 0.5% 戊二醛 +2% 多聚甲醛室温固定 30～60 分钟。

（2）PBS 漂洗 3～5 次，每次 20 分钟。

（3）用 0.1 mol/L 甘氨酸漂洗组织 5 分钟，灭活自由醛基。

（4）用无钙镁 Dulbecco PBS 漂洗细胞 15 分钟，以阻断对一抗的非特异性结合。

（5）室温下用适当稀释的第一抗体孵育细胞 1～2 小时后，用无钙镁 Dulbecco's PBS 漂洗细胞 5 次，每次 5 分钟，以洗去未结合的一抗。

（6）用适当稀释的胶体金探针（可以是二抗-胶体金，也可以是 SPA-胶体金等）在室温下孵育 30 分钟。

（7）用无钙镁 Dulbecco PBS 漂洗细胞 5 次，每次 5 分钟。

（8）用 2% 戊二醛 +2% 多聚甲醛室温下再次固定细胞 1 小时。

（9）用 0.1 mol/L 二甲砷酸钠缓冲液漂洗，1% 锇酸后固定，常规脱水、包埋、超薄切片铀铅染色后透射电镜下观察。也可按扫描电镜样品制备方法处理，在扫描电镜下观察细胞表面的胶体金标记情况。

（10）对照组可省略一抗或用正常血清、无关抗体代替一抗。

2. 细胞表面抗原标记法（直接法）

（1）按间接法步骤（1）～（4）操作。

（2）用适当稀释的一抗-胶体金复合物在室温下孵育细胞 1 小时。

（3）按间接法步骤（7）～（10）操作。

三、免疫电镜技术应注意的问题

（1）不论哪一种免疫电镜技术都面临微细结构的保存和组织中抗原活性的保存这一对矛盾，如戊二醛、锇酸等固定液有利于微细结构的保存，但对抗原活性有影响，而 H_2O_2 能增加树脂穿透性，但对微细结构有损伤，能使反应部位产生孔洞。在生物样品处理过程中，应同时注意到这两个方面。

（2）每次免疫染色中的清洗工作应注意彻底，否则非特异性产物和其他污染物会影响特异性反应产物的显示和观察。根据作者经验，以塑料水壶加锥形喷水头喷洗，与镍网面成平行方向，即顺网面喷洗，较之目前通用的杯水洗涤法易于达到清洁目的。冲洗的残留水滴以滤纸吸干时，应注意不要触及载网本身。可将滤纸剪成三角形，以尖端接触水滴，即可达到吸干水分的目的，整个过程中，必须应用双蒸水，容器应专用。

思考题

1. 透射电镜是如何成像的?
2. 简述组织样本超薄切片的制备过程。

第十三章自测题

（李　敏）

第十四章　远程病理诊断

第十四章
思维导图

学习目标

1. 掌握远程病理诊断概念。
2. 熟悉计算机远程病理诊断系统的基本设备。
3. 了解远程病理诊断中图像的采集、处理和传送。

导　言

在临床病理检验中,有大量来自活检材料的检查信息,有些疑难和少见病例的诊断需要有对疾病及其临床方面的广泛知识,会诊是一项重要的内容。远程医疗网络提供了医师与卫生部门其他人员之间会诊的机会,远程病理学会诊允许本地医师向远程病理学专家或者对某些疾病有专长的病理学专家请求会诊,在远程位置提供基于病理图像的诊断意见,同时会诊过程也是病理学专家之间相互学习的手段。

随着计算机和网络技术的飞速发展及广泛的应用,把医学推向了信息高速公路,出现了远程医学,同时也促使病理学向信息病理学和远程病理学发展。特别是随着计算机技术、网络技术的完善,图像高保真压缩、传输技术的发展,远程病理的作用也日益提高,远程病理将成为病理科日常工作的一部分。

第一节　概　述

一、远程病理诊断的概念

远程病理诊断是利用计算机和通信网络技术在相距遥远的两个或两个以上地域,通过病理学数据和图像信息传输进行的病理学诊断。

二、远程病理诊断的意义

1. 远程诊断　是指医师无须对病人直接进行物理检查,而是基于某一远程的位置所传输的数据进行诊断。医院或病人通过数字切片扫描系统,在高倍物镜下,将整张病理切片快速扫描后存储在电脑里（图像质量要完全符合诊断需要），通过网络，将数字切片与相关病史上传诊断平台。专家登录平台，对病人的病情进行分析和讨论，进一步明确诊断，指导确定治疗方案。

2. 远程教育 计算机网络尤其是互联网为医学继续教育创造了课堂。依托互联网，我们可以共享国内外各类医院、实验室、科研机构提供的大量信息及大量再教育课程，对提高医生的临床实践、实验研究水平有很大的帮助。同时，远程教育还包括个人与教育机构、各教育机构间以及基层医院与主要城市医院间的网络连接、资源共享和访问。在医学咨询功能中，数字图像将促进医学教育和培训，同时远程诊断设备的普及将促进临床医师与不同机构中研究者之间的合作，并不断滋养新应用的发展。

开展远程病理诊断，实施病理数据的微机化管理是社会发展的需要，也是病理学由模拟数据的经验病理学向数字信息病理学或科学病理学发展的需要。随着数字显微镜、模式识别软件、数字参考照片库和神经网络等技术的进步和发展，远程病理诊断的应用前景将会更加广阔。同时，也向病理检验工作者提出更高的要求，即不但要具有丰富的病理学专业知识，还要掌握一定的计算机知识和操作能力。

第二节 计算机远程病理诊断系统

一、计算机远程病理诊断系统的组成

计算机远程病理诊断系统由计算机及其外围设备、计算机软件、计算机远程网络通信技术组成，是计算机、通信网络、视频和专门医学设备等一系列技术的综合。计算机远程病理诊断系统不同于一般的计算机系统，应具备一套独特的软、硬件要求，包括病理图形数字化、数据管理和远程病理诊断的功能，当需要通过应用医学图像分析做出诊断或制订治疗计划时，常常需要许多图像和图表的处理功能。

二、计算机远程病理诊断系统的设备要求

（一）计算机

任何计算机，只要带有 VGA（视频图形阵列）图形卡，就足以进行图像数字化和远程的观察。目前，市售计算机都满足远程病理诊断的要求。唯一绝对需要的是颜色显示分辨率必须是 256 色（8 bit）或以上，任何低于 256 色显示分辨率者都会影响图形质量。

（二）调制解调器

调制解调器是利用通信线路连接两个站点计算机之间进行数字信号转换的计算机外围设备。在计算机通讯过程中，调制解调器将数字信号转化为模拟电信号，通过标准的通信线连接，向另一台接收调制解调器传送信息，接收方调制解调器再将模拟信号转化为数字信号交给计算机处理。其关键的技术问题是标准的通信线连接有噪声干扰，尤其在乡村区域，限制了带宽。

205

（三）监视器

监视器是显微镜和摄像机输出显示设备和远程医疗系统监控器。用常规的电视机作为监控器可能造成分辨率的丢失，最好用高分辨率 RGB 监控器。

（四）数字转换器

数字转换器是一种模拟信号和数字信号的转换装置，可以是计算机内置的，也可以是外置的。数字转换器同电视机和视频照相机一样带有 RCA 接口或高分辨率 S-视频端口。

（五）显微镜

显微镜要有"C-安装"接口，能够与各种高分辨率视频照相机连接。
视频摄像机安装在显微镜顶端的照相机接口上，能与电视机、数字转换器相连。

（六）计算机软件

计算机的特定功能是由一系列软件完成的。软件是用计算机语言编写的一系列的计算机程序或指令。能应用于病理信息系统的软件有数字捕获软件、图像管理软件、远程病理软件、声音识别软件、图像分析软件、数据报告软件、统计学软件等。

1. 系统软件　又称操作系统，是引导、启动和管理计算机的软件系统，提供计算机运行的基本环境和对硬件、应用软件以及网络环境的支持和管理。

2. 数据收集软件　提供数据录入、数据库的建立和管理，先进的数据收集软件可与其他应用程序顺利连接，并具有网络功能。

3. 网络软件　网络软件必须安装到客户端和远程计算机中，在每一台计算机上安装和使用时色彩显示分辨率应设置为 256 色。

4. 图像管理、分析和观察软件　用于图像的捕获、处理分析和管理。病理图像分析管理系统软件采用先进的图像处理技术与高精度硬件配置，从系统信号的获取、测量、处理到打印输出全部彩色化、自动化、智能化，具有操作简便、图像处理功能强、图像分析智能化、图像清晰度高、数据库管理功能强大等优点。

5. 声音识别软件　是一类计算机化口述病理报告软件，用于计算机的语言控制和病理报告口述计算机自动生成。

6. 数据报告和统计软件　用于数据的收集、管理、统计分析和报告。

（七）计算机远程网络通信技术

远程病理诊断是通过计算机网络传送病理学数据及图像实现的，计算机可以借助普通电话线、综合数字网络 ISDN、光纤、微波、卫星等，经国际互联网或局域网传送病理学数据及图像。

计算机连接类型的选择基于经济方面以及数据传输速率需要等方面考虑。不同的通信介质的信息传输容量或带宽不同。带宽（bandwidth）是指传输线路、设备装置等的频率响应范围，或指信号频率的分布范围。根据数据的传输速率或带宽不同，图像能以实时视频或静态图像两者中的任何一种传送。

第三节 病理学数据和图像的采集与处理

一、病理学数据和图像的采集

在进行远程病理诊断时，需要先对病理学数据和图像进行采集和处理，然后通过计算机远程病理诊断系统进行传送，以便病理学专家根据病理学数据和图像进行分析后做出相应的病理诊断。

（一）病理学数据采集

病理学数据采集包括临床资料、实验室检查结果、内镜检查结果、免疫组化结果、原位杂交结果，肿瘤图像分析、倍体分析、流式细胞计数分析结果等，可通过计算机扫描、数码照相、直接录入等方式存储到病理学数据库。

（二）病理学图像采集

CT、MRI 等医学图像，是在进行身体检查时通过相关设备从活动画面中捕获的单色图像。而病理学图像是从组织切片或细胞涂片标本中获取，强调的是图像的色彩、饱和度、强度以及图像结构等方面的变化，图像质量要求较高，需要经过专用的计算机视频摄像系统将图像数字化后，存到图像库中。一般情况下，组织切片经 HE 染色或免疫组化染色后，用显微镜观察时，利用标准的显微目镜（2×、10×、40×）或 2.5× 的视频照相机，数字化 1 cm^2 切片区域的图像将产生 50 多幅图像。一般的组织标本多大于 1 cm^2。许多情况下，需要一张以上的切片做诊断，因此单独存储图像进行诊断可能需要十几幅甚至上百幅图像。在进行远程病理诊断时，利用 2× 或 10× 显微目镜捕获的图像应该能够向病理学专家提供组织结构和排列、病变中病变细胞的主要类型、组织中病变部位的严重程度；利用 40× 显微目镜捕获的图像应该能够向病理学专家提供细胞的形态学、细胞的变化程度。

如果从静态图像做出初步诊断，最低限度的要求是病理学专家要在三种放大倍数下检查捕获大约 52 幅 1000×1000 的图像，这些数字是在一种比较简单的情况所要求的最小数量。

二、病理学图像的处理

在不同的远程病理诊断应用中，对病理学图像的质量的要求有不同，如图像的初始分辨率、图像大小、动态图还是静态图、彩色还是黑白以及功能等方面均有不同要求。因此，需要根据具体情况对病理学图像进行处理。

（一）图像传输前的处理

图像的处理取决于图像本身及应用的类型，如仅以远程病理学和光学显微镜为例，可进行增强对比度、遮掩校正、降低噪点和去除模糊处理。增强对比度的功能是基于像素的对比度操作，目的是在一定的色调范围内达到最好的能见度。遮掩校正用于图像背景中的不均匀性，减少图像的锐度（sharp）。图像背景中的不均匀性，一般是由于不平坦分布式光线通过目标或者照相机、透镜上有尘土所致。有些图像受到不同程度的来自光源和摄像机的噪点污染而变得模糊，可以通过滤镜降噪，以清除这些偏离平均色调的异常像素。通过显微镜观察到的图像，一般含有聚焦不足或聚焦过度的部分，这种不正常的聚焦使图像模糊，是显微镜光学部分的一种天然后果。可通过去卷积算法和最邻近算法，去除图像中不正确聚焦的部分。

（二）图像传输后的处理

对于因不同数据压缩算法引起的改变，可以在图像传输前后寻找提高图像有效性的方法。简单讲，如果目的在于评价细胞内的细胞核的大小，细胞核可以被分割，显微镜图像在传送之前减少至 2 bit。另一个更现实的例子是提高对比度或减少背景以便在图像压缩过程中保持图像的有效性。降低噪点、增加反差和图像的分割的方法属于图像分析范畴。由于图像压缩压算法引起的对比度降低在一定程度上可以通过数字后处理补偿，对比度增强与噪点降低可以用于远程传输后的图像以及去除图像传输过程中新产生的噪点。

第四节　病理学数据和图像的传送

远程病理诊断利用标准或者综合服务数字网，通过医院、诊所和远程位置间的网络环境（局域网或者互联网），远距离传送或接收视频、音频、图像等多媒体病理学信息，显示在屏幕上，病理学专家基于对细胞和组织切片的显微镜观察做出疾病的诊断，为远程病人或其他合作者提供医疗服务，以及进行病理学教育和研究。在此过程中，所传送的病理学信息格式需要一个统一标准，以便被大多数病理学工作者接受。

远程病理学系统主要有两个分支系统：静态系统和动态系统。在一个静态系统中，要求会诊的病理医师选择一定数量的图像，这些图像以数字的格式捕获，然后单独地传送到远程会诊现场，病理学专家根据图像进行会诊；在一个动态系统中，来自显微镜的动态视频图像实时传输到远程会诊现场的监控器上，利用该系统，参与会诊的病理学专家可以远距离控制对方的显微镜，主动观察、选择诊断视野，调整焦距、放大倍数和照明。尽管静态系统对带宽的要求低，传输可靠，比动态系统价格便宜，但是由于使用图像压缩，能增加传输图像的数量，却有数据损失的缺点。因此，对病理学专家而言，动态系统能实时控制动态图像，更具有吸引力，只是要求十分高速的通信系统连接。最近，引入了混合系统的概念，混合系统结合了静态和动态两个图像系统的优势，把静态系统对带宽利用的有效性和传输的可靠性与动态系统的实时控制和动态图像相结合。

一、通信协议和传输标准

为了确保远程病理学数据和图像的传送与接收，需要建立一个通用的通信协议和传输标准，包括通信标准、图像格式标准和做出诊断所需图像数量的标准等，以便在不同的硬件和软件环境中能够相互通信，也利于生产厂家生产标准化的病理学远程诊断系统。但是目前还没有建立传输病理学图像的通信协议和传输标准。

目前，数字图像通信协议（digital imaging communications in medicine，DICOM）的扩展很可能成为远程病理学标准。DICOM 是由美国放射协会（ACR）和美国国家电气制造商协会（NEMA）等共同制定的传输标准，DICOM 标准是为了图像的捕获、存储以及通信而定义的一个通用的信息模型和标准化格式。1983 年以来广泛地应用于远程放射学。

TCP/IP 通信协议是互联网的通信标准。互联网协议（IP）是为全球的分组交换网络（Packet-switched Network）形成共同的语言。传输控制协议（transport control protocol，TCP）支持纠错、包装命令和认可。点对点协议（poim-topoint protocol，PPP）在典型 DS0 线路和 ISDN 连接在内的定向数字流中支持 IP 和其他分组交换协议交换层。

二、病理资料传送

向远程会诊部门发送病理资料的方式主要有：① 将要会诊的病例图像直接上传到会诊单位的 FTP 服务器上。② 将要进行会诊的病理数据和数字图像编制成 E-mail，发送到会诊部门，或填写会诊申请表，用 E-mail 发送。③ 利用商业远程病理软件如 Rochel Image Manager System（RIMS）发送。

现代的远程病理诊断获益于计算机技术、网络技术以及通信技术的发展及其与医学科学的有机结合。随着计算机信息技术的迅速普及应用、传送图像和视频的商业的要求、数字图像捕获设备价格下调，可以通过标准的电话线路或者数字网络传送，推动远程病理诊断的发展、普及和应用；通过远程智能遥控视频显微镜进行的远程病理会诊，将更能显示出远程病理诊断的准确性和有效性。在数字显微镜、模式识别软件、数字参考照片库和神经网络等方面的技术进步和发展，将大大推进远程病理学的未来发展。

思考题

1. 什么叫远程病理诊断？
2. 计算机远程病理诊断系统主要由哪几部分组成？

第十四章自测题

（方安宁）

第十五章 病理检验技术进展

第十五章
思维导图

学习目标

1. 掌握原位杂交和原位 PCR 技术的技术流程。

2. 熟悉计算机图像分析技术、流式细胞分析技术、激光扫描共聚焦显微镜技术、扫描探针显微镜技术、分子病理学技术的基本原理及应用。

导　言

近年来,现代生物新技术相继渗透并实际应用到病理学研究,极大地促进了病理检验的发展。计算机图像分析技术、流式细胞分析技术、激光扫描共聚焦显微镜、扫描探针显微镜技术、分子病理学技术等新技术、新方法的应用,将病理检验推向了更加精确、快捷和全面的发展平台。

第一节　计算机图像分析技术

一、基本工作原理和结构

在生物医学领域,图像分析包括定性和定量两方面。图像的定性分析是指用肉眼、显微镜、电镜等观察图像结构,对图像的结构特点和含义做出的描述、分析、推理和判断。传统的病理学检查就是对病理学图像的定性分析,它主要通过显微镜观察涂片、刷片和各种切片中细胞和组织的结构,并对疾病做出分析、推理、判断和概括。图像的定量分析是指用量化的方法以数字的表达形式对图像中各种结构信息的定量描述,以及在此基础上对图像含义所做的分析、推理、判断和概括。如对染色反应物质的数量用"+"的多少表示(一般分为0～++++ 共五个等级)。而一般所指的计算机图像分析均为图像的定量分析。

临床病理检验工作中使用的计算机图像分析系统,即图像分析仪,是集光学、电子学和计算机技术三位一体的精密仪器(图 15-1)。

计算机图像分析系统本质上是计算机功能在图像分析方面的应用和扩充，它由硬件和软件两部分构成。硬件部分由图像输入设备、图像卡、计算机、打印机等部分构成。图像输入设备包括显微镜、摄像机、扫描仪和数码相机等，摄像机、数码相机与显微镜相连，将显微图像以视频信号或数字信号输入图像卡，扫描仪则用于将照片上的信息以数字信号的形式输入计算机。计算机在图像分析软件的支持下，从图像卡上或扫描仪上将原图像以数字图像形式采集下来，经过计算机处理和分析将结果由打印机输出。计算机采集的数字

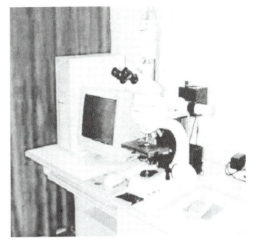

图 15-1 图像分析系统

图像可直接在计算机显示器上显示（图 15-2）。计算机图像分析系统硬件部分决定了输入、显示图像质量的好坏和计算机速度的快慢，而软件部分则决定了整个图像分析系统的图像处理和分析功能的优劣。

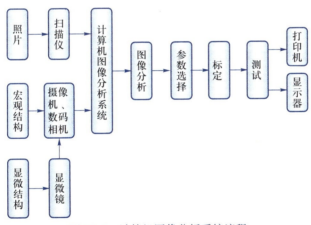

图 15-2 计算机图像分析系统流程

二、图像分析技术在病理检验中的应用

图像分析技术在生物医学中有着广泛的应用，在病理检验中主要应用如下。

1.对细胞或组织成分形态的定量描述 利用图像分析仪可以测量出细胞或组织及其各种组成成分的二维形态，包括它们的面积和比例。如应用图像分析技术可以精确地测出神经轴突的直径、单位长度的表面积和体积，从而了解再生神经纤维的生长状况，帮助阐明神经损伤修复的过程、方式及机制等问题。又如在肿瘤病理方面应用图像分析技术，肿瘤的良恶性和分化程度可通过细胞异型性的大小反映出来，异型性的大小可用形态定量参数的方法来进行定量描述和测试。通过核形态参数的定量描述和测试（核面

积、核周长、核最大直径等）可以达到以下病理检验的目的：① 区别癌前病变和癌；② 判断肿瘤的良恶性；③ 对恶性肿瘤进行组织学分级及判断预后等。

2. 组织化学定量　在组织化学和免疫组化技术对细胞或组织成分进行定性和定位的基础上，应用图像分析技术可通过对反应产物灰度级别的测定对其进行准确定量。所获得的数据与传统半定量方法相比，更为客观，分析结果更为精细化。

3. DNA 的定量分析　研究表明，恶性肿瘤细胞的核异常与其染色体的数目和结构的异常有关，分析恶性肿瘤细胞核异常的 DNA 含量，可以确定恶性肿瘤细胞染色体的异常。图像分析技术不仅可对经过特殊染色的组织切片中的细胞核 DNA 含量做原位定量，由此区别出多倍体或非整倍体细胞，还可以弥补流式细胞分析技术不能区分肿瘤性二倍体和非肿瘤性二倍体的不足，目前多用于对肿瘤细胞核 DNA 的分析。

第二节　流式细胞分析技术

流式细胞分析技术（FCM）是利用流式细胞仪对细胞或亚细胞结构进行快速测量的新型分析技术和分选技术。流式细胞分析技术范围涉及细胞表面或细胞内的各种抗原、蛋白、酶及基因表达产物，细胞内分子水平的核酸定量或 DNA 倍体、细胞周期分析，尤其是近年来发展起来的癌基因检测、血细胞表型分析、细胞因子和黏附分子检查、细胞凋亡研究、肿瘤相关抗原检测和单种细胞纯化等。流式细胞分析技术的应用，标志着病理学、细胞学、肿瘤学、免疫学、细胞遗传学、分子生物学、生物化学等的研究进入了细胞分子水平。

一、流式细胞仪的基本结构和工作原理

（一）流式细胞仪的基本结构

流式细胞仪通常由三部分组成。

1. 传感系统　包括样品递送系统、样品池、监测系统、电子传感器和激光源等。
2. 计算机系统　包括获取资料系统、磁盘驱动机、操作系统和图画板等。
3. 电路、光路和水路系统　含电源、光学传导和滤片部分、鞘液循环和回收部分。

（二）流式细胞仪的工作原理

将待测标本制成细胞悬液，使悬浮在液体中分散的细胞或微粒一个一个依次通过检测区，一般细胞的流速可达 9 米 / 秒。任何影响流速的因素都会改变其测量参数。当各细胞通过微孔与激光成垂直交会时就可产生相应的电磁脉冲，这些电信号分别代表前向散射角、侧向散射角、多种荧光的强度参数，经光电倍增管转换成电信号，放大后输入多道脉冲分析仪和计算机，经过分析处理，整理出相应的点图、直方图和假三维结构图供分析用。

二、流式细胞分析技术的应用

流式细胞分析技术具有精密、准确、快速和高分辨能力等特性。

（一）肿瘤学中的应用

流式细胞分析技术（FCM）已被广泛地用于肿瘤学研究。用荧光染料染色后对肿瘤细胞的 DNA 含量进行分析、检测，可获得三项参数：非整倍体、DNA 指数、增殖细胞（S 期细胞）百分比。

这三项参数既密切相关又相互独立，对这三项参数进行分析，具有以下作用。

1. 发现癌前病变，协助肿瘤早期诊断 人体正常的体细胞均具有比较稳定的 DNA 二倍体含量。当人体细胞发生癌变或形成具有恶性潜能的癌前病变时，细胞 DNA 含量的异常可伴随其发生、发展，FCM 可精确定量癌前病变发展至癌变过程中 DNA 含量的改变，有助于癌变的早期诊断。研究表明，癌前病变的癌变发生率与细胞不典型增生程度有密切关系，细胞不典型增生的程度越明显，细胞内 DNA 非整倍体出现率越高，癌变发生率也越高。细胞内 DNA 非整倍体出现率增高，也是癌变的一个重要标志。

2. 在肿瘤的诊断、预后判断和治疗中的作用 FCM 在肿瘤诊断中的重要作用已被认可，DNA 非整倍体细胞峰的存在可为肿瘤诊断提供有力的依据。肿瘤细胞 DNA 倍体分析对大多数肿瘤特别是实体瘤患者预后的判断有重要的作用，非整倍体肿瘤恶性病变的复发率高、转移率高、死亡率高；而二倍体及近二倍体肿瘤的预后则较好。FCM 还可根据化疗、放疗过程中肿瘤 DNA 分布直方图的变化评估疗效，了解细胞动力学变化，对肿瘤化疗和放疗具有重要的指导意义。

（二）细胞免疫学检查中的作用

FCM 通过荧光抗原抗体检测技术对细胞表面抗原分析，进行细胞分类和亚群分析。这一技术对于人体细胞免疫功能的评估和各种血液病及肿瘤的诊断和治疗有重要的作用。正常人群淋巴细胞 T4/T8 之比大约为 2∶1，但在人体细胞免疫力低下时，可出现比例倒置。FCM 可通过对淋巴细胞亚群的监测和分析，了解患者的免疫状况，分析预后。如用 FCM 监测肾移植后患者的排斥反应，如果 T4/T8 比例倒置，提示患者预后良好，较少发生排斥反应；反之则排斥反应危险性增加。同样的监测方法还可应用于艾滋病的诊断和治疗。

（三）血液病诊断和治疗中的应用

FCM 通过对外周血细胞或骨髓细胞表面抗原和 DNA 的检测分析，对各种血液病的诊断、预后判断和治疗起着重要的作用。

1. 白血病的诊断和治疗 FCM 采用各种抗血细胞表面分化抗原的单克隆抗体，借助各种荧光染料测定一个细胞的多种参数，以正确地判断该细胞的属性。由于各种血细胞系统都具有自身特有的抗原，当形态学检查不能做出区别时，免疫表型参数对各种急性白血病的诊断和鉴别诊断有决定作用。利用 FCM 可以测定出血细胞各种抗原的表达水平，以协助临床确诊。同其他肿瘤的治疗一样，用 FCM 测定 DNA 倍体和进行细胞周期分析对指导白血病化疗有一定作用。不同的白血病患者或同一患者在不同病期，白血病细胞增殖状况不同，定期了解细胞增殖情况采取相应药物治疗可以提高疗效。

2. 其他血液病的诊断和治疗监测　阵发性睡眠性血红蛋白尿症是一种造血干细胞克隆病，细胞 CD55、CD69 抗原表达降低是该病的一个特点。FCM 采用荧光标记的单克隆抗体对血细胞 CD59 的表达做定量分析，可以协助临床做出诊断并判断疾病的严重程度。

3. 网织红细胞的测定及临床应用　网织红细胞计数是反映骨髓造血功能的重要指标。FCM 通过某些荧光染料与红细胞中 RNA 结合，定量测定网织红细胞中 RNA，得到网织红细胞占成熟红细胞的百分比。此外，FCM 还可以测量出网织红细胞的成熟度，对红细胞增殖能力的判断很有意义，为干细胞移植术后恢复的判断、贫血的治疗监测、肿瘤患者放化疗对骨髓的抑制状况等提供了依据。

（四）血栓与出血性疾病中的应用

1. 血小板功能的测定　血小板活化时其质膜糖蛋白较其静止期发生显著改变，FCM 可以通过单抗免疫荧光标记监测血小板功能及活化情况，有利于血栓栓塞性疾病的诊断和治疗。

2. 血小板相关抗体的测定　免疫性血小板减少性紫癜患者血浆中可产生血小板自身抗体，结合在血小板表面，称为血小板相关抗体，FCM 可以测定血小板相关抗体含量。

第三节　激光扫描共聚焦显微镜技术

激光扫描共聚焦显微镜（LSCM）又称黏附式细胞仪，是将光学显微镜、激光扫描技术和计算机图像处理技术相结合的高技术设备。激光扫描共聚焦显微镜实现了对被检测的细胞内部非侵入式光学断层扫描成像，从普通光学显微镜表面单层、静态平面的观察方式进展到立体、断层扫描、动态全面的观察，可以对细胞做定位、定量、定性及定时分析，还可进一步对细胞进行筛选及进行各种激光显微操作等。广泛应用于细胞生物学、生理学、病理学、解剖学、胚胎学、遗传学、免疫学和神经生物学等领域，在病理检验中具有极其广泛的应用前景。

一、基本工作原理及结构

LSCM 是在荧光显微镜成像基础上加装了激光扫描装置，使用紫外或可见光激发荧光探针，利用计算机进行图像处理，从而得到细胞或组织内部微细结构的荧光图像，在亚细胞水平上对细胞进行结构和功能的研究。

普通的光学显微镜在观察生物样品时，物镜焦点以外的样品部分发出的光会减低图像的清晰度，尤其是观察较厚的样品时，这种清晰度会严重降低。而激光共聚焦显微镜能够对样品中的任一点清晰成像，其图像的对比度较普通光学显微镜有明显改善。激光扫描共聚焦显微镜利用激光扫描束，经照明针孔形成点光源对标本内焦平面上的每一点进行扫描。标本上的被照明点在探测针孔处被检测，由探测针孔后的光电倍增管逐点检测，并在计算机屏幕上形成荧光图像。照明针孔与探测针孔相对于物镜焦平面是共轭的，焦平面上的点同时聚焦于照明针孔和发射针孔，焦平面以外的点不会在探测针孔处成像，因此得到的图像是标本上的一个光学横断面的图像，克服了普通显微镜图像模糊的缺点。另外，激光共聚焦显微镜的载物台上还加了一个能使载物台上下移动的微量马达，最小步进距离为 0.1 μm，使得细胞或组织各个横断面的图像都能清楚地显示，实现了对细胞内部非侵入式光学断层扫描成像。

LSCM 由计算机系统（数据采集、处理、转换及相应应用软件、图像输出设备）、激光光源、扫描装置、显微镜、检测器及光学装置（光学滤片、分光器、共聚焦针孔及相应的控制系统）六部分构成（图 15-3）。

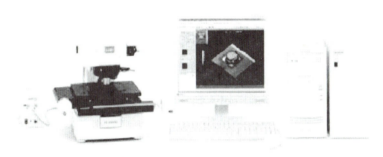

图 15-3 激光扫描共聚焦显微镜

二、使用步骤

1. 样品准备 用于 LSCM 的样本最好是培养细胞样本，如培养细胞涂片，也可以是冰冻组织切片，石蜡包埋组织切片不适用于 LSCM 技术。LSCM 主要使用直接或间接免疫荧光染色和荧光原位杂交技术。

2. 荧光探针的选择 标本经过荧光染色后，才能进行 LSCM 观察和分析。荧光探针的选择应具有高灵敏度和高特异性。但多重荧光标记时，应注意各种荧光的发射带不要重叠，同时也应注意区分标本的自发荧光与所测荧光信号。另外，还应考虑荧光探针本身可能对细胞生理状态带来的影响。

3. 激光扫描共聚焦显微镜的使用

（1）根据实验要求，选择荧光探针。

（2）根据荧光探针，选择激光器的激光波长。

（3）根据荧光探针的发射波长，选择相应的荧光滤波片。

（4）根据实验目的，选择适当的软件进行观察和分析。

三、激光扫描共聚焦显微镜的应用

1.活细胞内分子运动的测定　利用 LSCM 具有的荧光漂白恢复技术，可进行细胞生物膜脂质分子侧向扩散率的研究，细胞质及细胞器内小分子物质转移性的观测。

2.细胞间隙连接的细胞通讯研究　可研究生长因子、肿瘤启动因子对缝隙连接介导的细胞间通信的抑制作用；细胞内 Ca^{2+}、pH 和 cAMP 水平对细胞缝隙连接作用的调节。

3.细胞膜流动性测定　对细胞膜的流动性进行定量和定性分析。可测定细胞膜的磷脂酸组成分析、药物效应和作用位点、温度反应测定及进行物种比较等研究。

4.细胞的分选　由于细胞形态和荧光特性，通过高能量激光筛除异常细胞或不需要的细胞，保留目的细胞，使细胞培养时细胞分选的难题得到有效解决。

5.生物活性物质活性封闭和解封闭的测定　生物活性物质或一些化合物（如第二信使、神经递质、核苷酸等）处于笼锁状态时功能被封闭，而一旦被特异波长的瞬间光照射，光活化解笼锁而恢复原有的活性和功能。LSCM 可人为地控制这种瞬间光照射的照射波长和时间，达到人为控制和研究多种生物活性物质和一些化合物在生物代谢中发挥功能的时间和空间作用。

6.细胞激光显微外科术　激光可作为一把"光子刀"使用，可进行诸如细胞膜穿孔、细胞器切除、染色体切割等一系列细胞激光显微手术，还可做光陷阱操作，来移动细胞的微小颗粒和结构。

7.定量共聚焦图像分析　利用共聚焦成像系统，可获取组织或细胞的高分辨率、高灵敏度的二维图像，即光学横断面图像（光学切片）；通过光学切片功能，还可获得标本真正意义上的三维数据和三维立体结构，从而揭示亚细胞结构的空间关系，获得完整细胞的系列光学切片各层面的多种信息；测定细胞光学切片的物理生物化学特征的变化；借助光学切片功能可在毫不损失分辨率的条件下测量标本深层的荧光分布；可对单个细胞内各种离子的比例及动态变化做毫秒级定时定量分析；可以定量探测细胞质中 Ca^{2+} 对肿瘤启动因子、化学因子、生长因子及各种激素等刺激的反应。

第四节　扫描探针显微镜技术

扫描隧道显微镜（STM）和原子力显微镜（AFM）统称为扫描探针显微镜（SPM）。STM 适于研究导电样品；AFM 可用于研究导电样品和非导电样品。SPM 的广泛应用将使人们认识疾病达到原子水平，研究如何将 STM 和 AFM 的潜在作用体现在疾病的诊断和治疗上，是当前医学发展的前沿课题。

一、扫描探针显微镜的基本原理

SPM 是目前众多达到 10^{-8}m 观察水平的新型显微镜的统称，是建立在量子力学和压电材料技术上的新兴技术。

STM 的基本原理是根据量子力学的电子隧道电流效应设计的。用一个针尖（探针）

与样品表面接近，当近于 1 nm 以下时，针尖的电子云与样品表面原有的电子云可出现重叠，如果此时在针尖和样品表面间加上一个微小电压（2 mV～2 V），电子就可以由量子隧道放出，从针尖和样品之间产生电流，此电流即称为隧道电流。由于针尖到样品表面原子间的距离与隧道电流呈指数关系，即间距每增加 0.1 nm 时，隧道电流将减小 1 个数量级，所以间距的变化对隧道电流的反应是十分敏感的。当针尖在样品表面扫描时，间距则随样品表面起伏不平的形貌而变化，因而隧道电流也随之变化，则可获得样品表面的形貌特征，达到观察样品表面原子结构图像的目的。由于其探针非常尖锐，当产生隧道电流时，探针的顶端自动形成一个单原子的电子云，从而达到 0.2 nm 的横向分辨率、0.005 mm 的深度分辨率，可获得极高的三维分辨率，直接绘出几百万至几千万倍的三维图像。

STM 要求被观察的样品必须具有导电性，因此对生物样品的观察就受到了限制。AFM 则弥补了这一不足。AFM 是通过检测样品表面原子和探针针尖端原子之间相互作用力来获得表面信息的。其基本原理是探针置于悬臂上，用一束激光打在悬臂上，当探针在样品表面扫描时，由于样品表面原子结构起伏不平，悬臂也就有起伏，此时激光束反射也就有起伏，通过光检测器将之接收、放大，便可获得样品表面起伏的原子结构图像。

二、扫描探针显微镜的应用

1. 细胞和细胞器的形态观察　可以在接近生理环境条件下的原子、分子水平上研究细胞和细胞器的结构，还可通过测量细胞表面的黏弹性或表面摩擦力来获得更多的信息。

2. 细胞形态变化的实时观察　能够对活细胞在生理、病理条件下形态结构的变化进行实时观察。

3. 生物大分子的超微结构观察　AFM 是观察物质表面细微结构和进行表面加工的强有力工具，目前已广泛地应用于 DNA、蛋白质、脂肪酸薄膜、磷脂生物膜、多糖等生物大分子在空气或溶液中的形态观察研究中，如描绘出氨基酸分子中的碳、氢原子间的关系，观察 DNA 链螺旋重复等。可以进行直视下的分子剪辑、DNA 特殊位点定位等多种研究，还可以对大分子的其他性质进行研究，如抗原抗体之间的作用力，生物膜的亲疏水性等。

4. 生物大分子的生理系列化过程观察　能够在生理条件下对生物标本的结构改变进行动态观察，在此基础上还可进行分子水平的热力学和动力学的研究。

第五节　分子病理学技术

分子生物学一系列新技术的问世，使当代生物科学发生了一场革命，分子生物学技术相继被引入病理学研究，推动了病理学向更深层次认识疾病的病因及发生机制。在分子病理学研究中使用的专门技术称为分子病理学技术。分子病理学技术是进行分子病理学研究、诊断必不可少的技术和手段，包括原位核酸分子杂交、原位末端标记和原位聚合酶链反应技术等。本节主要介绍原位核酸分子杂交（ISH）和原位聚合酶链反应（IS-PCR）技术。

一、原位核酸分子杂交技术

（一）基本原理

原位核酸分子杂交（ISH）是应用生物化学中核酸分子杂交的原理，在组织切片、细胞涂片或印片上原位检测某种 DNA 或 RNA 序列的一项技术，也是将分子杂交与组织学相结合的一项技术，也称之为原位杂交组织化学、杂交组织化学或细胞杂交。

核酸分子杂交的基本原理是利用核酸分子（DNA，RNA）的碱基对形成氢键的互补性（A=T，A=U，C=G），用带有标记物的核酸探针去检测与之碱基互补的靶核酸，这与免疫学中抗原抗体的反应相似。

DNA 螺旋双链分子在碱性条件下加热至 100℃（95～100℃）或加变性剂时，其双链间互补碱基的氢链解开而成为单链，此过程称为变性。这两条互补的核酸单链在一定离子浓度和逐渐降温时，其互补碱基间的氢链又可再连接而成双链核酸分子，此过程称为退火或复性。在退火或复性过程中，如果加入外源且序列互补的单链 DNA 或 RNA 片段，则也可与原来解开的一条单链互补连接而成异质双链核酸分子。这一合成异质双链核酸分子的过程就称为核酸杂交或核酸分子杂交。如在加入的单链 DNA 或 RNA 片段上加以标记作为探针，则可显示出核酸杂交所形成的杂交子而检出与探针互补的核酸。

原位杂交不需要经过核酸提取的步骤，而是在组织细胞原位进行的核酸杂交。在此基础上，在光学显微镜或电子显微镜下观察杂交信号。

（二）原位杂交技术的基本步骤

原位杂交技术的基本步骤：① 杂交前准备：包括固定、取材、玻片和组织的处理，增强核酸探针的穿透性、减低背景染色等；② 杂交；③ 杂交后处理；④ 显示：包括放射自显影和非放射性标记的组织化学或免疫组织化学显色。

1. 取材　最重要的是保持材料新鲜，特别是 RNA 降解快，要求在 30 分钟内固定。

2. 固定　目的是保持细胞形态结构，最大限度地保持细胞内的 DNA 或 RNA 的水平，使探针易于进入细胞或组织。固定剂分为两大类。

（1）交联固定剂：甲醛、戊二醛。保持形态好，但渗透慢。

（2）沉淀固定剂：甲醇、乙醇、丙酮。保持形态差，对组织结构有损伤。

首选 4% 多聚甲醛，亦可用 4% 缓冲甲醛液。

3. 标本制备

（1）石蜡切片：较薄，一般 5 μm；形态结构好，但敏感性低。

（2）冷冻切片：较厚，一般 10 μm；形态结构相对差，但敏感性高。

（3）细胞涂片、贴片、爬片（细胞培养时）及时固定，容易有阳性结果。

4. 杂交前处理 目的是为了增强组织的通透性和核酸探针的穿透性，提高杂交信号。

（1）充分脱蜡。

（2）去污处理：常用清洁剂 Triton X-100，注意适度，因为过度会引起靶核酸的丢失和形态结构破坏。

（3）蛋白酶 K：用以增加细胞膜的通透性。

（4）酸酐和酸处理：使碱性蛋白变性，以降低背景。

（5）去除内源性酶、生物素：减少非特异性反应，降低背景。

5. 杂交 是将杂交液滴于切片组织上，加盖硅化的盖玻片。

（1）dsDNA 和靶 DNA 变性，加热至 95 ℃，5～15 分钟。

（2）探针浓度：同位素 0.5 μg/mL；非同位素 2 μg/mL。

（3）杂交液：5X Denhart 液

2% SDS

50% 去离子甲酰胺

100 μg/mL 鲑精 DNA

10% 硫酸葡聚糖

（4）杂交温度：一般情况，DNA-DNA 杂交 37 ℃；DNA-RNA 杂交 42～44 ℃，RNA-RNA 杂交 48～50 ℃。

（5）杂交时间：与浓度负相关。一般 4～6 小时（过夜），小于 24 小时。

6. 杂交后处理 目的是去除过剩探针。探针与组织非特异性结合可降低背景，减少非特异信号。

采用不同浓度、不同温度盐溶液漂洗（浓度由高到低，温度由低到高），减少探针与组织的静电结合。

7. 杂交体的检测和对比染色 探针与靶核酸结合形成杂交体。对杂交体的检测和对比染色根据标记物不同而有差异。

（1）酶标记——采用底物直接显色。

（2）同位素标记——采用放射自显影检测。

（3）荧光标记——荧光显微镜观测。

（4）生物素标记——采用 ABC、SP 或 LSAB 免疫组化方法检测。

（5）地高辛标记——采用 anti-DIG-AP-NBT 检测系统。

对比染色的目的是突出阳性结果，对比分明。

8. 对照试验

（1）组织对照：可采用 Southern 或 Northern 杂交、免疫组化、肌动蛋白 RNA 或人胎盘 DNA 探针作为阳性对照。

（2）探针对照：用已知阳性和阴性组织对照。

（3）杂交反应对照：可采取无标记探针对照、杂交前 DNA 酶或 RNA 酶处理对照、标记与未标记探针竞争试验对照。

（4）检测系统对照：可采取放射自显影检测对照、非放射性原位杂交检测系统对照。

（5）设计必要的对照试验：先做斑点杂交、Southern 杂交或 Northern 杂交，目的是检测有无靶核酸以及探针是否符合质量要求。可采用阳性对照、阴性对照、探针阴性对照和检测系统对照。

（三）原位杂交技术的特点

1. 特异性强、灵敏度高，同时又具有组织细胞化学染色的可见性。
2. 既可用新鲜组织，也可用石蜡包埋组织做回顾性研究。
3. 所需样本量少，可用活组织细针穿刺和细胞涂片。
4. 应用范围广泛，可对癌基因、病毒基因 DNA、RNA 等特定基因的表达进行定位、定性、定量研究。

（四）原位杂交应用注意事项

由于手指皮肤及实验用玻璃器皿上均可能有 RNA 酶，为防止其影响结果，操作时要戴手套，玻璃器皿应高压消毒。试剂、药匀要高压灭菌或过滤除菌。进行 RNA 检测时，要用 DEPC 处理水。为了防止脱片发生，对石蜡切片可采用多聚赖氨酸液、铬矾-明胶液或一种新的黏附剂 APES 等预先涂抹在玻片上以防止脱片。

二、原位 PCR（原位聚合酶链反应）技术

（一）PCR（聚合酶链反应）和原位 PCR 的概念及基本原理

1. PCR 技术　又称无细胞克隆技术，是在体外试管内对 DNA 特定序列进行高效快速扩增的一项新技术，可以成百万倍地特异性扩增某一 DNA 片段，但不能进行组织学定位。PCR 技术是根据生物体内 DNA 复制的某些特征而设计，在体外试管内对 DNA 特定序列进行快速扩增，其基本步骤为：① 变性：加热使模板 DNA 双链间的氢键断裂，形成两条单链。② 退火：降温后引物与模板 DNA 按碱基配对原则互补结合。③ 延伸：在 DNA 聚合酶、镁离子等条件存在的情况下，从引物的 3′ 端开始结合单核苷酸，形成与模板链互补的新 DNA 链。以上三步为一个循环，在首次循环前模板预变性 3～5 分钟；在末次循环后，样品仍需继续延伸 3～5 分钟，确保扩增的 DNA 为双链 DNA。PCR 的反应过程类似于体内的 DNA 半保留复制过程，主要由高温变性、低温退火和适温延伸三个步骤反复的热循环构成。经过 25～30 个循环后，DNA 可扩增 106～107 倍。

2. 原位杂交（ISH）技术　是以标记的 DNA 或 RNA 为探针，在原位检测组织细胞内特定的 DNA 或 RNA 序列。其基本原理是含互补顺序的标记 DNA 或 RNA 片段即探针，在适宜条件下与细胞内特定 DNA 或 RNA 形成稳定的杂交体。

3. 原位 PCR（IS-PCR）技术　是 PCR 和原位杂交两种技术原理的综合。原位 PCR 技术的基本过程是：① 待检样本（切片、涂片、爬片等）固定，使组织细胞保持良好

的形态结构。② 预处理（蛋白酶 K，稀酸等），使细胞膜和核膜有一定的通透性。③ 反转录反应（反转录酶，引物，4 dNTPs，42℃），以 mRNA 为模板合成 cDNA。④ 细胞内原位 PCR 扩增（引物，DNA 聚合酶，4 dNTPs，Mg^{2+}）。⑤ 扩增产物的检出（原位杂交或其他不同检测系统）。

（二）原位 PCR 基本步骤

IS-PCR 基本步骤包括：标本制备、预处理、反转录反应（检测 mRNA 要做此步）、原位 PCR 扩增、扩增后处理和原位检测。

1. 标本的种类　细胞悬液（液相 PCR 仪中进行）、细胞涂片、细胞爬片、细胞贴片、冷冻切片和石蜡切片。

2. 取材　取材及时，保持材料新鲜，特别是 RNA 降解很快。

3. 标本制备

（1）标本类型和特征：石蜡切片保存形态结构好，敏感性低；冷冻切片厚，形态结构较差，敏感性高；细胞涂片、爬片或贴片，及时固定，易出现阳性结果。

（2）防脱片剂应用：常用多聚赖氨酸液、铬矾-明胶液或新型黏附剂 APES 预处理。

（3）切片厚度：通常做原位 PCR 石蜡切片厚 5 μm，冷冻切片 5～10 μm。

4. 标本固定　为保存组织细胞的形态结构，便于定位；保存用作 PCR 模板的 DNA 或 RNA。常用 10% 缓冲甲醛液和 4% 多聚甲醛对组织进行固定。

5. 扩增前预处理　是指对切片进行脱蜡、Triton X-100 去污处理、蛋白酶 K 处理和内源性生物素和酶的去除，目的是增加组织细胞膜及核膜通透性，防止非特异反应发生。

6. 反转录反应　是检测标本中 mRNA 时必须经过的步骤。检测样本中 DNA 则可免去此步。

由于 PCR 扩增是以 DNA 为模板，因此在检测 mRNA 时，首先应以 mRNA 为模板，在反转录酶等的作用下，反转录合成 cDNA，并以此为模板进行 PCR 扩增。

在反转录反应之前，应先用 DNA 酶将组织细胞基因组 DNA 去除掉，以保证 PCR 扩增的模板由 mRNA 反转录而来。

7. 扩增

（1）引物设计：通常为 18～28 个核苷酸，扩增片段为 100～1 000 bp，最好是 100～500 bp。

原位 PCR 宜用稍短的引物，两个引物之间不应有互补序列，且通常情况下，使用一对引物就可以。引物 3′末端碱基最好是 T＞G＞C＞A。

（2）反应体系浓度：引物、Taq 酶、dNTPs 和 Mg^{2+} 浓度比常规 PCR 要高些。这主要是因为原位 PCR 的靶序列 DNA 或 RNA 在经固定的细胞和组织切片上是不可移动的，即检测的 DNA 或 RNA 空间和位置固定，上述 PCR 扩增体系不是都能有效结合，加之在标本制备过程中，靶序列的完整性也常受到损害。

（3）牛血清清蛋白（BSA）：在做原位 PCR 时，反应体系中要加入适当的 BSA，以防止 Taq 酶与玻片结合而减低扩增效率。

（4）热循环次数：目前有专门的原位 PCR 仪以供做玻片的 IS-PCR。

原位 PCR 参数设定时，注意循环次数要多，一般设定 25～40 次循环，每个循环的变性、退火和延伸时间要长，以保证能充分扩增。

8.扩增后处理　是指对标本进行洗涤和扩增后固定，目的是使扩增产物在随后的检测过程中能保持在细胞内，提高检测的敏感性和特异性。洗涤后多用 4% 多聚甲醛或 2% 戊二醛或纯乙醇固定，但过强的后固定会影响原位杂交检测时探针与特异扩增产物的结合。

9.原位检测　IS-PCR 扩增产物的检测，因其设计的方案是直接法还是间接法以及所用标记物不同而有所不同。

（1）直接法原位 PCR：不通过原位杂交，扩增产物含标记物，根据标记物不同进行直接检测。

（2）间接法原位 PCR：首先进行原位杂交，形成带有标记分子的杂交体，然后根据不同的标记物进行检测。

（3）不同标记物：依据标记物是同位素、生物素、地高辛还是荧光或酶，检测方法不同。

10.对比显色　阳性结果分明，对比明显。

（三）原位 PCR 的应用

1.检测内源性基因

（1）固有基因的检测：原位 PCR 的出现，对人类各种固有基因的定位检测提供了形态学上最敏感、最有效的手段，尤其是对一些只有单个或几个复制的低表达的固有基因，通过原位杂交方法无法实现检测；液相 PCR 虽可以进行扩增，但不能确定含被检测基因的细胞类型。因此，只有原位 PCR 的方法才能解决这一问题。

（2）异常或变异基因：原位 PCR 可有效应用于基因异常或变异引起的遗传性疾病的研究，可以查明这些疾病中特异 DNA、RNA 序列或改变发生在哪种组织及细胞中，从而揭示遗传性疾病的本质。

2.检测外源性基因

（1）感染基因：原位 PCR 方法通过对机体感染的病原体的 DNA 或 RNA 的检测，为临床病毒性、细菌性、支原体性等疾病提供准确可靠的依据。

（2）导入基因：原位 PCR 方法能对转基因细胞、转基因动物或接受基因治疗的患者体内的外来基因进行鉴别，并判断基因导入后发生哪些突变等。

技 术 要 领

1.原位杂交技术　杂交前处理会降低组织细胞内 RNA 的保存量,影响组织结构的形态,因此在用量和孵育时间上要慎重掌握。杂交后漂洗时切勿使切片干燥,干燥的切片即使用大量的溶液漂洗也难以减少非特异性结合,从而增加了背景染色,影响观察。

2. 原位聚合酶链技术　原位 PCR 技术操作较为复杂,包括组织学技术、PCR 技术、原位杂交技术及免疫组化等技术。只有在掌握了这些技术并具有一定的分子生物学知识的基础上,才能掌握好原位 PCR 技术。

思考题

1. 病理检验技术有哪些新进展?

2. 计算机图像分析技术、流式细胞分析技术、激光扫描共聚焦显微镜、扫描探针显微镜、分子病理学技术的基本原理是什么?

3. 计算机图像分析技术、流式细胞分析技术、激光扫描共聚焦显微镜、扫描探针显微镜、分子病理学技术在医学上有哪些应用?

第十五章自测题

（李红岩）

第十六章 病理档案管理

第十六章
思维导图

学习目标

1. 掌握病理档案材料的分类方法。
2. 熟悉病理资料整理及收藏方法。
3. 了解病理档案的计算机管理。

导　言

病理资料是非常宝贵的医学资料。系统完整的病理资料,不仅对疾病的病理诊断和临床诊治具有重要的价值,而且是科研和教学的重要材料,还可为医疗纠纷的解决和司法鉴定提供重要依据。病理档案管理的基本任务是将病理科室日常工作通过各种方法(尸检、活检、动物实验等)和渠道(收集、检索、交流)获得并经过专门处理的材料进行归类、整理、建档和存放。因此,病理档案材料是病理科室最宝贵的资源,病理档案是病理学科室信息最集中、最重要、最核心的部分,必须认真做好管理工作。

第一节　病理档案分类

病理档案材料种类繁杂,为了存放和查阅的方便,一般按以下三种情况分类。

一、按材料来源分类

可分为尸体解剖检查类（图16-1）、活体组织检查类、细胞学检查类、动物实验类、科室管理类等。

二、按材料的材质分类

按材料的材质分类可分为:① 实物类:包括大体标本及复制的模型、蜡块、切

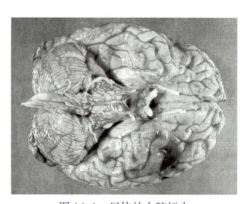

图 16-1　尸体的大脑标本

片、涂片等实物。② 影（声）像类：包括拍摄的实物大体和镜下照片、幻灯片、软盘、光盘、磁盘、录音带、录像带等。③ 文字类：包括所有记录有病理业务工作信息的文字材料。

三、按保存时限分类

按保存时限分类可分为限时保存类和永久保存类。文字和影（声）像类资料，特别是记录有病理诊断结果的报告单，实物中的蜡块和切片都属于永久保存类，但病理检验获得的大体标本除有特殊价值的需长期保存外，一般不做长期保留，为限时保存类。

在实际工作中，一般是将上述几种分类方法结合起来进行分类管理。

1.尸体解剖检查类　通过病理尸体解剖检查所获得的所有资料，包括尸检申请单、尸检报告书、相关临床资料、临床病理讨论记录和大体标本、病理切片、蜡块、照片、幻灯片、录像带等。对尸检获得的大体标本可装入尸检标本库中的标本缸内保存，标本缸上要有醒目的永久性编号及名称。对选择用于制作教学或陈列标本的材料应有明确的去向记录。尸检报告及相关文字资料在累积到一定的份数后，按年度和流水序号装订成册并存档。

2.活体组织检查类　即通过活检（含手术切除、活体组织切取，胃镜、支气管镜、膀胱镜及其他镜检钳取和穿刺针取得的组织）所获取的全部病理资料，包括病理检查申请单、病理检查报告单、病理会诊报告单及会诊记录、病理诊断讨论记录、大体标本、病理切片、蜡块（图 16-2）、照片（含电镜照片）、幻灯片、投影片等。大体标本主要靠照相（传统相机、数码相机）存档。除有特殊价值的大体标本需长期保存外，通常在标本取检完后，自报告发出之日起，小标本保留 1 个月以上，大标本保留 6 个月以上。病理切片、蜡块做分类保存。留底的病理检查报告单在达到一定数量后也要装订成册。

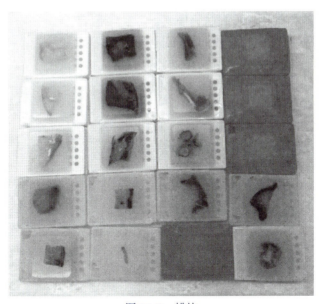

图 16-2　蜡块

3. 细胞学检查类　即临床诊断细胞学检查所获取的资料，对文字（登记册）和影（音）像资料全部保存，对阳性涂片和检见特殊病变的涂片需做长期保存。

4. 教学资料类　主要指用于教学的录像带、录音带、软盘、光盘等。

5. 科研类　科研档案包括计划档案、实物档案和成果档案三部分。计划档案包括课题申报书、合同书、课题立项书或通知、实施计划、阶段性及总结性报告、财务计划等。成果档案包括奖项申请书、专利证书、获奖证书、成果转让合同的复印件等（原件一般由个人保存）。实物档案主要保存蜡块和切片、电镜样品的包埋块及底片、照片等。如科研属于动物实验，大体标本的保存时间和方法由课题负责人决定。

6. 仪器设备档案类　对病理科各种仪器设备的资料应统一保管备查。包括仪器设备购置合同、安装及使用说明书（含附件和备用件数目），仪器设备总览和分类册，仪器设备维修、保养记录，各种精密仪器定期测试及质量控制的情况报告等。

7. 其他类　本科室人员历年来发表（或会议交流）的译文、论文、著作、教材、编写的讲义、学术活动的资料以及公用图书、杂志等也可属于档案管理的范围。

第二节　病理档案管理的设施

病理档案多采用分类、分柜、分室的管理方法，专人专职或兼职管理。不同级别的医疗单位，病理档案管理的设施和设备有所不同，完成病理档案管理的基本条件如下。

1. 档案室　在建立病理档案室时，要安全、实用，还要考虑到可持续发展和病理档案实物的特殊性。因此，尸检标本库、存放切片和蜡块房间的面积、空间要大，空气必须保持流通，留有充分的发展余地。现代化的档案室还可安装恒温、恒湿及通风调节设备。另外，应有正规有效的防湿、防火设施，防鼠虫危害。

2. 档案柜　保存病理实物资料的档案柜，分切片柜、蜡块柜（图16-3）和大体标本柜等，柜架要求坚固、耐用，特别是大体标本柜，一定要达到承重要求。柜上要设置明显的分类标签，便于查找。

3. 资料整理专用物品　病理档案是一项日常性的工作。管理人员对收集、积累的病理资料要及时整理、分类，使之完整地归档。因此，档案室内需配置必要的专用物品，如订书器、裁纸刀、格尺、胶水及其他文具等。有条件的应配置计算机及相关软件，进行资料处理，以实现信息数字化和网络化管理。

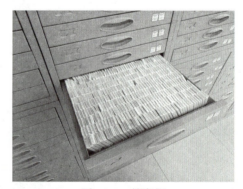

图16-3　档案柜

第三节　病理资料整理及收藏

病理资料的整理和归档是档案管理中的重要环节。下面主要介绍病理实物资料的整理和收藏。

1. 大体标本　典型疾病和稀有病例的大体标本均有保存价值，在日常工作中应注意收集和保存。大体标本应存放在标本库或标本陈列室中，标本的修整、装瓶和保存方法详见大体标本制作章节。长期保存的大体标本，应同时保存相应的文字材料，简要记录患者的病理编号、一般情况、病史、临床诊断、取材部位、病理诊断等情况。

2. 切片和涂片　诊断报告发出或研究工作结束后，病理切片由医师及时交档案室归档。管理人员依尸检、活检、动物实验、细胞学等进行分类后，先按标签上的号码依次平放在切片盒（或木板上）（图 16-4），待封片的树胶充分晾干后，再按编号顺序放到切片柜内收藏。原则上，同一组病例的所有切片均应保存，不得缺失。为了方便查找，切片柜抽屉外面，可用卡片或标签标明切片的起止号码。

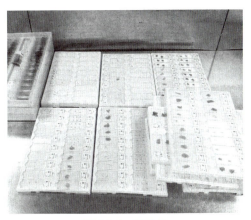

图 16-4　切片盒

3. 蜡块　蜡块在收藏保管之前，都要进行"封蜡"处理。即以熔蜡涂封剩余蜡块的切面一侧，使暴露的组织切面完全被蜡封闭。"封蜡"后的蜡块，按着原有编号次序分类别依次摆放置于柜内长期保管。存放蜡块的柜应放置于阴凉、干燥、通风处，对柜内存放的蜡块应定期检查和处理，以防霉变、虫蛀。

4. 病理学检查报告单　病理学检查报告单，即记录有病理学观察和诊断信息的报告单，主要有尸检报告单、活检报告单和细胞涂片报告单等。尸检报告单、活检报告单在积累到一定数量后，应分别按年度和流水序号装订成册，临床细胞学检查结果一般记录在专门的登记册上，这些册子均应按顺序放在资料柜内锁存，定期检查并进行消毒和灭虫处理。

5. 影（声）像资料　病理学属于形态学科，记录形态变化的影（声）像资料具有特殊的价值，包括大体标本照片、显微摄影照片和电镜照片及其底片在内的资料均应按编号次序放入影集内保存，制作的幻灯片也应装盒装册保存。这些资料必要时可进行复制备份，对重要的资料尤为重要，必要时应刻录光盘。

第四节　病理档案的计算机管理

随着电子计算机技术的飞速发展和普及，病理资料的计算机管理正日益普及，将病理档案中的文字和影音资料分类编码输入计算机。用计算机管理，具有信息输入方便快捷、信息储存容量大、查询和检索更为方便的特点。因病理档案的计算机管理要包含大量的图像信息，数据量较大，在选择计算机硬件配置时要充分考虑到这一点。专机专用，严防"病毒"侵入。当需要永久保存的信息、数据达到一定量时，就应分类刻制光盘保存。

第五节　病理档案管理的注意事项

微课：病
理档案的
借阅与查
阅制度

微课：档
案室管理
工作制度

　　病理资料具有特殊的档案价值。因此，建立必要的规章制度十分重要。除档案管理的一般要求外，需注意以下几点。

　　1. 外借制度　建立和严格执行对外借阅资料制度，防止病理资料丢失和损坏。病理检查送检单和登记簿一律不外借，如确实需要，在办理好相关手续后，可在病理科档案室现场查阅、摘抄或复印。病理切片和蜡块原则上不外借，疑难病例如需要外出会诊，需经病理科有关负责人同意，完备出借手续方可借出。

　　2. 注意防火、防盗、防虫蛀、防鼠害　病理档案中的相当一部分属于不可再生和复制或不可多得的珍贵资料，这些资料，一旦被水浸、烧毁、鼠咬或虫蛀，损失是不可弥补的。因此，在管理制度中做好上述"四防"工作，室内绝对禁止吸烟和使用明火；要经常检查防火设备；工作人员要经常检查档案的状况，发现问题要及时处理。

　　3. 保持良好的工作环境和秩序　病理档案室所收集、收藏的资料种类繁杂，数量较大，这就要求管理者的工作一定要有条理性和计划性。病理档案室的工作环境应保持清洁整齐。为安全起见，无关人员不得随意进入病理档案室，更不能在室内闲聊、娱乐或做与档案管理无关的工作。与业务相关的参观等应事前联系，提出申请，经有关领导批准后方可安排。

思考题

　　1. 病理档案是如何分类的？

　　2. 病理档案管理的设施有哪些？

　　3. 大体标本如何整理和收藏？

　　4. 病理档案管理的注意事项有哪些？

第十六章自测题

（曾　梅）

附录一　常用染色剂

品名	物理性状	酸碱性	溶解性	主要用途
苦味酸	暗黄色结晶	酸性	水溶解度 1.18%，乙醇溶解度 8.96%	① 作对比染色剂，用于细胞质的染色；② 与酸性品红或丽春红合用于 Van Gieson 胶原纤维染色
橙黄-G	黄红色粉末	酸性	水溶解度 10.86%，乙醇溶解度 0.22%	① 与苏木素做对比染色，染细胞质；② 与甲紫、沙黄做对比染色，Mallory 法染结缔组织
伊红-B	红色粉末	酸性	水溶解度 40.5%，乙醇溶解度 3.5%	① 与苏木素做对比染色，染细胞质；② 上皮细胞染色；③ 肌纤维染色
伊红-Y	棕红色粉末	酸性	水溶解度 44.2%，乙醇溶解度 2.18%	① 与苏木素、甲基绿等做对比染色，染细胞质；② 配制吉姆萨染色剂
酸性品红	红色粉末	酸性	水溶解度 20%，乙醇溶解度 0.3%	① 细胞质染色剂；② 与苦味酸合用于 Van Gieson 法；③ 与苯胺蓝及橙黄-G 用于 Mallory 结缔组织染色；④ 与孔雀绿及马提渥黄用于癌组织染色；⑤ 用于菌丝体染色
水溶性苯胺蓝	蓝黑色粉末	酸性	溶于水，不溶于乙醇	① 为细胞质染色剂，显示细胞质、神经轴突；② Mallory 法染结缔组织
偶氮卡红-G	红色粉末	酸性	溶于水和乙醇	① Mallory 及 Mollier 法染结缔组织；② 做间苯二酚甲紫的对比染色剂
比布列西猩红	红棕色粉末	酸性	溶于水，微溶于乙醇	① 细胞质、胰岛染色；② 与橙黄-G 和坚牢绿-FCF 做阴道涂片染色
玫瑰桃红-R	棕色粉末	酸性	溶于水和乙醇	① 用于细胞质染色；② 与甲基绿和硫堇合用染肝、脾及睾丸等切片
刚果红	棕红色粉末	酸性	水溶解度 5.6%，乙醇溶解度 0.19%	① 做苏木素的衬染，染细胞质；② 染神经轴索；③ 染弹性组织；④ 染胚胎切片；⑤ 染淀粉样物质
酸性地衣红	红棕色粉末	酸性	水溶解度 11.0%，乙醇溶解度 2.0%	为细胞质染色剂
橙黄-Ⅱ	橙色针状结晶	酸性	溶于水和乙醇	① 细胞质染色剂；② 皮肤角质染色

续表

品名	物理性状	酸碱性	溶解性	主要用途
俾斯麦棕-R	紫黑色粉末	碱性	水溶解度为1.2%，乙醇溶解度1.1%	① 黏蛋白染色；② 细胞质染色；③ 活体整块染色
阿新蓝	蓝绿色粉末	酸性	溶于水和乙醇	用于黏蛋白染色
俾斯麦棕-Y	棕褐色粉末	碱性	水溶解度1.36%，乙醇溶解度1.08%	① 细胞质染色剂；② 较好的黏蛋白染色剂；③ 用作活体染色及整块染色
甲基橙	橙黄色粉末	酸性	水溶解度0.05%，乙醇溶解度0.01%	用于皮肤角蛋白染色
靛蓝胭脂红	深蓝色粉末	酸性	水溶解度1.1%，不溶于乙醇	① 细胞质染色剂；② 与酸性品红合用染尼氏小体；③ 与苏木素合用染阴道涂片
玫瑰红	砖红色粉末	酸性	溶于水和乙醇	细胞质染色剂，与亚甲蓝做对比染色
丽春红-2R	鲜红色粉末	酸性	溶于水，不溶于乙醇	用于Masson三色法中，染胞质
噻嗪红-R	深红色粉末	酸性	溶于水，不溶于乙醇	① 骨骼肌染色；② 心肌染色
苏木素	淡黄色结晶	碱性	水溶解度1.75%，乙醇溶解度60.0%	① 细胞核染色剂；② 线粒体染色；③ 中枢神经组织染色；④ 结缔组织染色
碱性品红	暗红色粉末或结晶	碱性	水溶解度0.26%，乙醇溶解度5.95%	① 细胞核染色剂，可用各种绿、蓝染料做对比染色；② 黏蛋白染色；③ 嗜品红颗粒染色；④ 中枢神经系统的核质染色；⑤ 弹性组织染色；⑥ 用作组织化学试剂（鉴别核酸及多糖体）
天青-A	暗褐色结晶	碱性	溶于水，微溶于乙醇	① 染胞核、骨髓；② Ponder白喉菌染色；③ 配制吉姆萨染色剂
巴西红木精	无色针状结晶	弱酸性	溶于水和乙醇	用于细胞核染色
胭脂红	鲜红色轻片	弱酸性	溶于水和乙醇	① 为细胞核染色剂；② 胚胎学中用做整体染色
胭脂红酸	暗红棕色粉末	弱酸性	水溶解度8.3%，溶于乙醇	为细胞核染色剂
结晶紫	绿色结晶	碱性	水溶解度1.68%，乙醇溶解度13.87%	① 细胞核染色剂；② 细菌染色：③ 线粒体颗粒染色
萘酚红	深棕色粉末	碱性	微溶于水，溶于乙醇	① 细胞核染色剂：② 弹性组织染色
甲基紫	蓝紫色粉末	碱性	水溶解度2.93%，乙醇溶解度15.21%	细胞核染色剂

品名	物理性状	酸碱性	溶解性	主要用途
甲基绿	绿色结晶	碱性	水溶解度48%，乙醇溶解度0.75%	①细胞核染色剂，与弱醋酸溶液用于新鲜染色质染色；②细胞质染色剂，与派洛宁-G用于淋球菌和肥大细胞染色
品红碱	棕红色结晶	碱性	微溶于水，溶于乙醇	①细胞核染色；②蛋白染色；③弹性组织染色
硫堇	淡黑绿色针晶	碱性	水溶解度0.25%，乙醇溶解度0.25%	①细胞核染色；②新鲜冷冻切片染色；③淀粉样物质染色；④肥大细胞染色；⑤黏多糖及黏蛋白染色；⑥细胞的尼氏小体染色；⑦与甲基绿及波尔多红用于脾、肝及睾丸染色；⑧与橙黄-G做对比染色，染细菌及真菌；⑨骨切片染色
亚甲蓝	深绿色结晶	碱性	水溶解度3.55%，乙醇溶解度1.48%	①细胞核染色剂，与细胞质染料做对比染色；②细菌染色；③神经组织活体染色；④血液染色
番红	红棕色粉末	碱性	水溶解度5.45%，乙醇溶解度3.41%	①细胞核染色，用于双重、三重或四重染色；②染角化物质
甲苯胺蓝	深绿色粉末	碱性	水溶解度3.82%，乙醇溶解度0.57%	①细胞核染色；②尼氏小体染色
苏丹Ⅱ	棕红色发光针状结晶	酸性	不溶于水，乙醇溶解度0.3%	用于中枢神经系统脂肪染色
苏丹Ⅲ	红棕色粉末	弱酸性	不溶于水，乙醇溶解度0.15%	用于脂肪染色
苏丹Ⅳ	深棕红色粉末	弱酸性	不溶于水，乙醇溶解度0.09%	用于脂肪染色
苏丹黑-B	黑色粉末	弱碱性	不溶于水，乙醇溶解度0.23%	①主要用于脂肪、细菌等染色；②区分石蜡和动物脂肪
油红-0	枣红色粉末	弱酸性	不溶于水，乙醇溶解度0.39%	①可代替苏丹染料做脂肪染色；②与吡啶或与75%乙醇做脂肪染色
花青	绿色单斜晶体	碱性	溶于水和乙醇	①脂肪染色；②骨组织染色
台盼蓝	蓝灰色粉末	酸性	水溶解度10.4%，不溶于乙醇	活体染色
茜素红-S	橙黄色粉末	酸性	水溶解度5.3%，乙醇溶解度0.15%	用于神经组织活体染色
偶氮荧光桃红	红色粉末	酸性	溶于水难溶于乙醇	①为神经组织对比染色剂；②Masson三色法中代替二甲苯胺丽春红；③染红细胞

续表

品名	物理性状	酸碱性	溶解性	主要用途
天竺牡丹紫	绿色粉末	碱性	溶于水，不溶于乙醇	① 神经纤维染色；② 肥大细胞染色
维多利亚蓝-B	青铜色颗粒	碱性	水溶解度 2.0%，乙醇溶解度 18.4%	① 神经组织染色；② 螺旋体染色；③ 睾丸中精子染色；④ 酵母菌染色
中性红	深绿色粉末	碱性	水溶解度 5.64%，乙醇溶解度 2.45%	① 一般组织染色，与詹姆斯绿-B 做胚胎组织染色；② 血细胞、尼氏小体活体染色；③ 与浅绿做寄生虫染色
亮绿	金色结晶	碱性	水溶解度 3.0%，乙醇溶解度 3.0%	① 用于制备细菌学鉴别培养基，抑制大肠杆菌生长；② 用于伤寒杆菌增菌培养；③ Masson 三色做对比染色
吖啶橙	橙色粉末	碱性	溶于水和乙醇	① 为荧光染色剂；② 肿瘤细胞染色；③ 细菌染色
焦油紫	紫蓝色粉末	碱性	水溶解度 0.38%，乙醇溶解度 0.25%	① 染新鲜肿瘤组织；② 染神经组织（尼氏小体染成紫蓝色，但易退色）；③ 染血液细胞（肥大细胞颗粒呈紫色）
詹那斯绿-B	深绿色粉末	碱性	水溶解度 5.3%，乙醇溶解度 1.1%	① 染胚胎切片；② 染红细胞；③ 染真菌、原生动物、线粒体活体
地衣红	淡棕红色结晶	酸性	不溶于水，溶于乙醇	① 弹性组织染色；② 胚胎切片染色
孔雀石绿	绿色结晶	碱性	溶于水和乙醇	① 红细胞染色；② 细菌、蛔虫卵染色；③ 与酸性品红和马丁氏黄用于癌组织染色
夜蓝	紫色粉末	碱性	溶于水和乙醇	抗酸性细菌染色
派洛宁-B	绿色发光结晶	碱性	水溶解度 0.07%，乙醇溶解度 1.08%	① 线粒体染色；② 细菌染色
马提渥黄	黄红色细针状结晶	弱酸性	溶于水，微溶于乙醇	用于癌组织染色

（徐 倩）

附录二 溶液的配制

一、常用溶液浓度的表示方法和配制

（一）百分比浓度

每 100 份溶液中所含溶质的份数称为百分比浓度，用 % 符号表示。

$$百分比 = \frac{溶质的份数}{溶液的份数} \times 100\%$$

1.重量–重量（g/g）百分比　以 100 g 溶液中所含溶质的克数表示的百分比。例如，10% 的盐酸是指 10 g 盐酸溶解于 90 g 的水中所形成的溶液。

2.重量体积（g/mL）百分比　以 100 mL 溶液中所含溶质的克数表示的百分比。例如，0.5% 苏木素溶液是指 100 mL 溶液中含有 0.5 g 苏木素。

3.体积–体积（mL/mL）百分比　以 100 mL 溶液中所含溶质的毫升数表示的百分比。例如，75% 乙醇是指 100 mL 的乙醇溶液中含纯乙醇为 75 mL。

（二）体积质量浓度

以 1 L 溶液中所含溶质的质量（以摩尔数来表示的浓度）。用 mol/L 符号表示。例如 1 L 溶液中含有 98 g 硫酸，其浓度为 1 mol/L。

$$溶液的质量浓度（mol/L）= \frac{溶质的质量(以 mol 表示)}{溶液的 L 数}$$

溶质的摩尔（mol）数 = 溶液以摩尔（mol）表示的浓度 × 溶液的升（L）数。例如，配制 0.2 mol/L 盐酸 100 mL（商品浓盐酸为 37%，密度为 1.19）所需盐酸量的计算：

HCl 摩尔质量为 36.46，所需盐酸的体积为：

$$\frac{mol \times 摩尔质量 \times V(mL)}{1000 \times 密度 \times 百分比} = \frac{0.2 \times 36.46 \times 100}{1000 \times 1.19 \times 37\%} = 1.66（mL）$$

二、溶液的稀释方法

（一）计算公式

将高浓度的溶液稀释成为低浓度的溶液，可按以下公式计算：

拟稀释溶液的浓度 × 体积 = 原溶液的浓度 × 体积

例如：

配制 75% 的乙醇 100 mL，需要 95% 的乙醇多少毫升？

$$75 \times 100 = 95 \cdot X$$

$$X = 79 \text{ mL}$$

取 95%mL 的乙醇 79 mL，加蒸馏水至 100 mL 即为 75% 的乙醇。

（二）乙醇稀释表

在病理检验工作中，常常需要使用各种不同浓度的乙醇，为了配制方便，可利用附表配制不同浓度的乙醇。

各种浓度乙醇的配制

拟配制乙醇的浓度	配制成 100 mL 溶液需要 95% 乙醇的毫升数	拟配制乙醇的浓度	配制成 100 mL 溶液需要 95% 乙醇的毫升数
90%	94.7	45%	47.3
85%	89.7	40%	42.1
80%	84.2	35%	36.8
75%	79.0	30%	31.5
70%	73.6	25%	26.3
65%	68.4	20%	21.0
60%	63.1	15%	15.7
55%	57.9	10%	10.5
50%	52.6	5%	5.3

注：配制时取所需 95% 乙醇的量 /mL，加蒸馏水至 100 mL 即配成相应浓度的乙醇

（王 宁）

参 考 文 献

［1］梁英杰,凌启波,张威.临床病理学技术［M］.北京:人民卫生出版社,2011.

［2］王德田,董建强.实用现代病理学技术［M］.北京:中国协和医科大学出版社,2012.

［3］潘琳.实验病理学技术图鉴［M］.北京:科学出版社,2012.

［4］彭瑞云,李杨.现代实验病理技术［M］.北京:军事医学科学出版社,2012.

［5］曹跃华,杨敏,陈隆文等.细胞病理学诊断图谱及实验技术［M］.2版.北京:北京科学技术出版社,2012.

［6］吴秉铨,刘彦仿.免疫组织化学病理诊断［M］.2版.北京:北京科学技术出版社,2013.

［7］丁伟,王德田.简明病理学技术［M］.杭州:浙江科学技术出版社,2014.

［8］朴英实,林贞花.分子病理生物学实验技术指南［M］.北京:人民军医出版社,2015.

［9］曹跃华,杨敏,赵澄泉.细胞病理学常见病例诊断及鉴别诊断［M］.北京:北京科学技术出版社,2017.

［10］姚建国,徐国利.远程病理学:系统构建及临床应用［M］.上海:上海科学技术出版社,2020.

郑重声明

高等教育出版社依法对本书享有专有出版权。任何未经许可的复制、销售行为均违反《中华人民共和国著作权法》，其行为人将承担相应的民事责任和行政责任；构成犯罪的，将被依法追究刑事责任。为了维护市场秩序，保护读者的合法权益，避免读者误用盗版书造成不良后果，我社将配合行政执法部门和司法机关对违法犯罪的单位和个人进行严厉打击。社会各界人士如发现上述侵权行为，希望及时举报，我社将奖励举报有功人员。

反盗版举报电话　　（010）58581999　58582371

反盗版举报邮箱　　dd@hep.com.cn

通信地址　北京市西城区德外大街4号　高等教育出版社法律事务部

邮政编码　100120

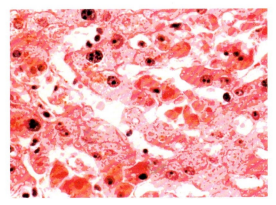

彩图 1　HE 染色：细胞核呈黑色，细胞质呈红色

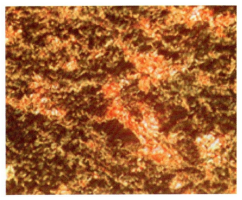

彩图 2　胶原纤维天狼星红-苦味酸染色：偏振光显微镜观察、Ⅲ型胶原纤维呈绿色，Ⅰ型胶原纤维呈红色

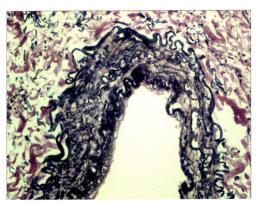

彩图 3　血管醛品红弹力纤维染色：弹力纤维呈紫色，平滑肌纤维呈红色，背景呈黄色

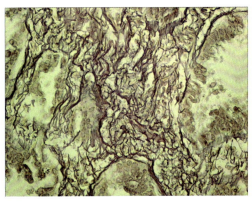

彩图 4　肺泡 Gomori 网状纤维染色：网状纤维呈黑色，胶原纤维呈红色，细胞核呈黑褐色，背景呈黄色

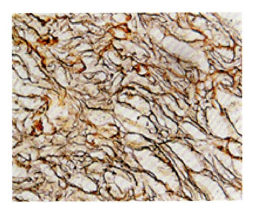

彩图 5　房室结 Gomori 网状纤维染色：网状纤维呈黑色，神经结细胞呈黄色

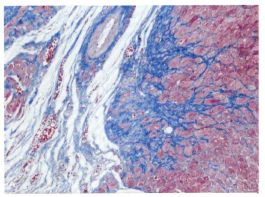

彩图 6　心肌 Masson 三色染色：心肌纤维、红细胞呈红色，胶原纤维呈蓝色，细胞核呈蓝黑色

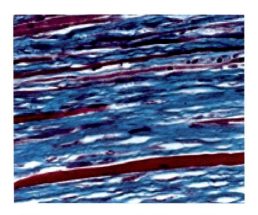

彩图 7　心肌 Masson 三色染色：胶原纤维呈蓝色，心肌纤维呈红色，细胞核呈蓝黑色

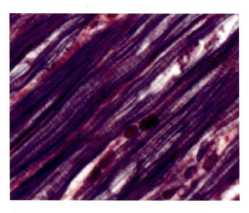

彩图 8　心肌 Mallory 磷钨酸苏木精染色：心肌纤维呈蓝色，可见横纹，细胞核呈紫蓝色

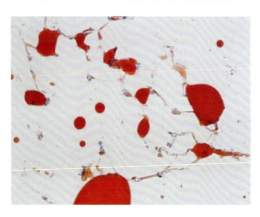

彩图 9　肺脂肪栓塞 Lillie-Ashburns 油红-O改良染色：肺泡壁血管内的脂肪栓子呈鲜红色

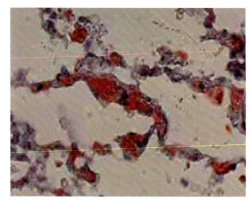

彩图 10　肺脂肪栓塞 Lillie-Ashburns 油红-O染色：肺泡壁血管内的脂肪栓子呈红色，细胞核呈蓝色

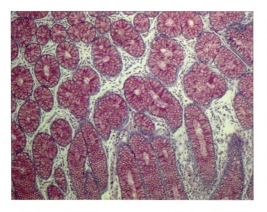

彩图 11　过碘酸-Schiff（PAS）染色：肠黏膜腺上皮细胞内的糖原被染成紫红色，细胞核呈淡蓝色，背景呈黄色

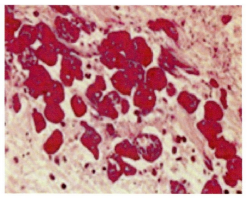

彩图 12　过碘酸-Schiff（PAS）染色：细胞内糖原呈红色，细胞核呈蓝色，背景呈淡黄色

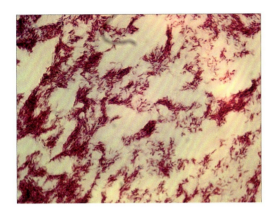

彩图 13　Ziehl-Neelsen 抗酸杆菌染色：抗酸杆菌被染成红色

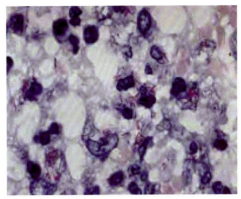

彩图 14　Ziehl-Neelsen 抗酸杆菌染色：抗酸杆菌被染成红色，背景呈灰蓝色

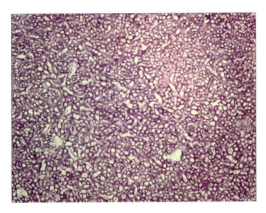

彩图 15　PAS 染色：真菌被染成紫红色，细胞核呈蓝色

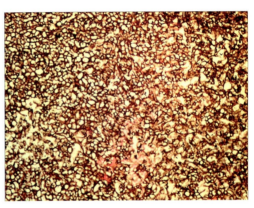

彩图 16　Grocott 六胺银染色：真菌菌丝和孢子被染成黑褐色，细胞核呈红色，背景呈淡绿色

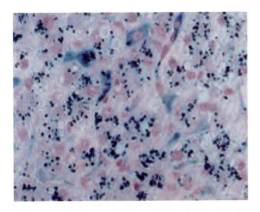

彩图 17　普鲁士蓝染色：肝脏内含铁血黄素被染成深蓝色，其他组织呈浅红色

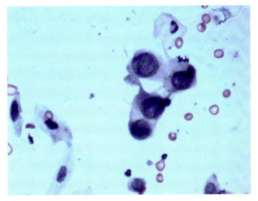

彩图 18　宫颈鳞癌 HE 染色：癌细胞胞质呈紫红色，胞核呈黑色，核-质比例失调（胞核显著增大）